运动骨骼与康复治疗技术

(Kinesiology of the Musculoskeletal System and Rehabilitation Treatment)

岳寿伟　刘培来　主编

山东大学出版社
SHANDONG UNIVERSITY PRESS
·济南·

图书在版编目(CIP)数据

运动骨骼与康复治疗技术/岳寿伟,刘培来主编.—济南:
山东大学出版社,2022.8
ISBN 978-7-5607-7580-7

Ⅰ.①运… Ⅱ.①岳… ②刘… Ⅲ.①骨损伤－康复
－教材 Ⅳ.①R683.09

中国版本图书馆 CIP 数据核字(2022)第 147371 号

策划编辑　徐翔
责任编辑　徐翔
封面设计　张荔

运动骨骼与康复治疗技术

YUNDONG GUGE YU KANGFU ZHILIAO JISHU

出版发行	山东大学出版社
社　　址	山东省济南市山大南路 20 号
邮政编码	250100
发行热线	(0531)88363008
经　　销	新华书店
印　　刷	山东新华印务有限公司
规　　格	787 毫米×1092 毫米　1/16
	16.5 印张　370 千字
版　　次	2022 年 8 月第 1 版
印　　次	2022 年 8 月第 1 次印刷
定　　价	82.00 元

《运动骨骼与康复治疗技术》
编委会

前言 PREFACE

　　肌肉、骨骼、关节之间的相互作用使人体产生运动,运动是躯体活动的标志。运动时身体的各系统都将发生适应性的变化,继而引起功能的改变。运动骨骼疾病的治疗目的是最大限度地恢复其结构和功能。目前,新型生物材料、人工神经网络、手术机器人、人机交互康复等技术被广泛应用于疾病的治疗和康复过程,体现出医学和生物力学、生物医学工程和人工智能的交叉融合的重要性。因此,培养复合型人才,解锁技术难题,持续进行科技创新是新时代医学发展的重大需求。本书作为智能医学工程专业医学系列教材之一,将为学生将来参与肌肉骨骼运动康复相关研究工作打下坚实的基础。

　　本书共分二十章,首先介绍了运动学与生物力学基础,确立了基础概念,后面分别介绍了与肌肉骨骼运动有关的疾病。本书内容紧扣医工结合主题,除了介绍疾病的临床表现、诊断、康复治疗之外,重点介绍了医工结合点和医工交叉应用的展望,力求让工科学生掌握一定的医学知识、医科学生了解工科知识,激发多学科交叉融合的思维火花,培养更多与智能医学时代相匹配的复合型人才。本书还在很多章节后面增加了延伸阅读的内容,旨在扩大学生的知识面,培养学生的创新性思维。另外需要说明的是,本书中个别外文单词或字母缩写暂无正式中文译名,为避免讹误,未做翻译。

　　作为新兴学科的教材,本书在编写过程中遇到了许多困难,全体编委以高度的责任心,为提升本书质量付出了辛勤的劳动。由于时间仓促,加之我们编写水平有限,本教材中的错误和不足之处在所难免,我们真诚期待同道和学生在使用本教材的过程中,多提宝贵意见,力求承前启后,使本教材随着医学的改革和发展不断提高,更符合医工交叉融合的需求,更好地服务于我国智能医学工程人才的培养。

岳寿伟

2022 年 6 月

目录 CONTENTS

Kinesiology of the Musculoskeletal System
and Rehabilitation treatment
运动骨骼与康复治疗技术

第一章　总论

人体肌肉骨骼系统(musculoskeletal system)是由骨、关节构成的骨架和运动关节的骨骼肌组成的运动系统。骨是一种强韧和刚性的结缔组织,使得机体能够进行快速运动,其强度为机体提供支持和保护,而其刚度则使关节面在负载下不扭曲并保持精确的形状,在肢体快速运动中,保证强有力的肌肉收缩而不会发生骨弯曲。关节是骨连结的总称,骨连结是两个或更多的相邻骨连结的骨骼区域,这些结合是一系列软组织支撑的,其最基本的功能是有助于成长和便于骨间的运动。骨骼肌属于横纹肌的一种,是最常见的肌组织,骨骼肌由平行排列的多核细长纤维细胞束构成。由于收缩蛋白规律的组合,这种类型的肌肉能够产生强有力的收缩作用。然而,这种组合的缺点是收缩范围受限,骨骼肌收缩只有30%,如果需要更大范围的运动,必须通过杠杆系统的放大来实现。

骨骼运动系统疾病治疗的目的是最大限度地恢复其结构和功能。功能的恢复需要康复治疗的积极参与,从骨骼及其附属结构损伤或病变开始就涉及康复的治疗,在愈合过程中,预防再损伤、疾病再发作等方面也需要康复干预。

第一节　骨科学

一、骨科学

(一)概念

骨科学又称"矫形外科学"(Orthopedics),是医学的一个学科,专门研究骨骼肌肉系统的解剖、生理与病理,运用药物、手术及物理方法维持和改善这一系统的正常形态与功能,以及治疗这一系统的疾病。

(二)诊疗范围

目前,骨科分为脊柱外科、关节外科、手足外科、骨肿瘤、创伤骨科和运动医学科等亚专业。脊柱外科主要以脊柱退变性疾病治疗为主,诊治范围包括各种类型的脊髓损伤、颈椎病、颈椎间盘突出症、胸椎管狭窄症、腰椎间盘突出症、腰椎管狭窄症、腰椎峡部裂、腰椎滑脱症、老年性骨质疏松症、脊柱侧弯畸形、强直性脊柱炎、急性腰扭伤、腰肌劳损、

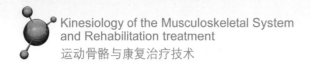
Kinesiology of the Musculoskeletal System
and Rehabilitation treatment
运动骨骼与康复治疗技术

肌筋膜炎及椎间盘源性腰痛等。关节外科以关节退行性病变为主,诊治范围包括膝关节骨关节炎、膝关节内/外翻畸形、类风湿性关节炎、创伤性关节炎、股骨头坏死、先天性髋关节脱位及髋臼发育不良等。创伤骨科诊疗主要包括骨盆髋臼骨折、关节周围骨折及四肢骨折脱位等。骨肿瘤科诊疗包括发生于骨内或起源于各种骨组织成分的肿瘤,如骨盆肿瘤、骶骨肿瘤等。手足外科诊疗主要包括手足先天性畸形、周围神经损伤、手足骨折以及软组织损伤修复、皮瓣移植等。运动医学科是一门将医学与体育运动相结合的综合性应用学科,研究与体育运动有关的医学问题,运用医学的知识和技术对体育运动参加者进行医学监督和指导,从而达到防治伤病、保障运动者的健康、增强体质和提高运动成绩的目的,其主要诊疗范围包括半月板损伤、交叉韧带损伤、肩袖损伤、肩关节脱位不稳等。

（三）中国骨科的发展

20 世纪初,西医骨科在中国处于萌芽阶段,仅在少数几个城市开展。后来一些出国留学深造的医学生相继回国,如孟继懋教授、牛惠生教授,为我国骨科的发展奠定了基础。1921 年,北京协和医院外科学系成立了我国第一个西医骨科专业组,开展骨折治疗、畸形矫正、关节成形等手术。新中国成立后,在党和政府的领导和支持下,骨科队伍有了很大的发展。从欧美深造归来的我国第二代骨科前辈如陈景云、王桂生、过邦辅等在全国范围内举办骨科医师进修班,为骨科事业的发展输送了大批人才。20 世纪 70 年代,骨科医师遵循"医、工、研"相结合的理念,在骨科基础理论研究、显微外科、人工关节置换等领域取得了骄人的成绩。近年来,骨科临床诊疗水平和基础研究水平取得了极大的进步,使得以往被认为是"禁区"的疾病被逐一攻克,并取得了良好的效果。

随着科学技术的发展,骨科学在诊断、治疗、预防、康复方面有了很大的进展。手足外科的建立以及显微外科手术的广泛开展,使得多趾游离再造手、手足外伤神经血管束的吻合成为可能;采用新的术式治疗脊柱侧凸、颈椎病及颈椎椎管狭窄等疾病都取得了较好的骨科学效果;对关节炎患者采取阶梯治疗,缓解患者痛苦,提高患者生活质量;对恶性骨肿瘤的治疗已从单一的截肢发展到综合的治疗,提高了手术的治愈率和患者满意度;关节镜的临床应用,不仅解决了一些疑难关节病的诊断难题,而且实现了诊断及治疗同步进行;随着材料科学的进步,假体材料不断完善,假体使用寿命和性能得到大幅度提升。总之,骨科学的发展与基础医学,特别是材料科学的发展密不可分。

二、人工智能在骨科学中的应用

人工智能属于计算机学科领域的一个重要分支,它将人的意识以及思维进行模拟并加以延伸应用,继而在医学、生物学、心理学等多学科领域发挥更为深入的作用。20 世纪 70 年代以来,空间技术、能源技术、人工智能被称为世界三大尖端技术,人工智能也被认为是 21 世纪尖端技术。近 30 年来,人工智能获得迅速的发展,在很多学科领域都有广泛应用,并取得丰硕成果,其逐步成为一个独立的分支,无论在理论还是实践上都已自成体系。

人工智能是研究用计算机来模拟人的某些思维过程和智能行为的科学,主要包括计算机实现智能的原理、制造类似于人脑智能的计算机,使计算机能实现更高层次的应用。

人工智能涉及计算机科学、哲学等几乎是自然科学和社会科学的所有学科,其范围已远远超出计算机科学的范畴。人工智能与思维科学的关系是实践和理论的关系,人工智能处于思维科学的技术应用层面,以应用为主。从思维观点看,人工智能不能仅限于逻辑思维,还要考虑形象思维、灵感思维才能促进人工智能的突破性的发展。数学常被认为是多种学科的基础科学,数学也进入语言、思维领域,人工智能学科也必须借用数学工具,在标准逻辑、模糊数学等范畴发挥作用。

（一）疾病诊断

人工智能在骨科中最常用的为图像解释,深度学习是人工智能的一个亚专业,计算机依赖大量带有专家标签的放射影像示例建立一个学习模型,模仿提供标签的临床专家的判断。人工智能在医学影像辅助诊断中利用自身的稳定性减少了误差,通过不断优化智能算法以大幅度提高诊断准确率,推动骨科疾病大数据平台的建立,有助于深化对骨科疾病的全面认识。人工智能在骨折诊断上表现出与资深骨科医生相近的诊断力。在识别身体部位和检查视图方面,所有人工智能网络的准确性都在90%以上,效果表现与资深骨科医生相当。此外,人工智能深度学习网络在评估骨关节炎、骨龄、骨脆性方面也有较好的作用。

通过"人机"结合推导并完善骨科疾病的诊断标准,使其趋于完整化、标准化。人工神经网络通过使用新生成的信息进行"学习"以提高诊断效率,实现了临床诊断和重大疾病风险预估方面的关键性突破。同时提高了医师工作效率,有助于提升医疗水准并降低医疗人工成本。

尽管目前人工智能还不能完全替代影像科医师,但随着深度学习的推进,有望通过人工智能极大提高诊断效率,尤其是在影像诊断方面,帮助一些规模不大的医院或者缺少专业放射医师的医院进行相关的筛查工作。

（二）疾病治疗

1.手术机器人

人工智能针对骨骼形态学、生物力学的识别分析技术已日趋成熟,人工智能辅助精准诊疗也将成为可能。在脊柱外科领域,手术机器人主要用于辅助椎弓根螺钉置入,以提高椎弓钉置入的精准度,减少对毗邻血管组织的损伤,最大限度实现手术操作的安全、准确,避免传统手术的弊端。此外,还可用于椎体成形术、局部封闭术、骨肿瘤切除重建术;在关节外科领域,具有定位、导航、导向功能,可以辅助医生手术操作或自主完成部分手术操作的功能,提供更精准的植入物定位和与各骨头的对齐,提高关节置换术的手术生存率;在创伤骨科领域,其作用主要为协助复位和定位。通过人工智能的辅助,医疗资源的不均衡等问题也得到了缓解,在一定程度上降低了医生的压力。而且,机器人辅助手术系统显著提高了术者的操作水平,能够帮助年轻医师尽快熟悉并掌握骨科手术的流程与步骤。

2.3D打印

作为快速成型技术的一种,3D打印技术利用计算机断层扫描（computed tomography,CT）、核磁共振成像（magnetic resonance imaging,MRI）等影像学数据建

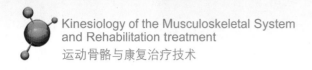
Kinesiology of the Musculoskeletal System
and Rehabilitation treatment
运动骨骼与康复治疗技术

模,从而打印出不同大小的实体。通过这些更加直观的三维实体辅助医生进行术前计划,设计术前模型、手术导板、个性化植入物、康复支具等个性化医疗器械;利用医学 3D 打印机对设计的产品进行增材制造,从而改善患者的治疗效果。

三、展望

随着时代的进步以及医疗水平的提高,骨科疾病谱有了明显的变化。例如,骨关节结核、骨髓炎、小儿麻痹等疾病明显减少,交通事故引起的创伤明显增多;随着人口老龄化的加剧,老年性骨质疏松引起的骨折、膝关节骨关节炎增多;环境、社会生活各种因素的综合影响,使得骨肿瘤、类风湿性关节炎患者相应增多;工作压力和生活习惯的影响,使得颈椎病发病率增加,且呈现年轻化趋势。骨科疾病谱在变化,这就要求骨科转变工作重点和防治重点,这一转变也决定了骨科未来的发展方向。现代医学的发展,既要有精细的分科,同时更强调多学科的合作。未来的骨科发展,不仅要重视同基础医学的结合,而且应该重视充分利用先进的科学技术成果,不断与材料科学、数字医学、人工智能等多学科相结合,使骨科的诊治水平提高到一个新的高度。

第二节　康复医学

一、基本概念

(一)康复

康复(rehabilitation)是针对衰老、慢性疾病、损伤或创伤所造成的日常功能受限所采取的一系列干预措施。功能受限包括思维、视觉、听觉、交流、转移、人际关系及工作困难等。康复是以人为本的健康策略,可以通过专业康复方案来实现,也可以通过纳入初级保健计划、心理健康计划、视力及听力计划等健康策略来实现。康复的目的是使各年龄段的人们能够维持或恢复其日常生活活动能力,实现有意义的幸福生活。

康复的范畴包括各种因素导致的功能障碍,不仅有生物学意义上的躯体障碍,还包括心理和社会参与能力的障碍。康复不仅要改善疾病、损伤、先天畸形以及老龄化引起的躯体功能障碍,还要提高人与环境的适应性,将消极关系转变为积极关系,例如建筑和道路环境的改造、人们对残疾者的态度、残疾人的就业政策、医保体系对康复医疗的覆盖、社会对残疾者的容纳和支持以及康复医疗服务体系的建立等。

(二)康复医学

康复医学(rehabilitation medicine)是具有独立的理论基础、评估方法和治疗技术,以功能障碍的恢复为目标,以团队合作为基本工作模式的医学学科,是临床医学的重要组成部分。其内涵是以研究各年龄组病、伤、残者功能障碍为主要任务,以改善功能、减轻障碍、预防和处理并发症、提高生活自理能力、改善生存质量为目的。

（三）康复团队的组成与运作

康复医疗的特点是团队协作，整个队伍包括医师、护士、物理治疗师、作业治疗师、言语治疗师、临床心理学家、康复工程师、营养师及社会工作者等。这些人员各自具备不同的专业背景、具有独特而专业的知识和技术，围绕着患者的疾病与功能康复而服务。一个优秀的团队往往是临床工作顺利开展的先决条件，它使得工作可以高效达到目标，并为团队成员们营造一个具有启发和激励性的良好工作环境。团队的领导者在这个集体中的作用非常重要，他将起到核心和纽带的作用，康复医师担任这个团队的既定领导者，带领一个高效率的团队，向目标前进。在康复团队运作过程中，需要由有关康复医疗专业的各类人员，综合地、协调地应用医学、社会、教育和职业的措施，对患者进行训练，以团队的精神和方式协调地开展工作，以满足患者的需求，使其活动能力达到尽可能高的水平。

二、肌肉骨骼康复学意义

（一）定义

肌肉骨骼康复学（musculoskeletal rehabilitation）是指运用康复医学专业知识及治疗技术，以改善急、慢性骨骼肌肉系统损伤或疾病所致的疼痛、躯体结构异常及功能障碍，提高患者生活能力，使其能够回归家庭及社会的一门医学科学。它是康复医学的重要分支，涉及肌肉骨骼系统功能障碍的原因、评定与治疗方法以及伤残预防等问题。

（二）研究对象

肌肉骨骼康复学主要研究骨骼、关节、肌肉、韧带等组织的损伤与疾病的康复。许多肌肉骨骼疾病是复发性或终身性疾病，其主要后果为长期慢性疼痛、躯体功能障碍，以及自理能力、社会参与能力和生活质量的下降。人口老龄化，久坐等不健康的生活方式、工作习惯使肌肉骨骼疾病患病率逐年增加，许多发达国家的流行病学研究显示肌肉骨骼疾病具有高致残率、高缺勤率等特点。肌肉骨骼疾病会对患者尤其是老年患者的社会生活及情感产生严重的不良影响。

三、肌肉骨骼疾病康复原则

（一）康复治疗早期介入

肌肉骨骼疾病的康复应从临床处理的早期开始介入，康复医师及治疗师应参与临床治疗计划的制订。较严重的骨与关节损伤，绝大多数需要手术治疗，但在术后，部分会遗留明显的功能障碍。如果康复早期介入，就可能避免许多并发症的发生，提高手术疗效，最大限度地降低该类疾病的致残率，达到事半功倍的效果。

（二）康复相关专业间的密切合作

骨科治疗的最终目标是功能恢复。手术为疾病患者功能恢复创造了基本条件，但要达到预期目标，必须强调康复治疗的重要性。康复医学已渗透到骨科临床各方面，从损伤到术后，从组织愈合到功能恢复，从职业训练到回归社会，都需要康复的积极参与。

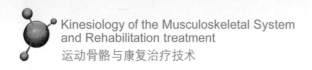

Kinesiology of the Musculoskeletal System
and Rehabilitation treatment
运动骨骼与康复治疗技术

四、肌肉骨骼康复的康复评定

国际骨科徒手物理治疗师协会认为骨科物理治疗师的工作内容是物理治疗或运动疗法的专业领域,工作基于临床诊断,常用于治疗神经、肌肉、骨骼的症状,主要使用包括徒手技术和治疗训练在内的特殊治疗方法。物理治疗师应认真学习循证医学的原则。当研究证据可以指导临床决策时,物理治疗师应遵循循证医学指南。然而,当研究证据不确切时,应使用基于病损的方法,这种方法包括全面的评定和可靠的临床决策,重点在于恢复功能、减轻疼痛、改善患者的功能性活动。越来越多的研究证据表明,基于病损的骨科徒手物理治疗方法治疗脊柱和肢体肌肉骨骼疾病非常有效。

康复医学评定(rehabilitation evaluation)是在收集评定对象的病史和相关资料基础上,实施检查和测量,对结果进行比较、综合、分析、解释和形成康复功能诊断的过程。康复医学评定贯穿于康复治疗的全过程,通过评定,发现和确定功能障碍的部位、性质、特征以及障碍发生的原因和预后,为制定康复目标和康复治疗方案提供依据。评定的目的在于检查、判断骨骼肌肉疾病患者功能障碍的性质、部位、范围、程度;确定尚存的代偿能力和功能恢复潜力;判定功能障碍的发展、转归和预后,确定近期及远期康复目标及制订相应的康复治疗计划。常用的评定方法有疼痛评定、关节活动度评定、肌力评定、感觉评定、平衡功能评定、步态分析、日常生活活动能力评定、生存质量与职业功能的评定等。

五、常用的康复治疗技术

(一)物理治疗

物理治疗通过功能训练、物理因子和手法治疗,重点改善肢体功能,具体形式为声、光、电、磁、力(包含运动、压力)、热、冷等,包含运动疗法(movement therapy)、物理因子治疗(physical modality therapy)和手法治疗(manipulation therapy),学界常将其称为"3M"治疗。

1.运动疗法

运动疗法以功能训练为主要手段,以手法和器具(器械)为载体,用于躯体功能的恢复、改善及重建。运动损伤和肌肉骨骼疾病的治疗过程中,常用的康复治疗技术如下:

(1)关节活动技术:关节活动技术的目的是增加或维持关节活动范围,提高肢体运动能力。其方法有:①主动运动。②主动助力运动。③被动运动。

其中,持续被动活动是利用专用器械使关节进行持续较长时间的缓慢被动运动的训练方法。训练前可根据患者情况预先设定关节活动范围、运动速度及持续被动运动时间等参数,使关节在一定活动范围内进行缓慢被动运动。其特点有:①与一般被动运动相比,其作用时间长,同时运动缓慢、稳定、可控而更为安全、舒适。②与主动运动相比,持续被动活动不引起肌肉疲劳,可长时间持续进行,同时关节受力小,可在关节损伤或炎症时早期应用且不引起损害。

(2)软组织牵伸技术:牵伸是指拉长挛缩或短缩软组织的治疗方法。其目的主要为改善或重新获得关节周围软组织的伸展性,降低肌张力,增加或恢复关节的活动范围,防止发生不可逆的组织挛缩,预防或降低躯体在活动或从事某项运动时出现的肌肉、肌腱损伤。根据牵伸力量的来源、牵伸方式和持续时间,可以把牵伸分为手法牵伸、器械牵伸和自我牵伸三种。

临床上由于软组织挛缩、粘连或瘢痕形成引起的肌肉、结缔组织和皮肤短缩、关节活动范围降低均可采用牵伸治疗。当肌无力和拮抗肌紧张同时存在时,先牵伸紧张的拮抗肌,再增强无力肌肉的力量。其禁忌证主要包括:①关节内或关节周围组织炎症,如结核、感染,特别是在急性期。②新发的骨折、肌肉韧带损伤。③组织内有血肿或有其他损伤。④神经损伤或神经吻合术后1个月内,关节活动或肌肉被拉长时剧痛。⑤严重的骨质疏松。

(3)肌力训练技术:肌力训练是根据超量负荷的原理,通过肌肉的主动收缩来改善或增强肌肉力量的方法,分为非抗阻力运动和抗阻力运动。非抗阻力运动包括主动运动和主动助力运动,抗阻力运动包括等张性(向心性、离心性)、等长性、等速性抗阻力运动。当肌力为1级或2级时,进行徒手助力肌力训练;当肌力达3级或以上时,进行主动抗重力或抗阻力训练。此类训练根据肌肉收缩类型分为抗等张阻力运动(也称"动力性运动")、抗等长阻力运动(也称"静力性运动")以及等速运动。

2.物理因子治疗

在运动损伤和肌肉骨骼疾病的治疗中,物理因子治疗可起到多种作用,也是较为有效和常用的治疗方法,如电疗法、磁疗法、光疗法、超声疗法、水疗法、冷热疗法和生物反馈疗法。物理因子治疗可以消除神经根及周围软组织的炎症、水肿,改善局部组织的血液供应和营养状态,缓解肌肉痉挛,延缓或减轻关节、关节囊、韧带的钙化和骨化过程,增强肌肉张力,改善关节功能,改善全身钙磷代谢及自主神经系统功能。

3.手法治疗

手法治疗包括西方的手法治疗和中医的手法治疗,二者均可通过徒手治疗缓解病痛,但理论体系和操作方法均明显不同。常用的手法技术有关节松动技术、麦肯基(McKenzie)力学诊疗技术、传统手法及推拿技术。

4.牵引技术

牵引是应用力学中作用力与反作用力的原理,通过徒手、机械或电动牵引装置,对身体某一部位或关节施加牵拉力,使关节发生一定的分离,周围软组织得到适当的牵伸,从而达到复位、固定,减轻神经根压迫,纠正关节畸形等目的的一种物理治疗方法。

根据牵引作用的部位分为脊柱牵引和四肢关节牵引,脊柱牵引又分为颈椎牵引和腰椎牵引;根据牵引的动力分为手法牵引、机械牵引、电动牵引;根据牵引持续的时间分为间歇牵引、持续牵引和快速牵引;根据牵引的体位分为坐位牵引、卧位牵引和直立位牵引。

(二)作业治疗

作业治疗(occupational therapy)的定义是"通过选择性的作业活动去治疗有身体及精神疾患或伤残人士。目的是使患者在生活的各方面达到最高程度的功能水平和独立性"。2001年,世界卫生组织(World Health Organization,WHO)颁布了新的《国际功能、残疾与健康分类》,将作业治疗的定义修改为"协助残疾者和患者选择、参与、应用有

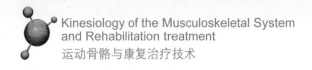
Kinesiology of the Musculoskeletal System
and Rehabilitation treatment
运动骨骼与康复治疗技术

目的和有意义的活动,以达到最大限度地恢复躯体、心理和社会方面的功能,增进健康,预防能力的丧失及残疾的发生,以发展为目的,鼓励他们参与及贡献社会"。

作业治疗的定义基本包含下列几个重要成分:①以作业活动(occupational activity)作为治疗媒介,即作业可以作为作业治疗的方法。②针对的是日常生活作业功能,包括自我照顾、工作及休闲,即作业可作为作业治疗的最终目的。③要求患者主动参与(participation)治疗性活动,学习或再学习新的或失去的技能,从而使其得到最大程度的行为上的改变,变成有作业意义的个体。

（三）针灸疗法

针灸疗法是在中医基础理论指导下,通过针刺或艾灸等方法刺激人体俞穴或特定部位,以疏通经络、调和气血、平衡阴阳、康复身心疾病的方法,包括传统的针刺、艾灸、拔罐、皮肤针疗法、三棱针疗法和近代发展起来的电针、水针、耳针、头针、小针刀等疗法。针灸疗法在肌肉骨骼疾病中有广泛的应用,且疗效明显。

（四）康复辅具的应用

康复辅具是重要的康复工具,是工程学原理和方法在康复的临床应用,是生物医学工程的重要分支,涉及医学和工程学的若干专业,包括解剖学、生理学、病理性、人体生物力学、机械学、电子学、高分子化学及材料学等,对一般治疗方法难以治愈的身体器官缺损和功能障碍,是一种主要的治疗手段。

1.假肢

假肢是用于弥补截肢造成的肢体缺损,代偿其失去的肢体功能而专门制造、装配的人工肢体。其按结构分为内骨骼式和外骨骼式假肢;按用途分为装饰性、功能性、作业性和运动性假肢;按安装时间分为临时假肢和正式假肢;按解剖部位分为上肢和下肢假肢。其选择原则为保持正常的肢体外观的同时,充分考虑到穿戴假肢后对基本功能的影响,以功能代偿为主。

2.矫形器

矫形器是装配于人体四肢、躯干等部位的体外器具的总称,其目的是预防或矫正四肢、躯干的畸形,或治疗骨关节及神经-肌肉疾病并补偿其功能。矫形器主要有以下基本功能:稳定与支持功能、固定与矫正功能、保护与免负荷功能以及代偿与助动功能。矫形器按照安装部位分为上肢矫形器、下肢矫形器和脊柱矫形器三大类。

3.助行器

辅助人体支撑体重、保持平衡和行走的工具称为助行器,根据其结构功能可分为无助力式助行器、功能性电刺激助行器和动力式助行器。动力式助行器是一种为下肢瘫痪者提供助力行走的人机一体化的机械装置,涉及人机工程学、机器人技术、机械电子学和计算科学等领域,是目前研究的热点。

动力式助行器是能够辅助人体站立及行走的步行装置。动力式助行器穿戴在人体外部,能够对人体进行支撑和保护,能够帮助人们跑得更快,跳得更高,而且能够携带更多更重的物品。动力式助行器主要功能是辅助人体行走,因此它的尺寸是参照人体下肢尺寸测量的数据而设计的。目前多数助行器的腿杆长度都是可调的,避免了尺寸单一的缺陷。随着科学技术的发展,下肢动力式助行器已从最初的军事领域逐步向更广泛的市场发展。

外骨骼机器人技术(exoskeleton robot technology)是融合传感、控制、信息、移动及计算,基于仿生学和人体工程学进行设计,为操作者提供一种可穿戴的动力式助行器的综合技术。外骨骼机器人是一种可穿戴的新型机电或机电液一体化装置,穿戴在人身上,将人的智力和机器人的"体力"完美结合,为穿戴者提供额外力量支撑、运动辅助等功能。

随着人体运动学、材料科学及机械制造科学的发展,康复辅助设备将会越来越多地用于肌力障碍的替代治疗上,如近年来出现的新型动力式外骨骼固定支架、动力式交替步态矫形器及步行机器人等,这必将是未来康复医学发展的新方向之一。

4.轮椅

临床上常用的轮椅为普通轮椅,适用于脊髓损伤、下肢伤残、颅脑疾患、年老、体弱等患者。选择轮椅时,应考虑座位的长、宽、高度,坐垫的舒适度,靠背的高度,扶手的高度等因素。同时,应配备满足患者特殊需要的其他辅助部件,如防震设备、防滑设备、刹车延长等。

5.生活辅具

生活辅具是指为不能独立完成日常生活活动、学习或工作的患者而设计制作的专门器具。临床上根据患者的生活受限情况酌情选用。

(五)人工智能在康复医学领域中的应用

1.人工智能的内涵

人工智能是研究应用计算机模拟大脑的某些思维过程和人的智能行为,如自主学习、逻辑推理、独立思考、统筹规划等的学科。涉及计算科学、自然科学以及社会科学,其范围已远远超出计算机科学的范畴。人工智能的根基在于数学,他借用多种数学工具在标准逻辑、模糊数学等范围发挥重要作用。数学进入人工智能学科,极大地促进了人工智能的发展和应用。

人工智能通过机器存储康复医学相关信息,将其作为知识保留,然后应用于临床诊疗活动中。算法是人工智能在康复医学领域技术应用的基础,它随着经验的增加而自动改进,而医疗大数据及相关的数据处理能力则是人工智能的基础。所以人工智能与康复医学数据高效结合的关键部分包括算法、大数据和计算处理能力。

2.人工智能的发展

人工智能起步于20世纪中叶,1956年美国达特茅斯学院(Dartmouth College)的约翰·麦卡锡(John McCarthy)在达特茅斯学院会议上提出了"人工智能"的概念,科学家也是从这个时候开始真正踏上人工智能研究的道路,开始是采用机械化的思考方式和逻辑学知识去解决部分简单问题。通过科学家的研究,经过10年的时间,人工智能迎来了第一次发展高潮,计算机被应用于社会的各个领域,在数学方面、自然语言方面领域的应用带给很多科学家希望,因此,科学界各大研究项目都逐渐建立起来。卡内基梅隆大学为数字设备公司设计了一套名为XCON的"专家系统",使得人工智迎来了第二次发展高潮。这套专家系统主要用于商业模式,利用人工智能,建立具备完善专业知识和经验的计算机智能系统。

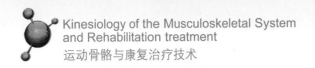
Kinesiology of the Musculoskeletal System
and Rehabilitation treatment
运动骨骼与康复治疗技术

2006 年,辛顿(G.E.Hinton)在此前"专家系统"的基础上提出了"深度学习",并在当时互联网的发展推动下,使人工智能在各个领域得到快速发展与应用。在现代发展阶段,越来越多的国家和地区将人工智能作为一个国家重点发展战略的方向,并且依据本国国情制定出台了一系列相关的利好人工智能应用企业发展的政策。我国在时代浪潮的推动下也颁布了《新一代人工智能发展规划》等系列文件,随之提出了需要加快构建新一代人工智能理论体系和关键共性技术体系,与此同时加快人工智能相关专业的高端人才的培养。

2018 年,由国务院办公厅印发的《国务院办公厅关于促进"互联网＋医疗健康"发展的意见》指出,可以在人工智能的基础上建设医疗健康相关机构。目前,人工智能技术已广泛应用于医学的各个方面,它不仅可以提供诊断成像、患者数据测量和临床决策支持,而且还可以根据机器的指征来判断康复运动治疗的有效性。

3.人工智能在康复医学中的应用

人工智能通过机器存储康复医学相关信息,将其作为知识储备,然后应用于临床诊疗活动中。算法是人工智能在康复医学领域技术应用的基础,它随着经验的增加而自动改进,而医疗大数据及相关的数据处理能力则是人工智能的基础。所以人工智能与康复医学数据高效结合的关键部分包括算法、大数据和计算处理能力。先进高效的算法是提升数据利用率的重要因素,在康复医学领域,准确有效的康复数据能够给人工智能技术的应用提供必要的基础支持。康复医学数据有效性的前提是标准化程度、共享机制、电子化程度三方面。其中康复数据的电子化程度侧重的是患者和数据的供给量,标准化程度侧重的是在各个数据集中的采集记录和存储过程中的标准化和差异性,共享机制则侧重的是采集康复医学数据渠道时的合法性与方便性。现阶段,在互联网的发展浪潮中,我国各个级别的医疗康复中心、行政管理机构以及居民都普遍了解了互联网知识,进而更加有利于康复医疗大数据的发展。

根据临床报告,大多数神经功能障碍患者需要康复治疗。最常见的疾病包括脑血管病、创伤性脑损伤和由各种疾病或损伤引起的肢体功能障碍。以往临床康复的主要方法包括运动疗法、言语疗法、作业疗法等,对康复治疗师及康复器械的依赖性大,而我国康复专业人才缺乏、康复机构少、床位不足、康复设施落后等限制了康复医学的发展。另外,传统的评估方法大多是主观的,取决于临床医生的经验和专业知识,缺乏标准化和精确性。因此,在康复过程中很难跟踪功能变化。新兴的智能康复技术不仅能为患者提供客观、准确的功能评估,促进临床指导治疗的改进,还可以在后期康复治疗过程中从视觉、听觉和触觉方面优化人机交互,从而最大限度地改善康复体验,提高康复效果。近年来,脑机接口(brain computer interface,BCI)作为一种新型的康复技术,已被逐步应用于患者的康复治疗中。

(1)人机交互与康复结合应用

1)人工智能在图像视觉识别技术中的应用有两方面:一方面,由于康复器具与患者之间存在单方互动方式,需要长时间训练康复的患者会出现训练完成度不足或训练动作不到位等问题;另一方面,图像视觉识别技术和衍生的体感技术是人工智能技术提高生活质量的成功事例。虚拟现实技术作为一种体感技术,具有沉浸感、想象力和互动性强的特点,已经在人工智能领域取得了突破性进展并在医疗、康复、护理等领域得到了推广。它通过使用计算机系统和传感器技术来产生一个三维环境,创造一种新的人机交流途径,可以调动患者的各种感官(视觉、听觉、触觉、嗅觉等)来享受一种更真实的沉浸式的感觉。患者可以利用该技术并设置智能相机,将体感游戏的互动方式与自己的动作结合起来,实现角色转变,最终可以达到康复训练的目的。人工智能的引进,一方面可以实时捕捉患者的康复姿势进行打分,及时纠正训练不到位的动作;另一方面,可以有效地实现主动双向互动,改善患者康复时的焦虑情绪,增强战胜疾病的信心。

2)人工智能在语音交互技术中的应用:目前,需要接受康复治疗的患者大部分是老人,但他们在康复期间需要康复训练师细致的帮助,所以很难进行自主康复训练。康复过程中,患者通过视觉、触觉两种方式可以获取康复效果的反馈,但目前国内的语言康复治疗师的人数相对较少,所以引入人工智能技术可以帮助实现人工智能语音对话,使医生和患者在训练前建立良好的沟通,减少患者康复中的动作障碍,及时评价患者的心理状态和治疗后感觉,使今后的康复智能化程度更加完善。语音交互技术通过利用计算机视觉、语音识别和合成、知识存储、传感器数据分析方面的技术,结合临床知识和病史,通过一个智能的、本体驱动的、具有推理能力的对话管理器,提供自然的人机多模式互动。它还可以监测患者的行为,使医生和护理人员减少收集患者相关信息的时间,而专注于医疗保健。此外,通过利用语音、传感器和摄像头数据,它可以提高患者康复的信心水平,并鼓励他们与虚拟代理机器自然互动,大大改善他们在康复过程中的精神状态。

(2)康复机器人的应用:早在20世纪90年代初,一些西方国家及地区就出现了许多康复机器人研究中心。目前,机器人在疾病诊断、手术治疗等方面的应用积累了很多临床经验。骨科术后康复对患者的预后也起着重要作用。传统的康复治疗操作方法复杂,人力、物力、财力消耗大。使用康复机器人可有效节约成本,达到满意的治疗效果。早期康复机器人自由度较低,运动方式相对简单。在1987年,英国一家公司研发出智能康复训练器、下肢手操训练器等机器人,加快了智能康复的速度。现阶段,基于人工智能技术,通过大数据采集、患者康复过程中相似的训练模式、深度学习与人机交互系统相结合,可以在保证完全安全的范围内有效实现康复机器人的通信与控制,从而解决康复过程中遇到的问题,使患者能够接受复杂的训练。

目前,我国在手术机器人和康复辅助机器人技术方面取得了一定的突破和进展,但离临床应用还有一定的距离,其系统的性能、安全性和可靠性有待进一步提高。为了提高我国手术康复机器人系统的性能,必须重点突破核心技术,开发传感器、电机、减速机等新的核心部件。脑电信号运动意图识别、多自由度操作、基于多模态信息的人机交互系统、感觉角度神经反馈、非结构化环境认知与导航规划在故障自诊断、自修复等关键技术领域取得突破,为智能医疗康复机器人系统人机自然、精准交互提供了共性支撑技术。此外,由于医疗康复机器人的应用环境是医院或家庭,因此,机器人研发的目的是提高康复机器人的应用效率。科学家和工程师应积极配合临床外科医生和康复医生,根据临床医学手术和康复的实际需要,开发一种可靠、安全、实用的智能医疗康复机器人系统。

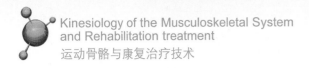

Kinesiology of the Musculoskeletal System
and Rehabilitation treatment
运动骨骼与康复治疗技术

（3）脑机接口系统与康复结合应用

1）BCI在康复系统中的应用现状：近年来，心脑血管疾病已经成为我国最常见致死性疾病之一。由于当前国内人口老龄化问题愈加严重，在一定程度上也进一步提升了心脑血管类疾病的发病率。不仅在中国，心脑血管疾病一直以来就是全球范围内的高发高危性疾病，早在2013年世界心脏联盟就曾发起"号召全世界各国将心血管疾病致死率争取在2025年时减少25％"的全球性倡议。心脑血管疾病导致患者出现多功能障碍，包括运动和感觉功能丧失等症状，严重时会导致患者抑郁。心脑血管疾病导致的运动功能障碍不仅会给患者本人带来身体和心理的严重伤害，还会给社会和家庭造成巨大的经济负担。对此，在康复护理方面，我们应依靠心脑血管疾病康复的前沿技术与后续生活护理体系，构建完善的心脑血管疾病高危人群诊疗策略。

近几年基于BCI的康复训练系统已经成为康复医疗领域的关注热点。BCI是利用大脑信号控制外部辅助设备的系统。在传统的康复疗法中，通过患者的被动运动来实现肌力的恢复和神经通路的重建，缺少患者的主动参与，心脑血管患者要进行适度的体育运动，如果运动量减少可能会造成血流缓慢和血脂升高。新兴的以BCI技术为基础的康复手段考虑到患者运动想象（motor imagery，MI）意图和实际运动效果之间的功能耦合，更符合神经功能重建的理论要求，能够更快更好地实现患者的运动功能部分恢复或者完全恢复。

为在治疗的最佳时期充分调动患者的主动性，基于BCI的康复系统搭建多种虚拟现实（virtual reality，VR）场景下的实时有效的BCI功能重建康复系统。针对脑电图（electroence-phalography，EEG）信息增强和解码问题，利用循环一致对抗网络（cycle-consistent adversarial networks，CycleGAN）对大脑活动进行数据增强来扩展数据集；利用图卷积神经网络（graph convolutional networks，GCN），结合时频空域解码EEG中感知运动节律的变化信息，得到EEG深层次特征；进一步结合全连接（fully connection，FC）方法有效提高分类准确率，嵌入同步的功能性电刺激（functional electrical stimulation，FES）实现本体反馈；同时从时变脑网络角度揭示患者脑神经重塑规律，完成BCI主观康复训练系统的临床评价。基于BCI的康复治疗系统的研究对推动心脑血管等多种疾病引起的运动功能障碍的临床康复训练和客观评定方面具备重要意义。

2）脑机接口的架构：脑机接口架构主要分为脑电信号采集、脑电信号处理及应用反馈系统三个方面。脑机接口系统根据采集方式不同，分为侵入式和非侵入式BCI系统。侵入式脑机接口相比于非侵入式，可以更高频、更准确、更流畅地控制外部机械，并且可以完成复杂得多的动作。此外，侵入式脑机接口并不仅仅能读取脑电信号来控制外部设备，还可以进行精确的电刺激进而让大脑产生特定的感觉。但侵入式的电极需要通过手术将其放在脑皮层上，因此无法被众多受试者接受。非侵入式脑机接口采集到的信息是头皮脑电，只停留在能做判断题的阶段，但非侵入式脑机接口对正常人没有任何风险。

3）基于BCI的外骨骼机器人：目前，康复外骨骼机器人在治疗运动障碍患者的领域应用比较多，尤其是脑卒中瘫痪患者。在肢体运动障碍患者的康复过程中，运动康复疗法起着非常重要的作用，目前缓解运动康复医疗资源紧张、提高康复水平的重要解决方案之一是康复机器人，外骨骼机器人辅助瘫痪患者的运动康复治疗有着非常重要的医疗应用价值和社会意义。

在康复机器人进行主动康复训练的过程中，为了给患者提供一个有效的康复训练环境，安全、可靠的人机交互控制系统是关键要素之一。人机交互控制系统需要根据康复训练任务要求，将感知系统获得的患者运动意图和机器人的实时状态信息作为反馈信息，采取一定的控制策略，构建人机交互闭环控制系统，实现机器人的安全可靠控制。安全可靠的人机交互控制技术，是康复机器人用于康复训练的首要条件，直接影响主动康复训练中患者的参与程度及机器人康复训练功能的实现，在很大程度上直接影响了康复机器人的功能和康复效果。

对于肌肉萎缩严重的患者来说，肌电信号采集是比较困难的，所以运用脑电信号可能是一个比较好的替代方法。脑电信号可以直接反映患者的主观运动意图，且实时性强，可以更为快速地识别运动意图。由于脑电信号能真实反映患者的主观运动意图，所以对于无法采集肌电信号的肢体瘫痪患者可以通过脑电信号来识别其运动意图，从而控制康复机器人实现自主康复运动训练。

运动康复训练可以加快脑卒中偏瘫患者大脑皮层运动功能恢复，也可通过外界刺激诱导患者备用或新生神经环路形成，也可强化原来正确的神经环路或修正错误的神经环路。运用脑电信号对患者进行思维训练可以促进其神经可塑性，对于脑卒中偏瘫患者运动功能恢复具有非常重要的意义。基于脑电信号的康复机器人交互控制，就是采集能够表达患者运动思维的脑电信号，进行特征分析，基于模式分类结果实现对患者运动意图的识别，再利用这些识别结果作为康复机器人的控制指令，控制机器人带动患者进行运动康复训练，促进患者的运动康复。

4.总结与展望

人工智能技术高速发展，人机交互、康复机器人及脑机接口在康复医学中得到广泛应用。其中，脑机接口在康复医学领域的应用虽然有些许缺陷，但仍是当今人工智能在康复医学应用领域的前沿方向。脑机接口在康复上的研究热点主要集中在对于脑卒中的康复上，尤其是脑卒中上肢及手功能的康复。下肢康复及语言、认知的研究相对较少。此外，脑机接口研究也应用于脊髓损伤的患者，但相关研究也比较少。在未来，脑机接口的多模态联合应用方案也将是研究热点。

（六）干细胞与再生医学

干细胞是再生医学的种子细胞。干细胞治疗在许多难治性疾病中显示出可喜的前景，故以健康正常细胞替代病态异常细胞的细胞治疗技术已成为近年来全球研究的热点。再生康复医学在神经系统疾病、肌肉骨骼系统疾病等疾病中的细胞、分子机制研究越来越受到中外学者的重视，干细胞用于改善微环境、修复受损组织，将干细胞等再生医学前沿技术融入康复临床治疗中，已成为新的康复干预策略。

而如何获取人们所需要的具有功能的干细胞，如何实现细胞诱导分化（去分化）与精准的组织修复和再生，在什么样的时间、由什么样的修复细胞与怎样的环境达到最佳的修复损伤等技术难题是该领域需要探索与攻克的科学问题。

Kinesiology of the Musculoskeletal System
and Rehabilitation treatment
运动骨骼与康复治疗技术

※ 延伸阅读 ※

物理治疗起源于彼赫·亨利克·林格(Pehr Henrik Ling,1776～1839)1813 年在瑞典斯德哥尔摩创立的皇家体操研究中心。林格将医疗体操分为两个系统,分别为按摩和锻炼,将按摩定义为在躯体上的运动,而锻炼是躯体某一部位的运动。19 世纪,皇家体操研究中心的毕业生掌握了结合当代解剖及生理知识的科学原理,结合特定的动作、阻力、主动运动和锻炼,创制了一系列治疗方法,包括各种脊柱徒手操作、牵引和按摩等。直至 20 世纪,在两次世界大战伤残者的巨大康复需求推动下,运动疗法成为康复医学的主要技术。

我国的物理治疗起始于 20 世纪 20 年代。1923 年,美国物理治疗师玛丽·麦克米兰(Mary McMillan)来到中国北平协和医院建立了我国最早的理疗室。同年,恩薇露(G.V.L.Nunn)医师受英国教会的派遣来到济南齐鲁大学建立了物理治疗科,开展电疗、蜡疗、水疗等治疗项目,并于 1935 年出版了我国首部《物理疗法》专著。之后陆续有国外专家在国内各地开展物理疗法的治疗工作,为我国培养了医生、护士等早期物理治疗专科人才。我国物理治疗真正得到蓬勃发展还是在 20 世纪 50 年代和 80 年代。1950 年至 1958 年间苏联先后派出多批理疗专家来华,同时在卫生部的支持下,国内选派人员去苏联学习理疗、体疗学等。改革开放以来,现代康复的理念在国内得到广泛推广,特别是 2008 年汶川地震后,政府在多个层面对康复医学的发展给予了大力支持。1978 年中华医学会理疗学分会成立,至 1985 年 9 月更名为中华医学会物理医学与康复学分会,1983 年经卫生部批准成立中国康复医学会,2003 年中国医师协会康复医师分会成立,以上三个社会团体是目前康复医学领域的主要学术组织。

参考文献

[1]裴福兴,陈安民.骨科学[M].北京:人民卫生出版社,2016.

[2]岳寿伟,黄晓琳.康复医学[M].2 版.北京:人民卫生出版社,2021.

[3]李雨,孙淑瑞,郭金磊,等.人工智能在康复医学领域中的发展应用[J].中国科技信息,2021(13):59-60.

[4]贺云靖,杨文卓,蔡睿,等.人工智能在骨科中的应用[J].透析与人工器官,2021,32(02):49-51.

[5]XU F, RONG F, LENG J, et al. Classification of left-versus right-hand motor imagery in stroke patients using supplementary data generated by cycleGAN [J]. IEEE Trans Neural Syst Rehabil Eng, 2021, 29: 2417-2424.

[6]ZHANG H, ZHU L, XU S, et al. Two brains, one target: Design of a multi-

level information fusion model based on dual-subject RSVP [J]. J Neurosci Methods，2021，363：109346.

[7] PRADEEPKUMAR J，ANANDAKUMAR M，KUGATHASAN V，et al. Decoding of hand gestures from electrocorticography with LSTM based deep neural network [J]. Annu Int Conf IEEE Eng Med Biol Soc，2021：420-423.

第二章　运动学与生物力学基础

第一节　人体运动学

人体运动学(kinesiology)是运用力学原理和方法来研究人体运动时产生的各种活动功能以及生理、心理改变的科学，主要研究在外力或内力的作用下，身体位置、速度、加速度间的相互关系。

一、肌肉骨骼运动学

肌肉、骨骼和关节的运动中都蕴含着杠杆原理。杠杆有三个点：动力点、支点和阻力点。对人体而言，动力点是肌肉在骨上的附着点，支点是运动的关节中心，阻力点是骨杠杆上的阻力，阻力方向与运动方向相反。支点到动力点的垂直距离为动力臂，支点到阻力点的垂直距离为阻力臂。根据动力点、支点和阻力点的不同位置关系可分为三类杠杆（见图 2-1）。

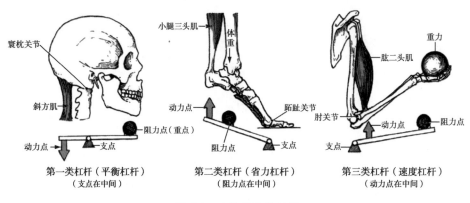

图 2-1　人体的三类杠杆

1.第一类杠杆

支点位于动力点与阻力点之间，主要作用是传递动力和保持平衡，故称之为"平衡杠杆"。支点靠近动力点时有增大速度和幅度的作用，支点靠近阻力点时有省力的作用。

2.第二类杠杆

阻力点位于动力点和支点之间。这类杠杆动力臂始终大于阻力臂，可用较小的力来克服较大的阻力，有利于做功，故称之为"省力杠杆"。如提踵动作中的小腿三头肌。

3.第三类杠杆

动力点位于阻力点和支点之间。此类杠杆因为动力臂始终小于阻力臂,动力必须大于阻力才能引起运动,不省力,但可以获得较大的运动速度,故称之为"速度杠杆"。如肱二头肌收缩引起的屈肘动作。

二、关节运动学

关节是由两块或更多的骨或肢体节段连接而成的。关节的位移无论是平移还是旋转,都可描述为主动或被动运动,主动运动是由肌肉收缩活动引起的;被动运动是由肌肉以外的动力所驱动,如他人的推力、重力或牵拉结缔组织的张力。关节的运动学是研究关节表面活动的科学。大多数关节面都有一些弯曲,即其中一面相对凸起,另一面相对凹陷,这种凹凸的连接可以增加关节面积、增强吻合度,起到稳定关节的作用。凸面对凹面的运动而言,凸面的滚动与滑动的方向相反;凹面对凸面运动而言,凸面的滚动与滑动的方向相同。

（一）运动面与旋转轴

人的身体运动是三维的,有三个基本平面,即水平面、矢状面和冠状面。骨骼会在一个与旋转轴垂直的平面内围绕关节旋转,而轴的位置就在关节的凸面。例如,髋可以在三个关节面上运动,即有三个旋转轴。屈曲和伸展沿着冠状轴旋转,外展和内收沿着矢状轴进行,内旋和外旋沿着垂直轴进行。尽管三个相互垂直的轴线是固定的,但事实上在关节正常活动范围内运动时,每个轴线都会有微小的移动。

（二）关节面的基本运动

关节面的基本运动包括滚动、滑动和转动。滚动是指一个旋转关节面上的多点与另一关节面上的多点相接触,滑动是指一个关节面上的单个点与另一关节面上的多个点相接触;转动是指一个关节面上的单个点在另一关节面上的单个点上的旋转。

（三）运动链

人体若干节段借助关节按一定顺序衔接起来,在运动过程中会相互影响,称为运动链(kinetic chain),通常将一侧上下肢视为一条长链。运动链可分为开链和闭链。近端固定,远端游离即为开链;而远端闭合,近端运动则称为闭链。股四头肌椅训练、步行中的摆动相是典型的开链运动,蹲起、双上肢撑地俯卧撑则属于闭链运动。开链运动能够训练单块肌肉,在恢复特定肌肉或训练需要开链运动的运动时占优势;闭链运动更具功能性,与日常生活或运动中实际使用的运动更加接近。

第二节　人体生物力学

生物力学(biomechanics)是研究生物体内力学问题的科学,它是力学、生物学、医学等学科相互交叉形成的学科,从力学的角度来研究人体解剖结构、生物功能及病理现象,并指导临床治疗。

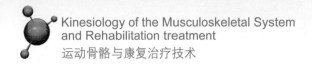

Kinesiology of the Musculoskeletal System
and Rehabilitation treatment
运动骨骼与康复治疗技术

一、肌肉生物力学

肌肉的基本形态包含肌腱和肌腹。肌腱与韧带类似,大多是由胶原纤维构成的结缔组织,在拉伸的情况下只能较原长度延长 5%～7%。肌肉组织的四个物理特性是可延展性、弹性、兴奋性和产生张力的能力。

(一)骨骼肌收缩与负荷的关系

影响骨骼肌收缩的主要因素有前负荷(preload)、后负荷(afterload)和肌肉的收缩力(contractility)。

1.前负荷

前负荷指肌肉收缩前已存在的负荷,与肌肉的初长度关系密切。初长度是指肌肉收缩前在前负荷作用下的长度。在一定范围内,肌肉的初长度与肌张力呈正相关关系,但是超过该限度则呈负相关关系。也就是说,在初长度增加的开始阶段,增加初长度能使肌张力相应增大,但当初长度增加超过某一点时,再增加初长度,肌张力不但不会增大,反而开始减小,该点产生的肌张力最大,称最适初长度,肌肉处于最适初长度时收缩产生的张力最大,收缩速度最快,做功的效率也最高。

2.后负荷

后负荷指肌肉开始收缩时承受的负荷。肌肉在有后负荷的情况下收缩总是肌张力增加在前,肌长度缩短在后。在一定范围内,肌肉的收缩速度与后负荷呈负相关关系。当后负荷增加到某一数值时,肌肉产生的张力可达最大限度,此时肌肉将不出现缩短,初速度为零,其收缩形式为等长收缩。前后负荷为零时,肌肉收缩不需克服阻力,速度达到最大值。在肌肉初速度为零和速度最大之间,肌肉收缩既产生张力,又缩短长度,而且每次收缩一出现,张力都不再增加,此时的收缩形式为等张收缩。

(二)运动对肌肉的影响

运动训练可使运动单位的成分发生适应性的转变,这种可塑性使肌纤维在形态学和功能上均随所受的刺激不同而发生相应的变化。有氧运动是在低于最大收缩强度的水平下进行长时间的运动,以Ⅰ型肌纤维为主。无氧运动是在短时间内进行的高强度肌肉收缩,主要利用Ⅱ型肌肉纤维,可导致乳酸水平升高。运动(特别是重量训练)可引起肌肉肥大或肌肉质量增加。耐力训练可使肌肉产生适应性变化,这种变化主要是肌肉能量供应的改变,即使肌纤维内线粒体的数量和密度增加。爆发力训练所产生的人体适应性变化主要表现为磷酸肌酸储存量的增加,另外,参与糖酵解的某些酶的活性也增加,但这种酶活性的变化比有氧训练引起的变化小得多。

(三)废用和固定的影响

肌肉的废用和固定会对肌纤维产生有害的影响,包括耐力和力量的减退以及在微观和宏观上的肌萎缩。这些有害的影响与肌纤维类型和肌肉固定时的长度有关,肌肉被固定在拉长位置时对肌肉的有害影响较小。长期固定不动时,所有类型肌组织内蛋白质合成水平都会降低,但以慢肌纤维最为明显,原因是慢肌纤维在一般日常活动中最常被使用。因此在肌肉损伤或手术后,尽早进行活动能够预防肌萎缩。采用离心收缩的肌力训练方式效果最好。

二、骨骼生物力学

(一)骨骼生物力学

骨骼的主要组成部分是碳酸钙、磷酸钙、胶原蛋白和水。这些组成部分的相对百分比随骨骼的年龄和健康状况而变化。人松质骨的表观密度为 $0.1\sim1.0\ g/cm^3$，皮质骨约为 $1.8\ g/cm^3$。骨骼系统是人体重要的力学支柱，不仅承受着各种载荷，还为肌肉提供可靠的动力联系和附着点。骨的变形以弯曲和扭转最为常见，弯曲是沿特定方向上的线应变，扭转是沿特定方向上的角应变。

1.载荷-变形关系

骨骼都有其最适宜的应力范围，应力过高或过低都会使其吸收加快。图 2-2 是骨受拉伸载荷时的应力-应变曲线。应力较小时，在一定的范围内，应力与应变之间存在线性关系，应力-应变曲线为直线，称为弹性区；在该范围内，外部载荷移去后，骨将恢复到原来的形状。如载荷持续增加，骨最外层某些部位就会发生屈服，弹性区末端点称为屈服点（图中 B 点），意味着骨达到了弹性极限，此时对应的应力称为屈服应力。屈服点以后的曲线变成了非线性，骨将产生永久变形，称为塑性区。在塑性阶段，去除载荷后骨不能恢复到初始形状，部分残余形变是永久性的。如果继续增加载荷，骨组织的结构体将在某个部位失效（骨折，图中 C 点为断裂点），对应的应力称为极限应力。

2.静载荷和动载荷

根据骨骼所受的载荷是否变化的性质，可将载荷分为静载荷和动载荷。静载荷是慢慢地逐渐加于骨骼上的，自 0 逐渐增加至某一数值以后不再改变，或有次数不多的很慢的改变。如射箭运动员瞄准时作用于手臂上的载荷。若骨骼在载荷的作用下，引起的加速度很大，为动载荷，又分为冲击性载荷和交变载荷两种。使骨骼速度在很短时间内有很大改变时所受到的载荷称为冲击性载荷，例如跳远落地时下肢骨骼所受到的载荷；如果载荷随

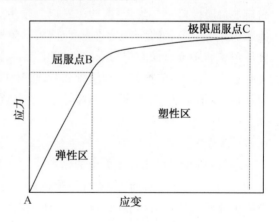

图 2-2　骨的应力-应变曲线

着时间的改变而发生周期性的变化，且多次重复作用在骨骼上，这种载荷称为交变载荷，例如跑步或步行中人体下肢所受的载荷。

3.骨的重建

骨化以后，骨的分化仍继续在组织内进行，成骨细胞和破骨细胞造就了皮质骨和松质骨的微观结构。这种结构塑型和生长被称为骨改建（modeling）。当组织成熟以后，破骨细胞的骨吸收和成骨细胞的骨形成仍然继续以维持骨的完整性，这一过程称为骨重建（remolding）。骨重建的目的在于去除微裂纹和微损伤，也即所谓的"维持"作用。在骨成

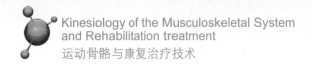
Kinesiology of the Musculoskeletal System
and Rehabilitation treatment
运动骨骼与康复治疗技术

熟后,骨重建仍会因体力活动的变化而进行,运动将使骨量增加,而不活动则会减少骨量。这种骨随着应力的作用水平而获得或丢失松质骨和(或)皮质骨的现象称为 Wolff 定律。许多骨科手术也依据这样的原理而开展,手术的主要目标即"通过创造适宜的力学和生物学环境,以满足骨骼组织愈合、适应和维持自身完整性的要求,达到重建骨骼功能的目的"。负重对维持骨小梁的连续性、提高交叉区面积起重要作用,施加于骨组织上的机械应力可引起骨骼的变形,这种变形导致成骨细胞活性增加,破骨细胞活性抑制。骨的重建是骨对应力的适应,骨在需要应力的部位生长,在不需要的部位吸收。制动或活动减少时,骨缺乏应力刺激而出现骨膜下骨质的吸收,骨的强度降低。人骨折后钢板内固定,载荷通过钢板传递,骨骼受到的应力刺激减少,骨骼的直径缩小,抗扭转能力下降。相反,如果骨折后反复承受高应力的作用,可引起骨膜下的骨质增生。

4.运动对骨骼的影响

人体长期坚持体育锻炼和劳动,可使骨密度增加,骨径变粗,骨面肌肉附着处突起明显。随着形态结构的变化,骨的力学特性在抗压、抗扭、抗拉等方面都有明显提高。体育锻炼的项目不同,对人体各部分骨的影响也不同。反之,骨受力减少可抑制其生长,使骨量减少。通常体力劳动者骨密度高于脑力劳动者;卧床患者的腰椎骨矿物质平均每周减少 0.9%,且卧床时间越长骨质疏松就越严重。

(二)关节软骨生物力学

关节软骨是一种多孔弹性生物材料,主要由大量的细胞外基质和散在分布的高度特异细胞(软骨细胞)组成,基质的主要成分是水、蛋白多糖和胶原,并有少量的糖蛋白和其他蛋白。关节软骨的厚度受到限制,因为其依赖于来自滑液的营养物质的扩散。关节软骨的厚度和轮廓可能与生物发育过程中施加于关节的机械负荷历史有关。在人体内主要存在透明软骨、弹性软骨和纤维软骨这三种软骨组织。关节软骨的主要功能是减小关节活动时的阻力(润滑关节),减小关节面负载时的压强(适应关节面)和减轻震动(缓冲)。

1.渗透性

作为双相材料,在存在负载的情况下,关节软骨会使其固体基质变形并改变内部的流体静水压力。在恒定的外力下,软骨变形,关节液和水分子溶质从软骨的小孔流出。随着液体的流出,小孔的孔径越来越小。因此,关节液的流出量在受力初期大于受力末期,形变也是初期大于末期。关节软骨依靠这样一种力学反馈机制来调节关节液的进出。正常的关节软骨的渗透性较小(与海绵相比)。在病理条件下,关节软骨的渗透性增大,会出现关节积液、疼痛等与关节软骨力学性能变化有关的症状。

2.黏弹性

关节软骨和关节液具有黏弹性(非线性)的特点,其力学性质与温度、压力等外部环境的关系极为密切。黏弹性体相对于弹性体来说具有如下三个特征,见图 2-3。

(1)应力松弛(stress relaxation):当物体突然发生应变时,若应变保持一定,则相应的应力会随时间的增加而下降,这种现象称为应力松弛。

(2)蠕变(creep):当物体突然产生应力时,若应力保持一定,则相应的应变会随时间的增加而增大,这种现象称为蠕变。

(3)滞后(hysteresis):在加载和卸载载荷过程中,应力应变关系不相同,即受力和恢复的状态不同,这种现象称为滞后。

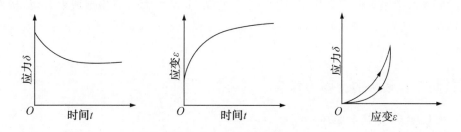

图 2-3　应力松弛、蠕变和滞后示意图

3.压力-应变关系

持续低应变率条件下软骨样本的"平衡"压力-应变曲线如图 2-4 所示。随着应变的不断增加达到高应变值时,关节软骨趋于硬化。在整个拉伸应变的变化范围(应变至60%)内,关节软骨不能用单一的杨氏模量来描述,而应用切线模量描述组织的拉伸硬度。拉伸开始时,由于胶原纤维受到牵连重新排列成弹性区,随后胶原纤维被拉直而形成弹性塑性区。当组织内所有的胶原纤维断裂时,软骨断裂。

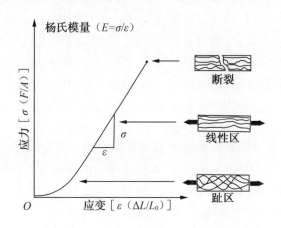

图 2-4　关节软骨拉伸压力-应变曲线

4.运动对关节的影响

(1)适宜的体育锻炼可提高关节负载能力:长期运动可以使关节面软骨增厚。这种关节面软骨的增厚被认为是由于软骨基质和细胞吸收液体的结果。而且体育活动也可以增加关节滑液量,有助于减少关节在运动时的摩擦力。此外,体育活动还可以使一些辅助结构如肌腱、韧带增粗,肌肉力量增强,在骨附着处的直径增加,提高关节的稳定性,增加动作的力矩。

(2)疲劳可破坏关节软骨:关节软骨是没有神经支配的组织,所以调节人体许多生理

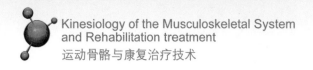
Kinesiology of the Musculoskeletal System
and Rehabilitation treatment
运动骨骼与康复治疗技术

活动的神经冲动不能为软骨细胞传递信息。软骨细胞对于压力形变非常敏感,当负重的强度和频率超出或低于某一范围时,关节软骨的合成和降解的平衡被打破,软骨的组成与超微结构将随之发生变化。

（3）制动对滑膜关节应力分布的影响十分复杂:制动可使关节内形成血管翳,从而导致关节软骨的坏死、侵蚀和缺损;而制动后的关节僵硬也已为临床所周知并被大量动物实验证实。

三、肌腱和韧带的生物力学

（一）肌腱和韧带的拉伸特性

肌腱是机体软组织中具有最高拉伸强度的组织之一,由胶原组成,沿张力作用方向平行排列。胶原的力学性质主要由胶原纤维的结构、胶原与细胞外基质、蛋白多糖之间的相互作用决定。骨-肌腱 肌肉结构的性质依赖于肌腱本身、肌腱与骨附着处、肌腱肌肉交界处三者的力学性质。

肌腱和韧带具有与时间和过程相关的弹性特性,即肌腱和韧带的伸长不仅与受力的大小相关,也与力的作用时间及过程相关。肌腱和韧带与时间的关系可以用蠕变-应力松弛曲线来描述。

（二）肌腱和韧带的损伤和愈合

当肌腱和韧带承受过多和重复性机械负荷时,其附着部位的过度拉伸或撕裂可能导致损伤。受伤的韧带或肌腱的愈合过程包括三个重叠的阶段。在第一阶段,出血和凝血发生,损伤部位产生组织炎症,新的血管和胶原开始形成;在第二阶段,成纤维细胞过度增殖;最后阶段,网状纤维快速增殖,基质自我重塑,最终成熟。

肌腱是对力学刺激极为敏感的组织,在肌腱愈合过程中要求肌腱-骨愈合界面必须在低负荷与超负荷间保持微妙的平衡。关节固定后肌腱中胶原蛋白合成和降解速率增加,胶原蛋白的更新速度增加,但不成熟的胶原纤维抗拉伸载荷的能力较差,因此超负荷同样不利于肌腱愈合。这就要求在肌腱愈合过程中要给予其适当的应力刺激。炎症期后控制下的活动可提高治疗质量。例如,早期活动损伤的指屈肌腱,可以提高其抗拉强度,减少组织粘连,促进滑动和偏移,改善功能,减轻临床症状。而长期锻炼对肌腱和韧带有积极的作用,不但可增加肌腱的横截面积,还能增强拉伸强度。

※ 延伸阅读 ※

　　人体处于力学环境之中。人体各系统,如循环系统、运动系统、消化系统、呼吸系统等的生理活动均受力学因素的影响。生物力学是研究生命体运动和变形的学科,其基本内涵是运用力学原理、理论和方法深化对生物学/医学问题的定量认识。生物力学作为一门独立的分支学科则创立于20世纪60年代,学科的创立和发展凝聚了著名美籍华裔学者冯元桢(Y. C. Fung)先生的心血。冯元桢先生是美国国家科学院、国家工程院和国家医学院院士,也是中国科学院的首批外籍院士。他早年留学美国,长期在美国加州理工学院任教,从事航空航天领域的研究。从20世纪60年代起,冯先生的研究转向生命科学领域。1966年他到美国加利福尼亚大学圣迭戈分校任教,他对肺与肺微循环的系统研究是生物力学作为一门独立分支学科形成的标志,他也是公认的生物力学的开创者和生物医学工程的奠基人,被誉为"生物力学之父",并因此获得了克林顿总统亲自颁发的美国"国家科学奖章"以及"拉斯奖"(Russ Prize)等。

　　20世纪70年代末,在冯先生的大力推动下,生物力学作为一门新兴的交叉学科在我国起步。1979年冯先生回国访学,在武汉和重庆两地举办生物力学讲习班,系统地介绍了生物力学的起源、研究方法、生物组织和生物材料力学、生物力学的许多应用。1983年出版的《生物力学》是国内出版的第一部生物力学专著,就是由这次讲习班的讲稿整理而成。此后,冯先生和国内多所高校合作,建立生物力学学科的硕士和博士点,陆续培养出一批接受过良好交叉训练的青年生物力学工作者,成为我国生物力学学科建设和发展的骨干力量。

　　冯先生为我国生物力学学科的建立和发展做出了巨大贡献,值得我们永远铭记和尊敬。

参考文献

[1]伍骧.运动生物力学[M].北京:高等教育出版社,2020.

[2]MOW V C,HUISKES R. 骨生物力学暨力学生物学 [M]. 3 版.汤亭亭,裴国献,李旭,等译.济南:山东科学技术出版社,2009.

[3]努森.生物力学基础[M]. 2 版.北京:人民体育出版社,2012.

第三章　肩袖损伤

学习目的

1.了解肩袖损伤的病因及发病机制。
2.熟悉肩袖损伤的临床表现和诊断方法。
3.熟悉肩袖损伤相关医工结合的现状及进展。
4.掌握肩袖损伤的治疗方法。

案例

患者,女,60岁,农民,因"左肩关节疼痛伴活动受限2月"来医院关节外科住院治疗。

目前情况:患者2个月前因外伤后伤及左肩关节,出现左肩疼痛,活动明显受限,于当地医院贴膏药、打封闭针等保守治疗无效,为行进一步治疗,今日到我院就诊,以"左肩关节肩袖损伤,左肩关节半脱位"收入院。

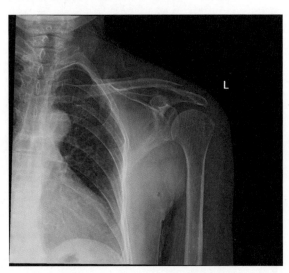

图 3-1　左肩关节正位 X 线影像

专科检查:脊柱生理弯曲存在,各棘突无明显压痛。双侧肩关节无畸形,肤色、皮温正常,左肩关节活动受限,上举不能,外展 45°,内收 60°,外旋 10°,内旋 15°。左侧肩关节肩峰撞击诱发试验(Neer test)(＋),结节间沟压痛(＋),抬离试验(lift off test)(－),空罐试验(empty can test)(＋)。右肩关节活动度无明显异常。双侧肱二头肌反射(＋＋),肱三头肌反射(＋＋),双手握力相等,霍夫曼征(Hoffman sign)(－)。X 线检查:X 线提示关节间隙变窄,关节边缘有骨赘形成,关节面不平(见图 3-1)。患者肩关节 MRI 影像见图 3-2。

入院诊断：左肩关节肩袖损伤。

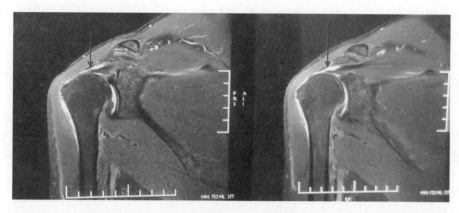

图 3-2　肩关节 MRI 影像

患者伤后尝试过多种保守治疗，但肩关节疼痛不缓解，严重影响日常活动，导致生活质量下降。肩关节肩袖损伤需要行肩关节镜下修补术，医生与患者及家属充分沟通后，决定手术治疗。遂完善各种术前检查，排除手术禁忌证，在全麻下行左肩关节镜肩袖修补术。

手术过程：患者麻醉成功后，取右侧卧位，常规消毒，铺无菌巾单，粘贴护皮膜。

在左肩关节后上方建立注水系统和光源系统，前外上方建立探查通道。冲洗关节后探查见肱二头肌长头肌腱损伤严重，切断肱二头肌长头肌腱；探查见冈上肌损伤撕裂，肩胛下肌损伤，修整肩胛下肌，滑膜大量增生充血，刨刀充分清理增生滑膜。进入肩峰下间隙探查见到肩峰撞击，冈上肌及冈下肌肌腱撕裂，大结节处骨质增生，肩峰下滑膜呈充血蟹肉样改变，将肩峰前缘刨除，进行肩峰成形，清理大结节处的增生骨质，活动见到肩峰与冈上肌撞击消失，再次修整肩峰的周缘，确认撞击完全消失，于镜下在大结节行三枚内排锚钉固定，缝合肩袖，外排应用两枚 push-lock 螺钉挤压固定线端。冲洗肩关节，罗哌卡因、曲安奈德 1 支局部注射，全层关闭刀口。术后 X 线及 MRI 影像见图 3-3。

手术顺利，麻醉满意，术后送患者安返病房。

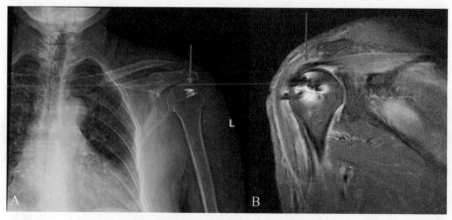

图 3-3　术后 X 线（A）及 MRI 影像（B）

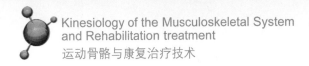

患者术后采用肩关节外展支具固定肩关节促进肌腱修复。通过术中手术区域长效局麻药注射、神经阻滞,以及术后配合消炎止痛药物,减轻疼痛,配合康复师指导下锻炼,术后第二天下床活动,术后第三天出院回家。

思考题

在肩关节镜治疗肩袖损伤的手术过程中,有哪些地方体现了医工结合?

一、疾病概述

(一)定义

肩袖是由冈上肌、冈下肌、小圆肌及肩胛下肌 4 个短肌组成的。肩袖主司肩关节的外展及旋转功能,也称为"旋转袖",对肩关节的稳定性具有重要作用。由于肩袖止点位于大结节及肱骨外科颈的外侧,易受该处骨折、脱位或其他损伤的累及。

(二)分类

肩袖损伤按损伤程度可分为挫伤、不完全断裂和完全断裂 3 类(见图 3-4)。

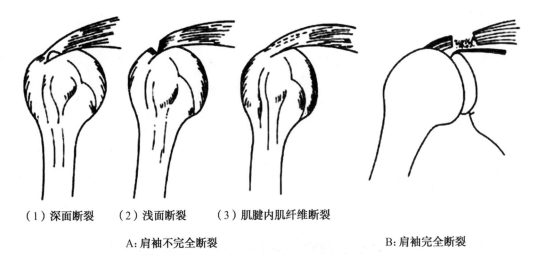

| (1)深面断裂 | (2)浅面断裂 | (3)肌腱内肌纤维断裂 |

A:肩袖不完全断裂   B:肩袖完全断裂

图 3-4　肩袖损伤示意图

肩袖挫伤使肌腱充血、水肿乃至发生纤维变性,是一种可复性损伤。肌腱表面的肩峰下滑囊伴有相应的损伤性炎性反应。滑囊有渗出性改变,肩袖肌腱纤维的部分断裂可发生于冈上肌腱的关节面侧(下面)或滑囊面侧(上面)以及肌腱内部。不完全性断裂未获妥善处理或未能修复时常发展为完全性断裂,完全性断裂是肌腱全层断裂,使盂肱关节与肩峰下滑囊发生贯通性的损伤。此种损伤多见于冈上肌腱,其次为肩胛下肌腱,小圆肌腱较少发生。冈上肌腱与肩胛下肌腱同时被累及者也不少见。

一般认为 3 周以内的损伤属于新鲜损伤,3 周以上的属于陈旧性损伤。新鲜肌腱断裂断端不整齐、肌肉水肿、组织松脆、盂肱关节腔内有渗出,陈旧性断裂断端已形成瘢痕、光滑圆钝、比较坚硬、关节腔内有少量纤维素样渗出物,大结节近侧的关节面裸区被血管翳或肉芽组织覆盖。

(三)病因与发病机制

肩袖损伤的病因有退变学说、血运学说、撞击学说及创伤学说四种主要论点:①退变学说,表现为肩袖止点(enthesis)退化,潮线的复制和不规则,正常的四层结构(固有肌腱、潮线、矿化的纤维软骨和骨)不规则或消失或出现肉芽样变,肌腱止点变性降低了肌腱的张力成为肩袖断裂的重要原因。这些变化在 40 岁以下的成人中很少见,但随年龄增长呈加重的趋势。②血运学说,即位于冈上肌腱远端 1 cm 内的"危险区",这一无血管区域是肩袖撕裂最常发生的部位。③撞击学说,冈上肌腱在肩峰与大结节之间通过肱二头肌长头腱位于冈上肌深面,越过肱骨头上方止于顶部或肩盂上粗隆。肩关节运动时这两个肌腱在喙肩弓下往复移动,肩峰及肩峰下结构的退变或发育异常,或者因动力原因引起的盂肱关节不稳定均可导致冈上肌腱、肱二头肌长头腱及肩峰下肌腱的撞击性损伤。④创伤学说,创伤作为肩袖损伤的重要病因已被广泛接受,劳动作业损伤、运动损伤及交通事故都是肩袖创伤的常见原因。

综上所述,肩袖损伤的内在因素是肩袖肌腱随增龄而出现的组织退化,以及其在解剖结构上存在乏血管区的固有弱点,而创伤与撞击则加速了肩袖退化和促成了断裂的发生。正如内维阿塞(Neviaser)强调指出的,四种因素在不同程度上造成了肩袖的退变过程,没有一种因素能单独导致肩袖的损伤,其中的关键性因素应依据具体情况分析得出。

(四)临床表现

1.外伤史

急性损伤史,以及重复性或累积性损伤史,对本病的诊断有参考意义。

2.疼痛与压痛

常见的疼痛是肩前方痛,位于三角肌前方及外侧。急性期疼痛剧烈,呈持续性;慢性期呈自发性钝痛。在肩部活动后或增加负荷后症状加重,被动外旋肩关节也使疼痛加重,夜间症状加重是常见的临床表现之一。压痛多见于肱骨大结节近侧或肩峰下间隙部位。

3.功能障碍

肩袖大型断裂者主动肩上举及外展功能均受限,外展与前举范围均小于 45°,但被动活动范围无明显受限。

4.肌肉萎缩

病史超过 3 周以上者肩周肌肉有不同程度的萎缩,以三角肌、冈上肌及冈下肌较常见。

5.关节继发性挛缩

病程超过 3 个月者肩关节活动范围有程度不同的受限,以外展、外旋及上举受限较明显。

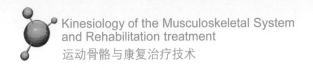

Kinesiology of the Musculoskeletal System
and Rehabilitation treatment
运动骨骼与康复治疗技术

二、疾病的诊断、治疗、康复及预防要点

（一）诊断

1.症状

（1）疼痛：运动时疼痛和夜间痛多见。疼痛的评价采用视觉模拟评分（visual analogue scale，VAS）法，疼痛的量化便于对病情变化和治疗效果的评价。

（2）肌力降低：肌力降低主要是外展、外旋和内旋力量的减弱，表现为洗脸、梳头、穿衣、拿放高处的物品以及驾驶等日常活动的困难。

（3）关节活动度降低：主要为上举（包括外展和屈曲）、外旋和内旋活动度的降低。关节活动度降低的显著特点是主动、被动活动的差异。肩袖损伤活动度降低是由肌肉力量减弱引起的，表现为主动活动度降低而被动活动正常。

2.体格检查

（1）肩坠落试验（arm drop sign）：被动抬高患臂至上举 90°～120°，撤除支持，患臂不能自主支撑而发生臂坠落和疼痛即为阳性。

（2）撞击试验（impingement test）：向下压迫肩峰同时被动上举患臂，如在肩峰下间隙出现疼痛或伴有上举不能时为阳性。

（3）疼痛弧征（pain arc syndrome）：患臂上举 60°～120°出现肩前方或肩峰下区疼痛时即为阳性，对肩袖挫伤和部分撕裂有一定诊断意义。

（4）盂肱关节内摩擦音：即盂肱关节在主动运动或被动活动中出现摩擦声或轧砾音，常由肩袖断端的瘢痕组织引起。

3.实验室检查

目前，实验室检查对肩袖损伤的诊断无明确的诊断价值，不能通过实验室检查指标评价肩袖损伤情况。

4.影像学诊断

（1）X 线片：常规投照肩关节正位、内旋、外旋及轴位片。常规 X 线片显示肩袖损伤者肱骨头上移和肱骨大结节畸形。X 线片对肩袖撕裂无直接诊断价值，只有助于排除其他病变，作为鉴别诊断的依据。

（2）肩关节造影：是诊断肩袖损伤的经典方法，包括单对比剂和双重对比剂造影。造影对全厚肩袖撕裂、肩袖关节面部分撕裂、肩袖间隙分裂和冻结肩均有较高的诊断价值，准确率可达 90%～100%。其能提供肩袖的厚度、撕裂的大小、位置和残端退变情况，可了解关节软骨退变情况，对肩袖完全撕裂的诊断敏感性和特异性均非常高。但肩关节造影需在 X 线透视引导下穿刺进入关节腔，这不仅有放射性伤害，而且容易因穿刺者的技术因素而造成误诊。

（3）超声诊断：从 20 世纪 80 年代开始应用于临床，但因仪器及操作者水平的差异、诊断标准不同，各研究者报告的诊断准确率自 50%～100%不等。

超声诊断肩袖撕裂的优点是：无创性，可动态观察，可重复性，诊断全层撕裂准确率高，能发现冈上肌以外的其他肩袖撕裂；操作方便，省时，费用低；能同时对肱二头肌长头腱疾患做出诊断;对肩袖撕裂术后随访有独特的价值。

超声诊断肩袖撕裂的缺点是:诊断标准不易掌握,诊断的准确率与个人的操作技术和经验有很大的相关性。

(4)关节镜检查:由于关节镜技术为创伤性诊断方法,多在决定手术的病例中,在肩关节镜下手术时做出诊断。而对能用其他方法确诊的病例,单纯再用肩关节镜确认是不可取的。

(5)MRI检查:MRI是目前临床上常用的诊断肩袖损伤的方法,软组织分辨率高,而且能多平面成像,可更为直观地观察肩袖肌腱及其伤情。常规MRI诊断肩袖撕裂的准确性和超声波检查两者对肩袖损伤的敏感性和特异性无明显差别。MRI在判断肩袖撕裂的损伤程度上可以起到重要作用,并强调MRI检查应与肩关节造影同时进行。

5.康复评定

(1)肩关节功能评定:临床常用的上肢功能评定量表如下文所示。

1)UCLA肩关节评分系统:UCLA(The University of California,Los Angeles,加利福尼亚大学洛杉矶分校)肩关节评分系统,由爱尔曼(Ellman)于1986年设计并得到广泛应用。

2)HSS:HSS肩关节评分系统(hospital for special surgery shoulder-rating score sheet,纽约特种外科医院肩关节评分系统),比较注重对于疼痛的评定。

3)Constant-Murly肩关节功能评分:应用最为广泛,对主观评估结果和客观评估结果存在不同权重。

(2)三维可视化技术:近年来,计算机辅助手术及计算机设计在肩袖损伤诊治中被逐渐应用,使用CT与MRI扫描重建肩部骨、肌肉与肌腱的3D模型及三维可视化技术辅助关节镜下肩袖损伤修复术,能够通过CT和MRI数据重建肩部模型,对肩关节复杂解剖结构进行观察,以便于了解个体特异性解剖结构。同时建立三维可视化工程并互联网化,有利于全体手术组成员共享,并完成手术方案的制定,通过虚拟手术完善设计,可进行镜下预手术以发现手术设计的不完善之处,进而及时改进手术方案,缩短手术耗时;同时利用3D模型向患者及家属展示手术方式及过程,患者及其家属易于理解病情,提升治疗依从性,改善医患关系。

(二)治疗

1.肩袖损伤的治疗原则

肩袖损伤的治疗原则是缓解损伤局部的炎症反应、消除疼痛;重建肩袖的力学平衡机制,促进肩关节功能的恢复,以满足生活和运动需要。部分损伤的患者以保守治疗为主,完全损伤的患者应采取手术治疗。其中,手术治疗包括开放手术、小切口修补及关节镜下修补,保守治疗主要包括药物治疗、理疗及外展架或石膏固定治疗。

2.治疗过程中需要特别注意的事项

保守治疗效果不理想时应及时更换治疗方案,采用手术治疗。治疗过程中,即使效果满意、疼痛减轻,也应注意保护患肩,不得突然发力或过度用力,否则会再发肩袖损伤,甚至加重损伤。

Kinesiology of the Musculoskeletal System
and Rehabilitation treatment
运动骨骼与康复治疗技术

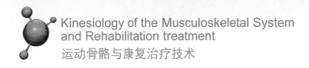

3.急性期治疗

肩袖损伤的急性期治疗主要是肩关节制动,疼痛较重的患者给予止痛药。一旦发生急性损伤,应立即冰敷治疗,使可能出现的无菌性炎症或细微的出血、红肿得到控制。严重者需在医生指导下佩戴外展支具固定。

(1)一般治疗:注意休息,避免可加重损伤的动作。肩袖损伤患者需用外展架或石膏外固定将患肩固定,保持肩关节外展位。保守治疗的患者固定4～6周;术后患者固定6～8周。

(2)物理治疗:超短波、脉冲磁疗等可起到对肩关节局部消炎止痛的作用。

(3)药物治疗:由于个体差异大,用药不存在绝对的最好、最快、最有效,除常用非处方药外,应在医生指导下充分结合个人情况选择最合适的药物。疼痛剧烈的肩袖损伤患者可予止痛药物缓解疼痛。

4.手术治疗

(1)开放手术:将肩关节皮肤切开,找到损伤处,行缝合修补。目前此种手术较少使用,多采用微创治疗。术后需卧床休养,肩关节固定于外展、前屈、外旋位6～8周;避免肩关节过度负重,防止再次发生肩袖损伤;定期复查。

(2)关节镜手术:在肩关节皮肤上做4～5个长约1 cm的小切口,将关节镜伸入关节内,利用特殊手术器械进行缝合修补。术前利用MRI准确定位,判断肩袖损伤的部位及程度。术后需卧床休养,肩关节固定于外展、前屈、外旋位6～8周;避免肩关节过度负重,防止再次发生肩袖损伤;定期复查。

(三)康复

1.术后0～2周

①手术当天:麻醉消退后,开始活动手指、腕关节,三角巾舒适体位悬吊保护,不应负重及过分用力,抬高患肢,间断冷敷,应用镇痛药物以减轻疼痛,采用物理治疗减轻炎症,消除肿胀。②术后1天采用脉冲磁疗、紫外线照射等减轻疼痛和肿胀,采用中频或低频脉冲电刺激减缓肌肉萎缩。继续上述运动训练,并进行"张手握拳"练习,术后3天根据情况开始"摆动练习"、耸肩练习以及"扩胸""含胸"等肩关节周围肌肉力量练习,运动后冷敷。③术后1周,继续物理治疗及肢体运动训练,消肿止痛,保护下去除三角巾,主动、缓慢、用力全范围屈伸肘关节,练习后马上戴三角巾保护。

2.术后3周

术后3周继续物理因子治疗,进行肩关节前屈、外展肌力练习,负重"耸肩"练习,并逐渐增加被动活动角度。

3.术后4～6周

术后4～6周继续并强化以上练习,进行肩外展45°位内、外旋练习,抗阻内旋、外旋肌力练习,并逐渐增加负荷。

4.术后7～10周

术后7～10周继续加强活动度练习,前屈角度逐渐接近正常,在术后10周基本达到全范围活动。

5.术后 11～12 周

术后 11～12 周继续增强肩关节肌力和关节活动度练习,恢复正常关节活动度及肌力。

（四）预防

1.避免肩关节受寒,如避免露肩睡觉。

2.避免长时间单侧挎包,减轻手提包的重量。

3.不要长时间保持同一姿势。

4.不要长时间重复某一种特定动作。

5.避免突然发力或运动范围过大。

6.避免意外伤害。

三、医工交叉应用的展望

（一）疾病诊断

MRI 正逐步代替 CT 进行骨头与关节的检查,肩关节 MRI 中骨结构的精确自动分割对于骨损伤和疾病的度量与诊断至关重要。现有骨头分割算法无法做到不用任何先验知识进行自动分割,且通用性和精准度相对较低。有文献报道了一种基于图像块和全卷积神经网络（PCNN 和 FCN）相结合的自动分割算法。该方法首先建立 4 个分割模型,包括 3 个基于 U-Net 的骨头分割模型（肱骨分割模型、关节骨分割模型、肱骨头和关节骨作为整体的分割模型）和 1 个基于块的 AlexNet 分割模型;然后使用 4 个分割模型来获取候选的骨头区域,并通过投票的方式准确检测到肱骨和关节骨的位置区域;最后在检测到的骨头区域内进一步使用 AlexNet 分割模型,从而分割出精确度在像素级别的骨头边缘。这种方法针对小样本的患者数据集,仅通过二维医学图像上的深度学习,就可以得到非常精确的肩关节分割结果。所提算法已经集成到医学图像度量分析平台“3DQI”,通过该平台可以展示肩关节骨头 3D 分割效果,给骨科医生提供临床的诊断指导。同时,所提算法框架具有一定的通用性,适应于小样本数据下 CT 和 MRI 中特定器官和组织的精确分割。

（二）疾病治疗

目前,肩关节镜技术已逐渐成为诊断和治疗肩关节疾病的重要方法。肩关节镜下双滑轮结合缝线桥技术与传统切开手术修复肩袖损伤均可明显减轻患者术后疼痛,可达到与传统切开手术相同的治疗效果,而且双滑轮缝线桥技术在相同时间点内缓解疼痛的效果更好。肩关节镜手术切口小,对肩关节周围软组织的手术创伤小,从而能够明显缓解肩关节手术后早期疼痛,且双滑轮结合缝线桥技术能够有效减少肩袖修复术后线结脱落或松动的情况,能够使肌腱与骨床充分接触,提高腱骨的压力与接触面积,增加了肩袖修复的初始稳定性,从而更能促进腱骨愈合,有利于肩关节后期康复功能锻炼,能够使肩关节屈伸及旋转功能得到最大程度的改善。

肩关节镜在牵引架等器械完善后迎来了快速发展。达·芬奇机器人具有多个操作臂,若将其运用于肩关节镜手术,结合三点定位技术,可缩短学习曲线,迅速培养三维立体感觉,使术者能熟练掌握关节镜手术技巧,患者术后肩关节功能亦恢复较快。

Kinesiology of the Musculoskeletal System
and Rehabilitation treatment
运动骨骼与康复治疗技术

※ 延伸阅读 ※

关节镜技术最初起源于 20 世纪初的日本,于 20 世纪 70 年代之后在美国等其他国家得到了一定的发展。中国最初引进关节镜技术是在 20 世纪 70 年代末、80 年代初,相继在北京、上海、广州、沈阳等地逐步开展其临床应用。1931 年布尔曼(Burman)率先尝试过肩关节镜(在尸体观察的基础上),但由于种种技术条件的限制,当时肩关节镜一直没有得到大家的公认。近 20 年来,关节镜在肩关节创伤和疾病的应用中,大大提高了肩关节疾病的诊断正确率,还可以进行镜下的治疗手术。当下常见的肩关节运动创伤均可在关节镜下治疗。目前肩关节镜手术主要针对年轻人的肩关节复发性脱位和中老年人的肩袖损伤及肩峰下撞击症。2008 年,中国共有 790 家医院拥有关节镜系统设施,可以实施关节镜手术,这些医院主要集中在三甲医院;2012 年,中国共有 2640 家医院拥有关节镜系统设施,可以实施关节镜手术,平均年增长率 35%,覆盖几乎所有的三级医院和约 30% 的二甲医院。

参考文献

[1]刘云鹏,蔡文立,洪国斌,等.应用图像块和全卷积神经网络的肩关节 MRI 自动分割[J].中国图象图形学报,2018,23(10):1558-1570.

[2]王江涛,李春宝,步建立,等.肩袖索在肩袖损伤修复中的作用综述[J].解放军医学院学报,2020,41(11):1148-1151.

[3]赵第,韩燕鸿,潘建科,等.不同类型肩袖损伤最佳治疗策略的选择及探讨[J].中国组织工程研究,2020,24(18):2913-2918.

[4]王增亮,许海委,栾雅静,等.肩袖损伤生物学修复的研究进展[J].天津医药,2018,46(2):213-215.

[5]罗志环,王一海,李正南,等.三维可视化分析辅助肩袖损伤治疗的临床研究[J].基层医学论坛,2021,25(25):3573-3573.

第四章 肩关节不稳定

学习目的

1. 了解肩关节不稳的定义、病因及发病机制。
2. 熟悉肩关节不稳的临床表现和诊断方法。
3. 熟悉人工智能应用于肩关节不稳的现状及进展。

案例

患者,男,37 岁,银行职员,因"左肩关节反复脱位 10 余年"来医院关节外科住院治疗。

目前情况:患者 10 余年前外伤后出现左肩关节疼痛伴脱位,复位后未行特殊治疗。后多次出现左肩关节脱位,脱位症状加重,体位变化或运动时易发生。1 个月前再次发生左肩关节脱位,复位后出现左肩关节频发疼痛,为行进一步治疗,今日到医院就诊,以"左肩关节复发性脱位"收入院。患者自发病以来,饮食睡眠可,大小便无明显异常,体重无明显减轻。

专科检查:脊柱生理弯曲变直,各棘突无明显压痛。双肩关节肤色、皮温正常,肩关节周围压痛阴性;双上肢活动无明显受限,上举 180°,外展 100°,疼痛弧(-),恐惧试验(+),空罐试验(empty can test)(-),抬离试验(lift off test)(-),拿破仑试验(Napoleon test)(-),肩峰撞击诱发试验(Neer test)(-)。双侧肱二头肌反射(++),肱三头肌反射(++),双手握力相等,Hoffman sign(-)。

辅助检查:左肩关节正位 X 片及 CT 表现。(见图 4-1)

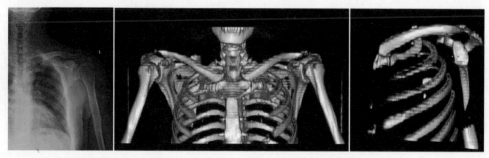

图 4-1 左肩关节正位 X 片及 CT 影像

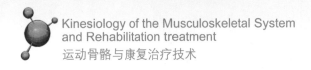
入院诊断:左肩关节复发性脱位。

患者之前尝试过多种保守治疗,但肩关节仍反复脱位,严重影响日常活动,导致生活质量下降。肩关节反复脱位患者需要行肩关节镜手术,医生与患者及家属充分沟通后,决定手术治疗。遂完善各种术前检查,排除手术禁忌证,于入院 2 天后,在全麻下行左肩关节 Bankart 损伤(即前下方关节盂唇韧带复合体撕裂)修补术。

手术过程:患者麻醉成功后,取侧卧位,常规消毒,铺无菌巾单,粘贴护皮膜。

在左肩关节后上方建立注水系统和光源系统,冲洗关节后探查见肱二头肌长头肌腱连续性可,冈上肌表面光滑,无明显撕裂,刨刀刨除增生滑膜,关节盂软骨局部退变毛糙,前下方盂唇骨膜剥离,形成 Bankart 损伤。自喙突外侧建立前下操作通道,自肩峰前角下 1 cm 处建立前上观察通道。探查见关节盂前缘竖直陡峭,剥离铲自关节盂前方骨质向内侧剥离,直至显露肩胛下肌肌纤维。清理关节盂前下缘,磨头磨除部分骨质,形成新鲜面,自下方"五点半"位置打入 1 枚 2.7 mm 带线锚钉,缝合钩缝合"6 点钟"方向尽量多的

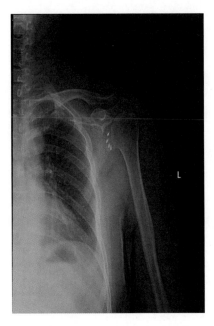

图 4-2 左肩关节术后 X 线影像

盂肱下韧带组织,过线后打结固定。同法向上方再依次打入 4 枚带线锚钉,缝合前方盂唇及部分关节囊。自后方主通道观察见前下方形成隆起。冲洗肩关节,罗哌卡因、曲安奈德1 支局部注射,全层关闭刀口。左肩关节术后 X 线影像见图 4-2。

手术顺利,麻醉满意,术后送患者安返病房。

通过术中手术区域长效局麻药注射、神经阻滞,以及术后配合消炎止痛药物,前臂吊带固定肩关节,没有明显疼痛,配合康复师指导下锻炼,术后第二天下床活动,术后三天出院回家。

思考题

在该案例的诊断与治疗过程中有哪些医工结合之处?

一、疾病概述

(一)定义

肩关节不稳定是指肱骨头在肩胛盂内无法维持稳定。在非病理条件下,盂肱关节周围的韧带和肌肉结构产生力偶平衡,维持肱骨头稳定。如果这些结构中任何一个的完整性受到破坏,都可能导致非创伤性或创伤性的不稳定。

非创伤性不稳定通常是由反复的上肢过顶运动或先天性关节松弛引起。而创伤性不稳定存在致伤因素,使得盂肱关节脱位,导致关节稳定性丧失。无论受伤机理如何,不稳定可能在前方、后方或多个方向发生。

1.肩关节脱位(shoulder dislocation)

关节相对应面完全失去接触,需要进行手法复位才能恢复正常的解剖结构。这可能是急性(初次发作)、复发性(初次发作后再次发作的)或持续性(关节交锁)关节脱位。

2.肩关节半脱位(shoulder subluxation)

肩关节半脱位是指有症状的肱骨头过度移动,超过了软组织的正常松弛度,关节活动时关节面没有完全贴合,但关节没有完全分离。

3.肩关节不稳定(shoulder instability)

肩关节不稳定是指肱骨头异常活动(过度活动)引起肱骨头从肩胛盂脱位或半脱位,疼痛症状根据严重程度表现不一。

4.肩关节松弛(shoulder joint laxity)

肩关节松弛是指正常的、无症状的肱骨头与肩胛盂间的移动,超过了正常肩关节的活动范围。

(二)发病率

目前少有肩关节不稳的流行病学数据。有报道称其发病率为 2.8%,其中多达 67% 的病例会出现再脱位。肩关节脱位的发病年龄呈"双峰状",分别为 10~20 岁和 50~60 岁。初次发病年龄小于 20 岁,且长期参加运动者,其再脱位率可能高达 90%;初次发病年龄在 20~25 岁者,再脱位率降至 50%~75%;初次发生脱位年龄大于 40 岁者,再脱位率显著降低,但合并肩袖损伤的概率明显上升,大于 40 岁者约为 15%,大于 60 岁者高达 40%。男性的发病率是女性发病率的 2.5 倍。

(三)分类

目前,肩关节不稳的分类主要有 Masten 分类法、Silliman 分类法和 Gerber 分类法。

1. Masten 分类法

根据肩关节不稳的发病机制和相应的治疗方式,Masten 将肩关节不稳分为两型:TUBS 型,指的是有明确肩部外伤史,单侧(unilateral)不稳定,合并 Bankart 损伤,需手术治疗;AMBRI 型,无明显创伤史,多向不稳定,好发于双侧肩关节,增强肩袖肌群力量的一系列康复治疗效果明显,将松弛关节囊前下部上移重叠缝合的手术方法有一定疗效。这种分类方法简单,医生可以根据分类制定出相应的治疗方案。

2. Silliman 分类法

Silliman 从病因、频度、程度、方向、随意性及急慢性进行综合分类:

病因:包括创伤性与非创伤性两大类,其中非创伤性又可分为劳损与过度松弛型。

频度:包括初发型与复发型,复发型脱位是指初次脱位复位后的一段时间内(一般在伤后两年以内),肩部受轻微的外力或肩关节在一定位置活动中又反复发生的脱位。

脱位程度:包括脱位与半脱位,脱位是指盂肱关节的关节面彼此完全分离移位,而且往往不会自行复位,半脱位指盂肱关节的关节面移位脱离了正常解剖位置,并伴有一定症状,但关节面没有完全分离,常能自行复位。

脱位方向:包括前方、后方、下方,多向性不稳。多向不稳定指超过一个平面的不稳,一般均存在下方不稳,如前下、后下或前后下。这是目前最常用和直观的分类方法。

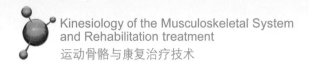

随意性或非随意性:随意性脱位患者常常可主动通过肌肉收缩来使关节脱位,并能自行回复。

3. Gerber 分类法

Gerber 等将肩关节不稳按静力性不稳、动力性不稳、随意性不稳进行分类。

静力性不稳:患者缺少典型的不稳定症状,肱骨头移位于盂窝的上、前或后方,多与肩袖病变、退行性关节病变等有关,诊断主要依靠放射学检查。

动力性不稳:多由外伤引起,可伴随关节盂缺损或关节囊松弛,积极治疗的效果较好。

随意性不稳可分为三类:第一类患者可自己控制使肩关节脱位和复位,通常无须治疗;第二类患者开始表现为动力性不稳,之后可由自己控制使肩关节脱位与复位,治疗方式与动力性不稳相同;第三类患者伴有精神、心理障碍,手术治疗效果差。

(四)病理机制

肩关节不稳的病理机制可以分为骨性结构和软组织的异常。

骨性结构异常可源于发育性和外伤性因素。发育性因素包括肩胛盂前倾角减小、肱骨头后倾角降低、肩胛盂发育不全呈"倒梨形"等。而外伤导致的肩胛盂骨折、肱骨头凹陷性骨折(Hill-Sachs 损伤或反 Hill-Sachs 损伤)、肩胛盂骨性缺失等是导致创伤性复发性肩关节脱位的重要机制。导致肩关节不稳的软组织异常,主要包括先天性或反复损伤性关节囊松弛、肩袖间隙结构损伤、盂唇损伤等。

(五)病因

超过 90% 的肩关节脱位为创伤性脱位,由外力作用引起。外力对肩关节的稳定结构从关节盂或肱骨头方向甚至两个方向同时牵拉,引起稳定结构的撕裂或撕脱。这些结构受损后,在非解剖位置愈合,或者根本无法愈合。从而增加了将来再次脱位的风险,如此反复,使肩关节的稳定结构彻底遭到破坏,引起肩关节不稳。

不过,还有一部分人群天生关节就较为松弛,没有受过明显的外伤也可发生肩关节不稳定。这是由于反复过顶运动或其他因素导致肩关节的稳定结构出现反复的微小损伤,积少成多,使得肩关节变得不稳定。这种损伤仅仅能在微观水平上观察到。

此外,还有一些人群的肩关节稳定结构没有明显的变化,但是由于运动神经控制能力异常,其关节也会变得不稳定。这些被称为肌肉源性的不稳定。

(六)临床表现

1.疼痛

患者表现为肩部钝痛,在运动或负重时加重。

2.关节失稳及弹响感

70% 的患者自觉盂肱关节失稳及有弹响,常在上举或外展到某一角度时出现失稳感,在负重时症状更为明显。

3.疲劳乏力

约半数以上患者有疲劳及乏力感,尤其是不能较长时间提举重物。

4.麻木感

约 1/3 患者有肩周围的麻木感。

二、疾病的诊断、治疗、康复及预防要点

(一)诊断

1.症状

首先可以通过患者的临床表现来诊断,反复的肩关节脱位严重影响患者的工作和生活。

2.体格检查

(1)加载-移位试验:患者仰卧位,检查者一手抓住患肢前臂近肘关节处,另一手置于患肢肱骨头下方;抓住前臂的手施力将肱骨头压迫进盂窝,然后另一手向前后方移动肱骨头,并判断肱骨头移位程度。最常采用的分级方式为修正的 Hawkins 评分:0 级肱骨头无或有轻微移位;1 级肱骨头移位并骑跨于盂唇缘;2 级肱骨头有脱位,但可自行恢复;3 级肱骨头脱位,不能自行恢复。

(2)抽屉试验:前抽屉试验,患肩置于外展 80°～120°,前屈 0°～20°,外旋 0°～30°,后抽屉试验,患肩外展 80°～120°,前屈 20°～30°,屈肘 120°,检查者一手固定患侧肩胛,一手抓住上臂向前牵拉肱骨头或在患肩前屈至 60°～80°时施于肱骨头向后的应力。根据肱骨头前向或后向移位程度可分为三级:1 级肱骨头移位大于健侧,但不超过肩胛盂;2 级肱骨头移位并骑跨在肩盂缘;3 级肱骨头嵌卡在肩盂缘外。

(3)沟槽征:患者坐位,放松肩部肌肉,检查者一手固定肩胛骨,一手在患者肘部施加向下的力,如果肩峰下出现横沟,大于 2 cm 者为阳性。阳性结果说明下方不稳,一般均有多向性不稳存在。

(4)恐惧试验与复位试验:主要用于检查前方不稳。患者仰卧位,检查者一手握住患者的前臂,另一只手在后方托起患者的上臂,轻而慢地外展和外旋上臂,当患者感到肩后疼痛并有即将脱位的预感而产生恐惧,拒绝进一步外旋时,恐惧试验阳性。在肩关节外展外旋的同时对肱骨头再施加向前的应力,可进一步引发患者恐惧感或疼痛,为加强试验阳性。在做恐惧试验后,于肱骨头施加向后的应力,当患者恐惧感减轻或消失,即复位试验阳性。

对于多向性不稳患者,可有前后抽屉试验,下方沟槽试验,恐惧试验等多项试验阳性。

3.实验室检查

肩关节不稳定无特异性实验室检查。

4.影像学诊断

(1)X 线检查及关节造影:临床上用于诊断肩关节不稳定常用的肩关节平片投照体位包括肩关节正位、肩胛骨侧位、肩关节腋位。通过 X 线检查,可以初步判断患者肩关节脱位的类型或方向以及有无合并骨折等情况;而对于复发性肩关节脱位的患者,可以大致判断肩胛盂及肱骨头的形态。

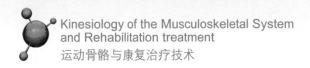
Kinesiology of the Musculoskeletal System
and Rehabilitation treatment
运动骨骼与康复治疗技术

常规 X 线前后位片上发现肱骨头后上方缺损(西洋斧状畸形)支持复发性肩关节脱位的诊断。患臂上举位的前后位 X 线片若有肱骨头滑脱现象则说明有侧方不稳定存在。如向下牵引患臂时,肱骨头有明显下移现象,则为肩关节下方不稳定的 X 线表现。轴位 X 线片有助于发现肩胛盂形成不良或后下缘缺损,并了解肱骨头与肩胛盂的关系。

(2)CT 检查:近年来,肩关节反复前脱位后导致的肩胛盂和肱骨头的骨性缺损对于重建手术的重要影响已被越来越多的临床医生所重视。正常的肩胛盂下部形态为一个标准的圆形。

CT 检查有助于观察前脱位时的 Hill-Sachs 损伤的大小,以及后脱位时反 Hill-Sachs 损伤的大小和肩胛盂后缘骨折的情况。另外,通过双侧肩关节的 CT 检查,还可对比肩胛盂倾斜角度的变化。

(3)MRI 检查:近年来 MRI 以及 MRI 造影在肩关节损伤的诊断方面进展迅速,尤其是在诊断关节囊、盂唇、韧带等软组织结构时具有独到的优势。MRI 可清晰地显示盂唇的结构,并且诊断是否存在损伤。

(4)B 超检查:对完全性肩袖断裂及重度撕裂的诊断有帮助。

(5)肌电图检查及肩关节运动解析方法:对麻痹所致的肩关节不稳定有诊断价值,对特发性肩松动症及肩袖间隙分裂的诊断有一定参考意义。

(6)关节镜检查:对关节内不稳定的一些病理因素,如肩袖损伤、盂唇撕脱及肩肱韧带松弛、关节囊壁弛张等,以及继发于不稳定的肱骨头软骨剥脱都是一种直观的诊断方法。

5.康复评定

(1)肩关节功能评定:临床常用的上肢功能评定量表同肩袖损伤。

(2)康复评定量表

1)Rowe 氏评分系统:罗(Rowe)于 1978 年报道 Bankart 损伤手术的远期效果时,使用了功能评定系统。Rowe 等制定了一个用于评价 Bankart 损伤后修复的肩关节评分表,被称为 Rowe 评分,满分 100 分,主要用于评价肩关节不稳,分数越高表明肩关节功能越好。由于大部分肩关节不稳的患者情况及关节活动度相对正常,所以该系统将评分重点放在肩关节不稳上,故 Rowe 评分中肩关节稳定性的量表占 50 分,而关节活动度和功能活动分别占 20 分和 30 分。肩关节稳定性和活动度由医生体检客观评价,功能活动由患者主观评定。在 Rowe 评分系统中,功能活动量表不同等级之间相差分数不等,故缺乏客观依据。关节活动度量表以百分比来评定,故对活动受限的百分比难以计算。稳定性 50 分,活动度 20 分,功能 30 分,共 100 分。可分为优(100~90 分),良(89~75 分),一般(74~51 分),差(≤50 分)。该系统稳定性占 50%的比重,没有日常活动、睡眠及疼痛的记录。

2)牛津大学肩关节评分(OSS):由 12 个问题组成问卷,包括疼痛(1~4 题)及功能活动(5~12 题)等内容。每个问题有 5 个备选答案,情况最好为 1 分,最差为 5 分,总分 12~60 分,分数越高肩关节功能越差。道森(Dawson)等经过长期随访发现,与其他评分相比,OSS 评分有较好的可信度和敏感度。

(二)治疗

治疗肩关节不稳时,首先应根据病史、体检和影像学检查结果对患者进行分类,通过分类明确病变的特征,根据患者的运动水平及对肩关节功能的需求,制定合理的治疗方案,最终取得较好的治疗效果。

肩关节不稳的治疗分为非手术治疗和手术治疗。肩关节脱位时通常需要到医疗机构急诊就诊。

1.急性期治疗

当肩关节脱位发生时,应立即停止活动,原地休息,尽快冰敷,患肢肘部屈曲90°,用健侧手托于胸前,并就地取材,用毛巾、围巾等对患肢进行悬吊固定于胸前,尽快到附近的医院急诊就诊,完善检查,明确脱位方向和类型,特别应当排除是否合并血管、神经损伤,同时对症处理,及时进行复位。如关节积液明显,可行关节腔穿刺抽液治疗。复位后悬吊带或肩关节支具固定至少2周以上,并开始早期康复锻炼。

2.药物治疗

由于个体差异大,用药不存在绝对的最好、最快、最有效,除常用非处方药外,应在医生指导下充分结合个人情况选择最合适的药物。

对于肩关节疼痛、肿胀明显的患者,可以外用消炎镇痛凝胶或者膏药局部进行镇痛,也可口服消炎镇痛药、消肿止痛以及营养软骨的药物进行对症治疗。

3.非手术治疗

对于肌肉型不稳、AMBRI型不稳和多向性不稳,其不稳主要是由于肩关节周围肌肉肌力不平衡所致。对于这类肩关节不稳的患者,康复理疗可以加强肩关节周围肌肉的力量及协调肩胛骨的运动节律,增加肩关节的运动范围,改善盂肱关节囊和肩袖肌群的本体感受器,稳定肩关节,降低复发率。

另外,对于初次损伤不稳的患者,在复位后首选非手术治疗,通过正规的康复治疗可以使关节周围的软组织向功能适应性方向重建,促进损伤愈合。一般可以在正规物理治疗及运动康复训练4～6周后达到肩关节全角度活动度。而对于脱位反复发作的创伤性肩关节不稳者,康复进程则要变得更加缓慢,必须集中于肌肉力量的加强,每天家中练习不可或缺。

对非外伤性的肩关节不稳,康复治疗和心理治疗有较好疗效,改善率分别可达到75%及87%,而手术重建的疗效很差,常常失败。肌肉功能训练,包括加强三角肌、冈上肌、胸大肌、肱二头肌及肱三头肌的力量,以及应用肌肉运动生物反馈性复位的原理,利用肌电图检查反馈的结果进行长时间肌肉抗阻性康复训练,能取得良好反应。

治疗期间应避免做诱发脱位的姿势。物理疗法有助于维护复位关节的稳定性,从而使组织重塑发生在功能适当的方向上。它还可以增强愈合的组织并促进关节囊和肩袖的本体感受再整合,这对于维持稳定性至关重要。如果在康复计划中未取得足够的进展,建议在3个月内转诊至运动医学及肩关节外科专科医师以寻求手术意见。

4.手术治疗

肩关节作为人体活动范围最大的关节,其稳定性由关节盂和肱骨头的骨性匹配、盂唇韧带复合体、肩袖以及相关力学机制等四个方面共同维持。当肩关节不稳定的病因纯粹是结构性的,物理治疗效果不佳时,则需要考虑进行手术治疗。

保守治疗6个月无效的创伤性复发性肩关节脱位,小于25岁的第一次创伤性肩关

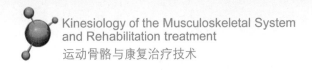
Kinesiology of the Musculoskeletal System
and Rehabilitation treatment
运动骨骼与康复治疗技术

节前脱位者,伴有病理损伤保守治疗无效的非创伤性多向不稳患者可考虑手术治疗。对于非创伤性不稳病例,应重点评估精神心理因素在不稳中的作用,有强烈精神心理因素者应作为手术禁忌。手术治疗包括传统的开放手术和近年发展的全关节镜下手术。

手术的两个主要策略是使用软组织修复和骨块阻挡修复。

由于Bankart损伤是绝大多数创伤性肩关节前方脱位的主要病理机制,目前,关节镜下Bankart损伤修补术是治疗创伤性肩关节前方脱位的主要手段。该技术通过肩关节镜微创方法进行软组织修复,术中利用带线锚钉将松散的软组织缝合并固定于肩胛盂薄弱处,重建肩关节盂唇功能,阻止肱骨头脱位。关节镜手术可以用于治疗创伤性关节不稳和有症状的非创伤性多向不稳。关节镜下手术禁忌证主要包括严重的骨缺损导致"倒梨形"肩盂、啮合性Hill-Sachs损伤、肱骨头凹陷性骨折、严重而难修复的关节囊撕裂或破裂等。但随着关节镜技术的提高,这种禁忌证已成为相对,一些关节镜高手已经开展全镜下的拉塔捷(Latarjet)手术并获成功。因而对于肩关节不稳的关节镜手术治疗,应该在结合病史、症状、体征、影像学证据的术前评估基础上,根据个人经验与能力,合理选择术式。在关节镜下进一步细致观察,评估病理,对决定手术方式能否取得成功十分重要。

(三)康复

术后早期康复训练对肩关节不稳手术极为重要,尽早康复介入能显著提高患者的预后质量,避免关节粘连及肌肉萎缩等并发症的发生。但过早或过度的训练则会引起手术修补的结构失败,因此康复需要量体裁衣,个性化定制,正确把握康复的时机和度量是非常重要的。术后康复的总体目标是:控制疼痛和炎症;恢复正常的上肢力量和耐力;恢复正常的肩关节活动度;上肢功能达到外科医生与患者的心理预期目标。术后康复治疗以关节镜下Bankart术后为例,具体如下。

1.术后1～3周

支具佩戴6周以上,练习前卸下支具。根据需要进行肌肉电刺激疗法,冰敷15～20分钟。逐渐增加活动度,进行钟摆练习、弹力带练习(前屈、抬肩)及棍棒操练习。后方关节囊拉伸,手法关节松动术,达到Ⅰ～Ⅱ级的关节松弛度,禁止主动的外旋、外展或后伸。开始等长肌力练习,确保无痛原则。

2.术后4～6周

在第6周时停用支具,继续第一阶段的练习,手法关节松动术达到Ⅱ～Ⅲ级关节松弛度,逐渐增强上肢肌力,增加关节活动度,运动后冰敷15～20分钟。

3.术后7～12周

继续前阶段的所有力量训练,增加阻抗和重复次数,到第10周时达到全方位的关节活动度,运动后冰敷15～20分钟,使疼痛和肿胀最小化,提高上肢肌肉力量和耐力,增强神经肌肉控制,使关节运动正常化。

4.术后13～24周

继续上一阶段的所有活动度练习;后方关节囊拉伸;毛巾进行拉伸;手法关节松动术,达到Ⅲ～Ⅳ级关节松弛度,实现全方位的活动度,上肢力量和耐力达到最大;神经肌肉控制力达到最大;针对具体运动进行专项训练或功能训练,运动后冰敷15～20分钟。

5.其他

物理治疗应在手术后的第一周内开始,以达到促进局部血液循环、减轻炎症反应及减轻关节疼痛等目的。除了在康复师指导和监督下的康复计划以外,患者还需在家或健身房内进行健身计划,以作为补充。

（四）预防

尽管不能完全预防肩关节不稳及再脱位,但可以采取一些措施,减少其发生概率和严重程度。

1.平时注意加强肩关节周围肌肉的力量锻炼,可使用肌肉电刺激技术,达到事半功倍的效果。

2.运动时可以佩戴护具或者贴敷肌内效贴,在剧烈可能增加受伤风险的运动中,注意对重要关节的保护。

3.运动前做好充足的热身和伸展。

4.避免一些会产生肢体严重接触的运动。

三、医工交叉应用的展望

1.关节镜系统

此部分内容参见第三章"肩袖损伤"。

2.康复机器人

通过应用上肢机器人辅助康复训练,可缓解患者的肩痛及痉挛,提高上肢痉挛伴肩关节半脱位的疗效;并且可以根据患者的能力灵活地调节训练计划,循序渐进地提高训练难度,建立多角度的肌肉控制;通过反馈进行纠正和重塑,纠正异常姿势,最大限度恢复正常的运动模式。

参考文献

[1]黄炎.关节镜下肩关节不稳定Bankart修复技术[J].中华肩肘外科电子杂志,2019,7(2):191.

[2]陈喆祎,刘晓虹,赵俊功,等.应用三维CT重建图像研究肩关节前向不稳的盂肱关节骨性因素[J].实用放射学杂志,2021,37(4):618-620.

[3]王惠芳,王予彬.肩关节不稳定的康复[J].中华物理医学与康复杂志,2001,23(6):374-374.

[4]张明.肩关节不稳定的诊治分析[J].医学信息,2016,29(16):168-169.

[5]吴俊华,但倩,李旭雪,等.肩关节CT造影与MRI造影诊断肩关节前脱位的对比研究[J].中国中西医结合影像学杂志,2021,19(3):274-277.

第五章 老年髋部骨折

学习目的

1. 了解老年髋部骨折的定义、病因。

2. 熟悉老年髋部骨折的临床表现和诊断方法。

3. 熟悉老年髋部骨折相关医工结合领域的现状及进展。

4. 掌握老年髋部骨折的治疗方法。

案例 1

患者,女,74 岁,因"外伤后左髋关节疼痛、功能障碍 10 小时"入院。患者自诉于约 10 小时前因站立不稳摔伤,伤后感左髋部疼痛,活动障碍,无头痛、头晕,无胸腹部疼痛。急来医院就诊,行骨盆、左股骨 X 线检查发现:左股骨转子间骨折。患者受伤后感觉恶心,呕吐数次。现患者为求进一步治疗,急诊以"左股骨转子间骨折"收入院。患者自伤后神志清,精神差,未饮食。诉既往糖尿病病史 10 余年,口服药物治疗(具体不详),空腹血糖可控制于 6~8 mmol/L。高血压病史约 8 年,口服"地平类"药物治疗(具体不详),血压可控制于 140/70 mmHg,最高可达 170/80 mmHg。诉经常感胃肠不适。诉一个半月前发现脑梗死,于医院治疗痊愈后出院,本次受伤前有肢体不受控制感。

专科检查:老年女性,神志清,精神可,发育正常,营养可,被动体位,查体合作。左下肢外旋短缩畸形,左髋部及左股近端轻度肿胀,左侧腹股沟触压痛。左侧大转子叩击痛(+),左下肢纵向叩击痛(+)。左踝关节及左足诸趾运动可,左侧足背动脉搏动可,末梢血运可。

骨盆 X 线:左股骨转子间骨折(见图 5-1)。

初步诊断:左股骨转子间骨折。

患者入院后完善心电图、心脏彩超、下肢静脉超声等辅助检查,与患者及其家属充分沟通,决定行手术治疗,于入院后第 2 天在全身麻醉下行左股骨转子间骨折闭合复位内固定术。

手术过程:全身麻醉成功后,患者取仰卧位,右侧下肢截石位,左侧下肢牵引,"C"形臂透视见近端骨折断端旋转、上翘,远端下沉。左侧髋部常规消毒铺巾后,于股骨外侧做长约 5 cm 切口,依次切开,有限显露骨折断端,以骨膜剥离器下压近端辅助复位骨折断端。透视见复位满意后,于头颈方向打入克氏针临时固定。取股骨大转子近端的弧形切口,长约 3 cm,依次切开皮肤、皮下组织、阔筋膜,触摸股骨大转子尖,正侧位透视下置入导针,置入 10 mm×180 mm 髓内钉,上导向器,"C"形臂透视下沿

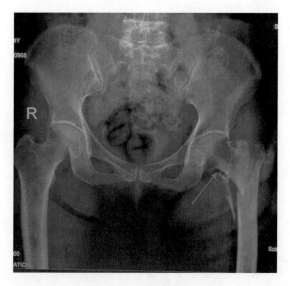

图 5-1　伤后 X 线影像

股骨颈方向打入长度为 95 mm/90 mm 头颈钉 2 枚,近端距软骨下骨 5 mm。再于股骨远端拧入 1 枚锁钉,透视见骨折复位良好,内固定位置满意。冲洗切口,髋部切口置引流管 1 根自切口引出,依次缝合切口各层次。手术顺利,麻醉满意,患者清醒后送入病房监护室。术后复查 X 线影像(见图 5-2)。

患者术后第 2 天即可在助行器辅助下下床活动,术后第 7 天出院,降低了长期卧床并发症。

医工结合点:随着内固定材料及技术的发展,转子间骨折的固定方式也发生了极大变化。主流固定方式由髓外固定转变为髓内固定,生物力学上更加稳定,降低了内固定失败的概率。

思考题

结合股骨近端的解剖特点,对于股骨转子间骨折,如何理解髓内固定较髓外固定稳定?

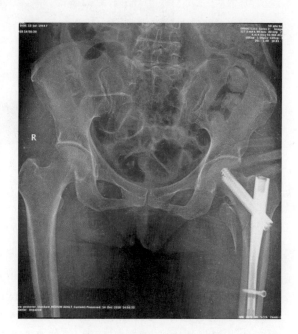

图 5-2　术后 X 线影像

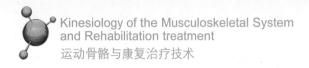
案例 2

　　患者,女,80 岁,因"外伤后左髋部疼痛、活动受限 1 天"入院。患者 1 天前无明显诱因出现短暂意识丧失后摔倒,左髋部着地,伤后出现左髋部疼痛,左髋关节活动受限,无昏迷、头晕头痛、胸闷、心悸、腹痛等不适。随后患者就诊于医院急诊科,行髋关节 X 线及 CT 示:左侧股骨颈骨折。行颅脑 CT 检查示:双侧基底节及放射冠区斑片状低密度灶。患者欲行手术治疗,急诊以"左股骨颈骨折"收入院。患者否认高血压、心脏病、糖尿病史。

　　专科检查:老年女性,神志清,精神尚可,发育正常,营养良好,被动体位,查体合作。双下肢皮温可,左髋部略肿胀、疼痛,左下肢轻度外旋,左腹股沟中点轻压痛,左侧大转子叩击痛(+),左下肢纵向叩击痛(+),左髋关节活动受限,双上肢及右下肢肌力 5 级,左下肢因疼痛肌力无法检查,双侧足背动脉搏动可。

　　骨盆 X 线:左股骨颈骨折(见图 5-3)。

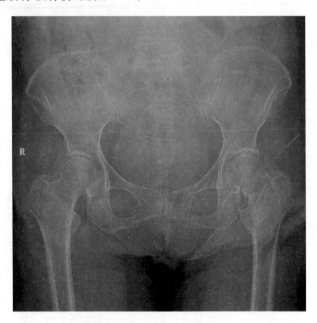

图 5-3　伤后骨盆 X 线影像

　　初步诊断:左股骨颈骨折。

　　患者入院后完善心电图、心脏彩超、下肢静脉超声等辅助检查,与患者及其家属充分沟通,于入院后第 3 天在全身麻醉下行左人工股骨头置换术。

　　手术过程:麻醉成功后,取右侧卧位,常规消毒,铺无菌巾单,粘贴护皮膜。取左髋关节外侧切口,长约 12 cm。依次切开皮肤、皮下组织、阔筋膜张肌,远端剥离部分股外侧肌及股直肌,近端将臀中肌、臀小肌前 1/3 从大转子剥下,显露关节囊,切开上方、前下方关节囊,安放髋臼拉钩,显露股骨头、颈:见股骨颈为经颈型骨折,清除局部血肿,保留小转子上缘 10 mm,摆锯切断股骨颈,取出股骨头,测量股骨头直径为 43 mm。以箱式开口器于大转子开孔,髓腔锉扩大髓腔,彻底冲洗股骨髓腔,置入 1 号股骨假体。安放 43 mm/28 mm 双极双动股骨头假体,复位髋关节,检查髋关节各方向活动无脱位。冲洗切口,彻底止血,可吸收线缝合髋关节囊前壁,原位缝合股直肌、股外侧肌、臀中小肌剥离处,置引流管1根经切口引出。清点器械敷料如数,逐层缝合切口。手术顺利,术后送患者安返病房。术后复查X线影像(见图5-4)。

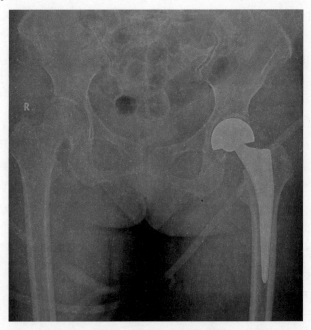

图 5-4　术后骨盆 X 线影像

患者术后第 1 天即可在助行器辅助下下床活动,术后第 4 天出院。降低了长期卧床并发症。

医工结合点:人工髋关节置换术已经成为人工材料在人体应用最成功的典范之一。这得益于材料学的快速发展。经过不断探索,钛合金、钴铬合金、聚乙烯、硅橡胶、聚甲基丙烯酸甲酯等金属、有机材料使用至今,近年来又有陶瓷、钽金属等新材料出现。

思考题

随着材料学的快速发展,有越来越多种材料用于医学,在植入人体的众多材料中,首先考虑的是材料的什么特性?

一、疾病概述

(一)定义和概况

老年人髋部骨折与人口的不断老龄化成正比,引起老年人髋部骨折的主要因素较多,如老年性骨质疏松、肌肉松弛、肌张力减低、平衡能力下降、步态不稳易摔伤等。老年人一旦发生髋部骨折常导致严重的并发症,髋部骨折也是病死率最高的一种骨折,故有

Kinesiology of the Musculoskeletal System
and Rehabilitation treatment
运动骨骼与康复治疗技术

人将老年人的髋部骨折称为"死亡骨折"或"人生最后一次骨折"。临床上老年人发生的髋部骨折主要是股骨颈骨折及股骨转子间骨折。髋部骨折的发生率随年龄增加而逐渐上升,在高龄女性人群中髋部骨折发生率明显高于男性,男女比率为1:3,一般老年髋部骨折与一定的外力有关,但这种外力通常是很轻微的,80%以上是在室内滑倒摔伤造成的。老年人髋部骨折保守治疗预后较差。英格兰有一项数据统计,老年人髋部骨折3个月之内的病死率为12.5%,1年内为23.7%。有文献统计,老年髋部骨折生存达1年以上者,仅半数可以自由活动,21%需拄拐或扶助行器行走,约25%丧失活动能力,老年髋部骨折给患者及家庭带来的痛苦是不言而喻的。

（二）病因

老年髋部骨折与骨质疏松关系密切。骨质疏松是以骨量减少,骨组织微细结构破坏,导致骨"变脆"、容易发生骨折为特点的全身性疾病。根据国际骨质疏松基金会报道,全球约有2亿骨质疏松患者,60~70岁女性有1/3患病,80岁以上女性则有2/3患病,年龄超过50岁的女性一生遭受一次或更多次骨折者占30%。虽然老年男性骨质疏松患病率要低于同年龄段女性,但老年男性一旦发生髋部骨折,其病死率明显高于女性。随着骨量减少,骨折的风险逐渐增大。骨质疏松骨折的常见部位有髋部、桡骨远端及椎体。常在无意中如弯腰、抬举重物或下台阶时发生,甚至无明显诱因。老年人活动少,髋部受应力小,在轻微外伤后即容易出现骨折。

（三）临床表现

髋部骨折后受伤部位常出现疼痛、肿胀及活动受限,患者不能站立和行走。有些还可伴有下肢短缩及旋转畸形。查体可见局部压痛或叩击痛,另外X线、CT等影像学检查可见骨折表现。

二、疾病的诊断、治疗、康复及预防要点

（一）诊断

1.症状和体征

老年髋部骨折的症状和体征包括:伤后髋部疼痛、下肢活动受限,不能站立和行走;下肢短缩、外展和外旋畸形;外旋角度转子间骨折大于股骨颈骨折;患肢多有纵轴叩击痛和腹股沟压痛。

2.影像学诊断

（1）X线检查:X线使人体组织结构成像基于两点,一是X线的基本特性,也就是穿透性、可吸收性、荧光效应、感光效应;二是人体组织结构固有的密度和厚度差异。当X线穿过人体不同密度、厚度的组织时,被组织不同程度地吸收,使到达射线接收装置的X线量不同,从而形成黑白对比的影像。成熟的骨组织是人体的坚硬组织,含钙量多,密度高,X线不易穿透而在胶片上显示,并与周围软组织形成良好的对比条件,使X线检查时能显出清晰的不同骨骼形态影像。老年髋部骨折X线影像表现为股骨颈处或转子间有骨折线（见图5-1、图5-3）。

（2）CT检查:CT结合来自多个X射线的数据,以生成身体内部结构的详细图像。

这与 X 光机不同，X 光机只发射一束辐射束。CT 扫描产生比 X 射线图像更详细的最终图像。这些数据被传输到计算机，计算机会生成身体部位的 3D 横截面图片并将其显示在屏幕上。CT 扫描的准确性和速度可能会随着螺旋 CT 的应用而得到提高，螺旋 CT 是一种相对较新的技术。光束在扫描过程中采用螺旋路径，因此它收集连续数据，图像之间没有间隙。它可以帮助医生评估骨折的具体形态，帮助医生制订详细的手术计划。

（3）MRI 检查：MRI 能很好地显示中枢神经、肌肉、肌腱、韧带、半月板、软骨等组织，对骨髓信号的变化尤为敏感。出于这个原因，对于高度怀疑髋部骨折的患者，如 X 线显示不清楚或骨折线隐匿，建议行 MRI 检查。

3.康复评定

（1）步态分析及三维运动采集与分析系统：基于三维成像及运动采集技术，对患者运动学、动力学及电生理参数进行计算机处理，得到患者步态时间和空间参数、髋关节关节角度及关节运动时的力矩、功率，获取运动时地面反作用力、足底压力分布等信息，常用于对髋关节疾病患者的行走能力评估和康复指导。

（2）康复评定量表

1）Harris 髋关节评分系统：由哈里斯（Harris）提出的一套新的数值评级标准，适用于各种髋关节疾患的疗效评价，强调疼痛和功能的重要性，考评的内容和范围日趋全面，分数分配合理。Harris 评分标准的百分制评分法在北美广泛应用，国内以及世界其他地区也有很多学者采用这种评价方法。

Harris 评分的内容包括疼痛、功能、畸形和关节活动度四个方面，其分数分配比例为44∶47∶4∶5。从分数分配比例上可以看出，Harris 评分比较重视术后疼痛和关节功能的变化，而关节活动的权重较小。

2）Charnley 评分：该标准最早由弗格森（Ferguson）和豪沃森（Howorth）于 1931 年提出，共有疼痛、运动和行走功能3 项，每项 6 分。Charnley 的改进包括在评分前先将患者按行走能力分为三类的概念：即 A 类表示患者仅一侧髋关节受累，无其他影响患者行走能力的伴发病；B 类患者双侧髋关节均受累；C 类患者患有其他影响行走的疾患，如类风湿关节炎、偏瘫、衰老及严重的心肺疾病。

3）Mayo 评分：在传统的髋关节评分标准中，影像学观察指标的重要性未得到体现，卡瓦纳（Kavanagh）和菲次杰拉德（Fitzgerald）提出了新的 Mayo 标准，加入了影像学评价指标。其中临床评价项目仍包括疼痛（0～40 分）、功能（0～20 分）、运动和肌力（0～20 分）共 80 分，影像学评价指标则主要观察骨、骨水泥、假体相互各界面间 X 线透亮区的大小，占 20 分。与 Harris 标准不同，Mayo 标准重视评价患者完成日常生活的能力，而非简单测量髋关节的运动范围。

4）JOA 髋关节评分：该评分标准由日本骨科协会（Japanese Orthopaedic Association,JOA）制定。评价指标包括疼痛、活动度、步行功能和日常生活四项，满分100 分。JOA 髋关节功能评分系统更侧重于评估术后患者日常生活能力的恢复。该系统分为四级，优：91～100 分；良：81～90 分；可：61～80 分；差：0～60 分。

（二）治疗

如患者心肺功能允许，可以耐受手术，手术治疗是老年髋部骨折的首选治疗方式。

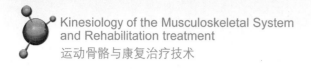
Kinesiology of the Musculoskeletal System
and Rehabilitation treatment
运动骨骼与康复治疗技术

1.手术治疗方式

(1)髓外固定:加压滑动鹅头钉(Richard 钉)是最早使用的内固定物,始于 20 世纪70 年代,后经国际内固定研究学会(Association for the Study of Internal Fixation,AO/ASIF)改进后称为动力髋螺钉(dynamic hip screw ,DHS),由一根粗大髋螺钉与套筒钢板及加压螺钉连接构成。DHS 适合于大多数股骨转子间骨折和部分股骨颈骨折,通过股骨颈的拉力螺钉固定骨折近端,另一端为板状结构固定骨折远端。DHS 既具有静力加压作用,又具有动力加压作用,可保持股骨良好的颈干角,允许患者早期部分或完全负重,是目前临床应用最多的内固定器械,曾经为治疗股骨转子间骨折的金标准。DHS 与侧方钢板的角度有 130°、135°、140°、145°四种,可适应不同颈干角患者的使用。对于粉碎性不稳定髋部骨折,由于股骨颈后内侧皮质缺损,压应力难以通过股骨距传导,所以导致内置物表面的应力增大,造成螺钉切割股骨头、钢板疲劳断裂、骨折不愈合或畸形愈合等并发症发生。对累及大转子及转子下的严重粉碎性骨折,因骨折线位于 DHS 进钉处,所以此钉不适宜使用。

(2)髓内固定:股骨近端髓内固定近年来逐渐成为内固定的主流。早期具有代表性的是伽马(Gamma)钉,通过髓腔内主钉、拉力钉和远端自锁钉,将股骨头颈和远折端连接为一体,有效传递了载荷,适用于各种类型的转子间骨折,具有创伤小、闭合复位、不破坏骨折端血运等独特优势,符合骨折治疗 BO 理念。与 DHS 相比,其固定力臂短,力学优点突出,尤其适用于不稳定的转子间骨折,缺点是钉尖部易于形成应力集中,有导致再骨折风险,而且股骨头颈内为单钉固定,抗旋转作用不足。针对 Gamma 钉的不足,20 世纪90 年代出现了股骨近端髓内钉(proximal femoral nail,PFN),更适用于老年骨质疏松性骨折。PFN 与 Gamma 钉相比,最重要的改进是在股骨近端的拉力螺钉上方增加了 1 枚直径为 6.5 mm 的螺钉,达到抗旋转稳定性。另外,钉的总长增至 240 mm,远端锁孔以远为长58 mm 的可屈性设计,最大程度减少了钉尾处的应力集中,降低了股骨干骨折的发生率。PFN 的手术操作时间短,术中出血量显著下降,较为熟练的医师可在 1 小时内完成手术,出血量一般在 100 mL 左右,接近微创手术。防旋股骨近端髓内钉(proximal femoral nail antirotation,PFNA)的问世,成功地解决了严重骨质疏松性髋部骨折内固定的难题。防旋股骨近端髓内钉的主钉打入股骨头颈时,刀片旋转、挤压骨质,达到坚强的内固定效果,即使是严重骨质疏松性的髋部骨折,也能在 1 周内下床活动。

(3)假体置换术:近年来,假体置换术成为国内外学者广为推崇的治疗严重骨质疏松性的高龄髋部骨折患者的首选方法,主要基于两点考虑:第一,术后患者可以尽快活动肢体及部分负重,以利于迅速恢复功能,防止骨折并发症,特别是全身并发症的发生,尽快恢复正常生活能力,提高生活质量,使老年人股骨颈骨折的死亡率降低。第二,相对于内固定而言,人工关节置换术对于股骨颈骨折后不愈合及晚期股骨头缺血坏死是一次性治疗。

对于高龄和(或)体弱患者、预期生存期在 5～10 年、无手术禁忌证的股骨颈骨折患者,为减少并发症,提高生存期生活质量,单纯人工股骨头置换术是一种安全、有效的选择。少数 75 岁以上、体质良好的老年人也符合全髋关节置换的适应证。髋部骨质密度、骨皮质厚度与髓腔宽度反映了髋部骨的质量。骨密度正常或接近正常、患者年龄相对较轻,可选用非骨水泥型假体。对年龄偏高、有明显骨质疏松的患者宜采用骨水泥型假体置换术。老年人股骨颈囊内骨折的治疗方法选择采用 4 级分析法做出决定：①非手术治疗或手术治疗。②内固定术或关节置换术。③全髋还是半髋置换术。④骨水泥型假体还是非骨水泥型假体。对患者目前情况及预后做出正确评价、严格掌握手术适应证、熟练正确的手术操作，是老年人股骨颈骨折取得满意疗效的基本条件。

对转子间骨折一般不宜行人工髋关节置换术，因为骨折在骨松质容易愈合，内固定手术常能收到满意效果。故对转子间骨折行人工关节置换的指征应从严掌握。仅在转子间骨折合并严重骨关节炎、股骨头缺血坏死或髋关节强直的患者选用人工髋关节置换。转子间骨折的人工关节置换手术操作比股骨颈骨折复杂、创伤大。

2.手术治疗过程中的医工交叉点

在老年髋部骨折患者的手术治疗过程中存在着多处医工交叉点，如转子间骨折的内固定物生物力学原理及人工髋关节的设计（见图 5-5）。

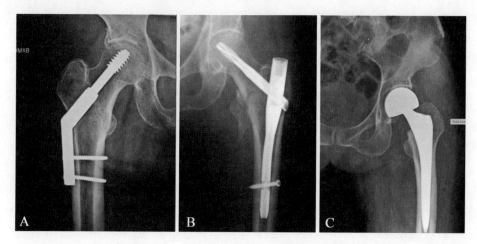

图 5-5　A:动力髋螺钉(DHS)；B:防旋股骨近端髓内钉(PFNA)；C:股骨头置换

（三）康复

老年髋部骨折的致残率和致死率较高。为预防并发症、促进骨折愈合和避免功能障碍，应早期开始康复治疗。

1.术前训练

（1）非急症处理的患者入院后首先向其宣教康复治疗的意义，使其充分认识功能锻炼的重要性，消除思想顾虑，主动进行训练。

（2）进行患肢牵引的同时教患者做卧位保健操，尽量活动健康肢体。

（3）指导患者做患肢股四头肌的等长收缩练习，收缩时要求保持 10～15 秒，共做 15 次，同时配合双上肢及健侧下肢的屈伸活动，每日 3 次。双上肢可利用床上吊环进行引体向上运动。

（4）体位指导。患肢置于外展 10°～15°中立位，踝关节保持在 90°背伸位，注意保护足跟部。避免侧卧、盘腿、负重及主动抬腿。

（5）指导患者使用拐杖或助行器进行不负重触地式步行，为术后持拐步行做准备。

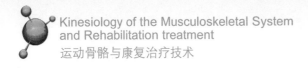
2.术后康复

内固定术后患肢保持伸直中立位,可穿"丁字形"矫形鞋,以防止患肢旋转;或长形沙袋固定于患侧下肢两侧,也可用外展夹板或者枕头放在两腿之间,防止患肢内收。如果伤口周围疼痛、肿胀严重可行冷敷。

(1)术后第1天:开始进行深呼吸和咳嗽练习,以增加肺活量,减少呼吸道感染的发生。患肢股四头肌和臀大肌等长收缩练习,逐渐增加足趾伸、屈及踝关节跖屈、背伸运动,特别要加强踝泵运动,预防下肢深静脉血栓形成。健侧下肢和双上肢各关节的主动活动及抗阻运动。

(2)术后第2天:重复第1天内容。鼓励患者行患肢足、踝、膝关节主动运动。同时可以行髋、膝关节的连续被动运动,从30°开始逐渐增加到90°,行臀大肌、腘绳肌等长收缩训练。

(3)术后第1周:继续第2天动作。仰卧位主动屈、伸髋、膝关节,0~30°膝关节屈伸练习,末端保持10秒。屈髋不超过90°。鼓励患者半卧位,以防坠积性肺炎及心肺功能障碍,注意监测血压、心率。在髋外展位行髋内收肌群及外展肌群的等长收缩训练,同时加强坐位水平移动训练,向患侧移动时先外展患肢,再用双手及健足支撑向患侧移动臀部,向健侧移动时相反。治疗师注意协助患者保持患肢外展位且屈髋小于90°。

(4)术后第2~4周:术后2周改为以主动活动为主,活动范围逐渐增大,术后4周时接近正常活动范围。①外展训练,由被动到助力,再到完全主动。注意髋关节不可内旋。②屈髋、屈膝训练,屈髋小于90°,不可内旋。③髋后伸训练,不可内旋。

(5)术后第5周至3个月:行X线检查,根据骨折愈合和内固定情况,①继续增加髋与膝的主动屈伸运动,但在锻炼过程中避免引起明显疼痛。②进行髋关节周围肌力锻炼、关节活动范围训练及生活自理能力训练。③进行负重及平衡功能训练,负重量从1/4体重开始,逐渐过渡到全部体重,鼓励患者使用助行器行走,宜采用渐进式,早期不宜久站,下肢使用弹力绷带包扎。内固定患者若扶双拐,则采用四点步训练,可足尖点地步行。情况良好者可单拐三点步训练和上、下楼梯训练:上楼梯时顺序为健肢、患肢及拐;下楼梯时患肢、拐、健肢。进行穿袜器及拾物器的训练,给予家庭环境改造的建议。

(6)术后4~6个月:①逐渐增加下肢内收、外展的主动运动,股四头肌抗阻练习,恢复膝关节屈伸活动的练习。②增加静蹲练习。③进行本体感觉和功率自行车的训练。

注意:视骨折愈合情况,从双杖到单杖作为部分负重的步行训练,至大部分负重行走。待X线摄片显示骨折已愈合,无股骨头坏死,方可弃杖行走。

(四)预防

1.骨质疏松的预防

骨质疏松症的预防可分为三级预防,社区卫生服务站应在骨质疏松症防治机构的指导下,在广大人群中进行骨质疏松症的三级预防。一级预防是无病防病,通过各种适宜的方式、方法,如增加户外活动,合理接受阳光照射,科学健身,进行适应不同年龄者的承重运动。培养和坚持良好的生活习惯,合理配膳,均衡营养,增加钙的足够摄入,控制体重、减少肥胖,戒烟,限酒等。使儿童期、青春期、孕乳期、成人期能够储备更多的骨矿物,争取获得理想的峰值骨量。减少围绝经期、绝经期后的妇女及老年人骨矿物的丢失,降低骨质疏松症的发病率。积极预防继发性骨质疏松症,除正确防治原发性疾病外,在医治某些疾病中避免使用能引起骨质疏松等不良反应的药物(如糖皮质激素、肝素、抗癫痫类药等),同时应采取相应措施,防止骨质疏松等并发症的发生。二级预防是有病早治,通过调查和骨密度筛查,早发现、早诊断、早治疗,加强对骨质疏松症易患人群的监护和健康指导,通过药物与非药物手段,缓解骨痛,增进健康,延缓衰老,提高生活质量。三级预防是综合防治,重点是防止骨折。

2.预防跌倒

临床资料显示,老年人发生髋部骨折的直接原因大多数是跌倒,尤其是身体向一侧倾倒时大转子部着地而直接受到撞击。有学者认为,对于70～75岁的老年人,避免跌倒对髋部骨折的发生比局部骨密度的改变更有意义。由于老年人反应迟钝,肌力减退,这使得一方面老年人容易跌倒,另一方面在跌倒的过程中,上肢不能及时起到有力的支撑作用,同侧的髋部肌肉不能及时有效收缩来保护深部组织,使大转子受到直接的撞击,导致了髋部骨折的发生。鉴于此,越来越多的学者在探讨髋部骨折的预防问题时(主要是髋部骨折的晚期预防),开始重视跌倒的预防。

易致老年人跌倒的危险因素分为两类:一类是可以纠治和改善的,如视力障碍(远视、白内障等)、易引起眩晕的疾病(梅尼埃综合征、高血压等)、肌力减退、居住环境欠佳、镇静药物的使用等;另一类是难以纠治和改善的,如痴呆、神经系统损害后遗症、全身状况极差等。对于第一种情况可以采取相应的措施,如改善老年人视力(配镜、白内障摘除)、积极治疗高血压等疾病、限制镇静催眠药物的使用、积极锻炼身体增加肌力和骨密度、改善居住环境(照明、地板防滑、清除障碍物)等。另外,对患有骨质疏松的老年人,应对其加强安全防护指导,提高动作的协调性。如起厕、起床、洗澡等要站稳后才移步,上下楼梯、公共汽车要扶扶手,减少到人群聚集的地方,以防碰撞。穿舒适而防滑的鞋,防地板过滑引起跌倒。对步态不稳、下肢肌力较差的老年人备有拐杖辅助,外出时须有家人陪伴。但对第二种情况,纠治有一定难度,这类患者常处于生命的终末期,髋部骨折后往往难以耐受手术。

三、医工交叉应用的展望

医工交叉创新是医学与工程思维的交叉、融合与渗透,是未来经济产业、前沿多学科基础研究、高端人才培养等领域的重要发展方向,也是全国乃至世界战略科创中心的必争之地,其需求广泛、前景广阔。

(一)股骨转子间骨折内固定的演变

案例1中用到的转子间骨折内固定材料,是新一代股骨近端髓内钉——顺行股骨髓内钉(InterTan)。InterTan的设计特点包括:①独创的联合交锁组合钉抗股骨头旋转作用更强,在术中置入拉力螺钉时,抗旋转刀片能维持骨折复位位置。而在置入拉力螺钉后,取出防旋转刀片,置入加压螺钉,加压螺钉的螺纹齿与拉力螺钉相嵌套,在拧紧过程中可达到最大15 mm的无旋转轴线性加压。②类似关节假体柄的主钉近端设计,匹配性更好,更加符合股骨近端的生物力学特点。③主钉远端的发夹设计能有效分散远端的

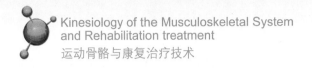
Kinesiology of the Musculoskeletal System
and Rehabilitation treatment
运动骨骼与康复治疗技术

应力,降低主钉远端假体周围骨折的发生率。④主钉近端 4°外翻角使进针点位于股骨大转子的顶端,更符合股骨的解剖结构。⑤近端主钉内空心螺钉设计,可以在必要时锁紧以限制股骨颈内螺钉的滑动。⑥远端钉孔可选择静力或动力交锁。新一代股骨近端髓内钉 InterTan 的独特设计,克服了既往内固定的局限性,能有效恢复股骨近端的稳定性,减少卧床时间,提高生活质量,降低死亡率及并发症。

20 世纪 90 年代之前,转子间骨折的主流固定方式是髓外固定,也就是前文提到的 DHS。DHS 是最具有代表性的髓外固定系统。DHS 由滑动加压螺钉发展而来,滑动加压螺钉主要指以 Richard 钉为代表的加压髓螺钉。该钉通过压缩骨折块使骨折端靠拢稳定,同时兼具加压和滑动双重功能。螺丝钉的固定作用强,可有效加压骨折块,减少不愈合的发生,且适用于骨质疏松患者,更重要的是 DHS 的角稳定结构本身足以承受负重时的压力。同时,该钉在套筒内滑行可避免螺钉穿透髓臼或股骨头。DHS 为使骨折内固定系统获得最大程度的力学稳定,减少内固定手术失败的发生,术中强调骨折良好的复位,特别注重恢复股骨近端后内侧骨皮质的连续性,并按标准程序精准置入内固定,力求达到骨折近端与远端稳定接触。DHS 自 1955 年使用以来,取得了良好的内固定效果,一直是临床上治疗股骨转子间骨折的金标准。DHS 治疗稳定型转子间骨折疗效肯定,失败率低于 5%。但对于不稳定骨折,由于颈后内侧皮质缺损,应压力不能通过股骨距传导,内置物上应力增大,同时可在小转子周围产生应力遮挡作用,增加了去除内固定后发生早期再骨折的风险,并发症的发生率高达 6%～19%,如髓内翻、螺钉切出、钢板下再骨折、钢板螺钉断裂等。正是这些并发症的发生,促进了髓内固定器械的发展。最先应用于临床的髓内固定器械是 Gamma 钉(见图 5-6)。Gamma 钉由拉力螺钉结合髓内钉组成,力矩短,抗弯应力强,具备防止髓内翻及抗旋转作用。同时,它还具有其他优点:闭合复位、创伤小、出血少、固定牢靠、骨折愈合快,并且对骨质疏松和不稳定骨折也有良好的固定作用。Gamma 钉适用于各种类型的股骨粗隆间骨折,尤其是不稳定的粗隆间骨折。Gamma 钉的刚度大,能很好地传递应力,使股骨距承受的载荷明显小于 DHS 固定。但是使用 Gamma 钉也存在许多并发症,如股骨干骨折、螺钉切割、髓内翻、内固定物断裂等。AO 针对 Gamma 钉的设计缺陷进行了进一步的改进,包括髓内钉外翻角 6°,减小钉直径,不必扩髓,螺旋刀片防旋等,称为防旋股骨近端髓内钉(PFNA,见图 5-6)。PFNA 最大的优点是在近端采用独特的螺旋叶片状结构——螺旋刀片,它不同于标准的滑动髓螺钉,是以锤击方式打入股骨头颈内,这样可避免骨质丢失。螺旋刀片可以对周围的松质骨进行打压夯实,从而具有更大的抗拔出力和更好的抗旋转能力,特别适用于骨质疏松、不稳定性骨折患者,也有利于患者的早期功能锻炼。PFN 设计上的优点有助于患者术后早期即可部分负重。目前髓内固定是治疗转子间骨折的主流方式。纵观髓关节内固定物的发展历史,未来在医工结合方面仍旧大有可为。

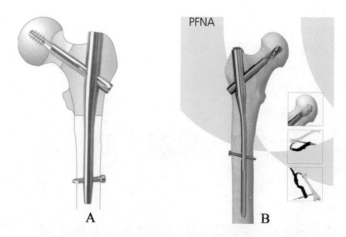

图 5-6　A:Gamma 钉;B:PFNA

(二)人工髋关节的发展

人工髋关节的发展史实际上就是材料学的发展史。人工髋关节置换术的最早记载大概可追溯到 1891 年格鲁克(Gluck)使用象牙制作并进行髋与手指关节置换,现代人工关节置换术则为查恩利(Charnley)所开创,但材料学的进展始终贯穿着这一过程。经过初期探索,象牙、金箔、玻璃、赛璐珞等很快被淘汰,而钛合金、钴铬合金、聚乙烯、硅橡胶、聚甲基丙烯酸甲酯等金属、有机材料则使用至今,近年来又出现了陶瓷、钽金属等新材料。目前人工关节材料的应用处于多元化局面,材料的作用也从单纯的结构替代逐渐转向功能型替代,从而出现了羟基磷灰石喷涂、多孔表面等生物学整合材料。材料的选择标准也从单纯的高强度转变为高生物相容性、力学相容性(高强度、低弹性模型)、耐磨损等。此外,近年来有研究者还提出了骨整合性(骨相容性)的评估要求。熟悉各种材料的特性有助于对人工关节的选择,微创化、精确化、个体化、假体使用长久化成为人工髋关节发展的新趋势。

基于生物力学的髋关节内固定物及人工髋关节的发展已经使老年髋部骨折取得了良好的疗效,近年手术机器人、步态分析系统、康复机器人等技术的使用使得老年髋部骨折治疗趋向精确化、微创化、个性化。随着材料学的进步和人工智能的继续发展,医工交叉将有更好的发展,并使患者获得更好的手术和康复治疗效果。

参考文献

[1]宁吉喆.第七次全国人口普查主要数据情况[J].中国统计,2021(5):4-5.

[2]梁雨田,唐佩福.老年髋部骨折[M].北京:人民军医出版社,2009.

[3]RUCKER A H, RUPPRECHT M, GRUBER M, et al. The treatment of intertrochanteric fractures: Results using an intramedullary nail with integrated cephalocervical screws and linear compression [J]. J Orthop Trauma,2009(1):22-30.

[4]SAID G Z,FAROUK O,EL-SAYED A,et al. Salvage of tailed dynamic hip screw fixation of intertrochanteric fractures[J]. Injury,2006(2):194-204.

第六章 骨盆骨折

学习目的

1.掌握骨盆环的构成及作用。

2.掌握骨盆骨折的分型及临床表现。

3.熟悉骨盆骨折的治疗方法。

4.了解骨盆骨折相关医工结合的现状及进展。

案例

患者,男,3个小时前外出遭遇车祸,盆部疼痛明显,活动障碍,被"120"送到医院急诊科,经X线和CT检查,医生诊断为骨盆骨折,并排除了身体其他部位的异常。于是患者进入创伤骨科准备进行手术治疗。

查体:患者神志清楚,生命体征稳定。下腹及臀部可见多处皮肤挫伤,骨盆挤压实验(+),左侧腹股沟区压痛,下肢感觉、肌力无明显减退,下肢血运良好。鞍区感觉正常,肛门括约肌肌力正常,球海绵体反射存在。

辅助检查:CT三维重建示左侧髂骨骨折、骶骨骨折、耻骨支骨折(见图6-1)。X线影像示骨盆环形态良好,无明显旋转移位和垂直移位(见图6-2)。

入院诊断:骨盆骨折。

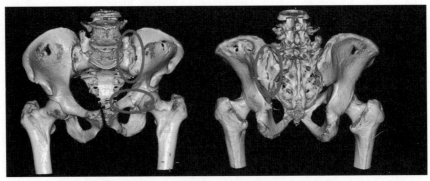

图6-1 骨盆CT三维重建图像显示骨盆多处骨折
注:左侧髂骨骨折、骶骨骨折、耻骨支骨折。

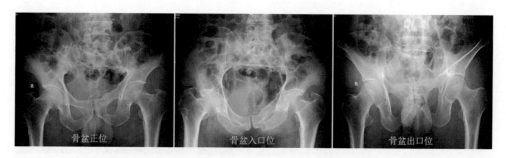

图 6-2 骨盆正位、入口位、出口位 X 线影像
注:骨盆环形态良好,无明显旋转移位和垂直移位。

手术过程:第一步,临时安装外固定支架进行闭合复位,经 X 线透视确认骨盆环完整形态良好后,固定外固定架保持骨盆形态稳定。

第二步,安装患者示踪器及标定器,将机械臂调至展开位并安放机械臂示踪器,调试光学跟踪器使其同时可以检测到机械臂及患者示踪器。

第三步,置入逆行前柱螺钉固定骨盆前环(见图 6-3)。首先从不同角度(骨盆入口位、正位、闭孔出口位)采集骨盆与标定器的图像,利用机器人操作软件分别在这些位置的平面图像上进行螺钉位置的规划,这样就确定了螺钉的空间位置。然后调整机械臂至预定的位置,为医生置钉提供导向。在皮肤上做 0.5 cm 小切口,医生沿着机械臂上的套筒进行螺钉的置入。最后,通过不同角度(骨盆入口位、闭孔出口位)的图像上验证效果良好。

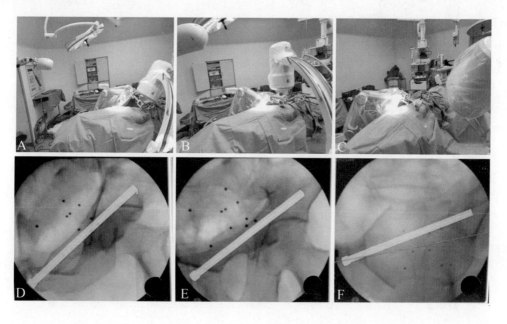

Kinesiology of the Musculoskeletal System
and Rehabilitation treatment
运动骨骼与康复治疗技术

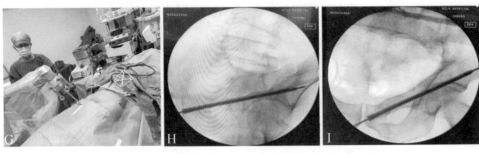

图 6-3　机器人辅助下逆行前柱螺钉置入过程

注:采集入口位(A)、正位(B)、闭孔出口位(C)图像。分别在入口位(D)、正位(E)、闭孔出口位(F)
规划钉道。调整机械臂至工作位置(G)并进行置钉。术后闭孔出口位(H)、和入口位(I)X线验证
螺钉位置良好。

　　第四步,置入骶髂螺钉固定骨盆后环(见图 6-4)。类似的,首先从不同角度(骨盆入
口位、出口位)采集骨盆与标定器的图像,利用机器人操作软件分别在这些位置的平面图
像上进行螺钉位置的规划,以确定螺钉的空间位置。然后调整机械臂至预定的位置,在
皮肤上做 0.5 cm 小切口,沿着机械臂上的套筒进行螺钉的置入。最后,经不同角度(骨盆
入口位、出口位)验证效果良好。

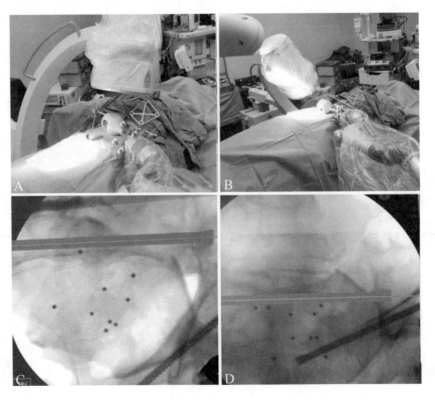

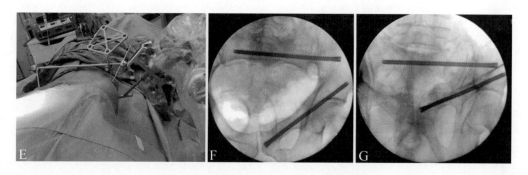

图 6-4　机器人辅助下骶髂螺钉置入过程

注：采集入口位(A)、出口位(B)图像。分别在入口位(C)、出口位(D)规划钉道。调整机械臂
至工作位置(E)并进行置钉。术后闭孔入口位(F)、出口位(G)X线验证螺钉位置良好。

患者术后盆部的疼痛感明显减轻，可在床上进行半坐、翻身及屈髋活动，提高了生活质量。复查 X 线影像示骨盆环形态良好，内固定位置满意(见图 6-5)。由于微创手术的刀口非常小，也不会有明显的疼痛。术后一个半月复查 X 线示骨折线模糊，下床行走。

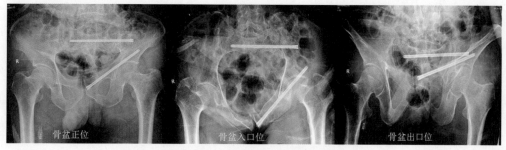

骨盆正位　　　　　　　骨盆入口位　　　　　　　骨盆出口位

图 6-5　术后盆骨 X 线影像

注：术后骨盆正位、入口位、出口位 X 线影像显示骨盆环形态良好、无移位，骶髂螺钉
及耻骨支螺钉位置安全、有效。

医工结合点：计算机导航技术可通过空间映射算法，精确计算出手术目标的空间位置。医生在图像上规划出手术路径后，即可调整至预定位置，以引导医生完整手术操作，极大提高手术的精准性。

思考题

与传统的开放手术比较，计算机导航技术辅助治疗骨盆骨折有哪些优势？

一、疾病概述

(一)定义和病理生理

骨盆作为脊柱与下肢的连接结构，由一块骶骨和两块髂骨构成。骨盆以骶骨岬至耻骨联合之间的弓状线为界限，分为上方的假骨盆和下方的真骨盆。骨盆的三块骨骼及周围韧带构成骨盆环，可以在站立和坐位时承担和传递身体的重量。骨盆后方的稳定结构

Kinesiology of the Musculoskeletal System
and Rehabilitation treatment
运动骨骼与康复治疗技术

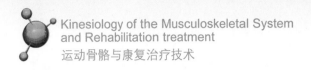

由骶髂关节及周围的诸多韧带构成,在坐位时体重沿骶骨-髂骨-坐骨传递。站立时体重沿骶骨-髂骨-髋关节传递,股骨头的反作用力又经耻骨支传递至耻骨联合,维持前环的稳定。经研究发现,骨盆前、后环的稳定性各占 40% 和 60%。

(二)发病率及分类

骨盆骨折约占全身骨折的 3%,病死率可高达 8%～37%。骨盆骨折多由于高能量损伤导致,如车祸、高空坠落、挤压等原因。盆部包含重要的血管、神经及内脏,骨折时常常合并损伤,加重病情,给治疗带来困难,因此骨盆骨折的急救需要多学科共同合作。

骨盆骨折有以下几种分类方法:①骨折部位。边缘骨折、髂骨翼骨折、骨盆环骨折等;②受伤机制。前后挤压、侧方挤压、垂直暴力、混合暴力;③稳定性。稳定型、部分稳定型、旋转垂直均不稳定型。

(三)病因及临床表现

骨盆骨折通常是由车祸、高空坠落等损伤所致,多合并胸腹部其他损伤,同时,由于盆部包含许多重要血管、神经及脏器,因此骨盆骨折后除出现骨折部位的疼痛、肿胀及活动受限,还可能导致下肢运动、感觉功能异常,以及其他脏器损伤的相应表现。此外,伤势严重者可出现休克、发热等全身症状。

二、疾病的诊断、治疗、康复及预防要点

(一)诊断

1.外伤史及疼痛

患者常具有明确的外伤史,如车祸、坠落、机械挤压等情况。伤后盆部疼痛,无法翻身和坐立活动,在伴有胸、腹等多处损伤时有相应部位的疼痛症状。

2.软组织损伤

(1)患者合并腹盆腔空腔脏器损伤时常出现髂骨瘀斑征,即髂骨周围皮肤皮下大片瘀斑。当发现以上表现时,应高度警惕消化道穿孔等病情,以免漏诊。

(2)腰背部、盆部大面积皮下剥脱、皮下积液、筋膜坏死等情况,进而引起感染,由于翻身受限,腰背部及臀部的病情易被遗漏。

(3)腹盆腔脏器损伤可导致腹内压升高,外观可见到腹部膨隆,会阴极度肿胀。腹腔内高血压和腹腔室隔综合征可导致呼吸衰竭、肾衰、循环衰竭等严重并发症甚至危及生命。

3.体格检查

(1)骨盆分离试验:检查者双手交叉置于两侧髂前上棘,施加向外侧的应力使骨盆分离,出现疼痛为阳性。

(2)骨盆挤压试验:检查者双手置于两侧髂前上棘,由两侧向中心挤压,出现疼痛为阳性。注意该检查不可反复进行,尤其是合并失血性休克时可加重病情,应慎行。

(3)肢体长度不等长:发生骨盆垂直移位时出现双下肢不等长,可通过下肢骨牵引进行初步治疗。

4.影像学表现

(1)X线检查:骨盆正位X线片是基本的影像学检查手段,可发现大部分骨折区域。骨盆入口位是从头端呈45°照射骨盆,可反映骨盆前后移位和旋转移位。骨盆出口位是自尾端呈45°照射骨盆,可反映骨盆的垂直移位。

(2)CT检查:CT可反映骨盆骨折的细节,如骨折块形态、骶神经根管狭窄等,进一步判断骨折的类型,指导手术方案。CT也可反映较为严重的软组织病变,已是目前骨盆骨折常规的检查手段。

(3)MRI检查:核磁共振有助于反映骨盆骨折引起的韧带和腰骶干神经损伤。

5.康复评定

鉴于髋关节疾病康复评定内容类似,本部分请参照第五章"老年髋部骨折"的康复评定。

(二)治疗

1.评估与急症治疗

新鲜的骨盆骨折需要从全身情况及骨盆局部稳定性方面进行评估。骨盆多由高能量损伤引起,可引起骶前静脉丛破裂而导致大量失血,骨盆容积增大会通过虹吸效应进一步加重失血。首先需要进行全身血流动力学的评估,情况不稳定的患者需要紧急抗休克治疗,包括液体复苏、输血、止血等治疗。对于不稳定性骨盆骨折需要进行骨盆紧急制动,如骨盆带、抗休克裤、"C"形钳及外固定支架。骨盆导致失血85%以上为静脉性渗血,如以上措施仍不能有效控制休克,则需进行介入栓塞及盆腔内填塞。在病情稳定后,再考虑下一步治疗。

2.手术治疗

骨盆骨折治疗的原则是恢复骨盆环的形态及稳定性,给予坚强的固定强度以承担体重的负荷,骨盆后环的固定较前环的固定更为重要。

稳定性骨盆骨折常常可以行保守治疗,但对于移位明显的坐骨结节、髂前上棘骨折,症状明显的耻骨及坐骨支骨折可考虑手术治疗,以促进早期恢复。

旋转不稳定的骨盆骨折可发生在前环或后环,例如耻骨联合分离、耻骨支骨折、骶骨骨折、髂骨骨折、骶髂关节脱位,根据不同情况可进行相应的固定,治疗方式可选择切开复位钢板固定及闭合复位螺钉固定。随着计算机技术的发展,微创治疗得到越来越广泛的应用,Starr骨盆复位架可辅助进行闭合复位;通道螺钉技术,如骶髂螺钉、前柱螺钉、后柱螺钉、LCⅡ螺钉,对骨盆前、后环进行有效固定,具有创伤小、恢复快的特点。

对于严重粉碎的骶骨骨折或合并腰骶不稳定时,则需要进行三角固定,合并腰骶干或骶神经损伤时则需行神经松解减压。陈旧性骨盆骨折由于存在软组织挛缩、骨折畸形愈合或不愈合、骨性标志缺失、神经血管短缩等因素,预后往往不良,仍是目前治疗的难点。

(三)康复

单纯骨盆骨折的康复与髋关节疾病康复治疗内容类似,参见第五章"老年髋部骨折"的康复治疗部分。康复训练根据内固定的种类、骨折愈合情况从部分负重至完全负重逐

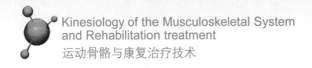
Kinesiology of the Musculoskeletal System
and Rehabilitation treatment
运动骨骼与康复治疗技术

步过渡。由于骨盆骨折患者青壮年多见,因此负重训练比老年髋部骨折患者要早。

此外,由于骨盆骨折患者可能存在多发外伤,因此应同时关注患者其他部位损伤的恢复情况,根据患者病情严重程度、恢复情况等制定个体化的康复治疗方案。

(四)预防

骨盆骨折多为外伤所致,预防同第五章"老年髋部骨折"。

三、医工交叉应用的展望

随着科技的发展,计算机和网络日益成熟并应用于医疗,逐渐形成一门新兴的医工交叉领域。计算机技术可以对医学影像进行处理,更加明确地显示人体生理及病理状态,进一步明确诊断,为临床治疗提供参考。数字骨科技术已在骨折、矫形、骨修复等领域得到广泛应用。机器人和导航技术可以使创伤骨科手术医生准确了解骨折的情况,判断内固定物是否达到预期位置,使手术更加智能化和微创化,更加安全、便捷,提高了疗效。

(一)疾病诊断

在疾病诊断方面,利用 Mimics 软件可以通过对骨折影像的处理,对骨折部位进行三维重建,全面反映骨折的细节,为复杂骨折的复位提供帮助,并模拟复位过程,充分做好术前准备。另外,该软件还可以根据骨骼的形态设计导板,与骨骼外形精确匹配并引导术中内固定物的植入,在股骨颈骨折、颈椎骨折等治疗中均取得了较好的效果。

(二)骨科导航技术

骨科导航技术(见图6-6)可提供术中实时的三维图像信息,极大提高了手术的便捷性。传统手术需要根据X线影像或直视下判断骨折情况。X线影像是二维平面图像,需要凭借医生的经验进行平面向立体的还原,需要长期训练和积累丰富的经验才能提高准确性,且由于平面图像的局限性,发生误差不可避免。导航技术通过术中对患者和工具信息的识别,不但显示骨骼的重建图像,并可以将其实时地显示出来。骨科导航在复杂骨折中的优势尤为突出,例如骨盆属于不规则骨,骨折线的形态也因人而异,导航设备可以显示导针经过区域的骨骼平面图像,当导针位置变化时图像也发生相应变化,这样就可以为医生预测前方通道。如果导针穿出骨骼,医生会第一时间发现,从而避免意外损伤,显著提高了安全性。

(三)"天玑"骨科机器人(TiRobot)

"天玑"骨科机器人(TiRobot)是近年来我国自主研发的智能手术设备,广泛应用于脊柱、骨盆、四肢骨折。骨科机器人可以识别患者和机械臂的位置,允许医生术前进行虚拟通道的规划,机械臂根据规划精确地移动到预定位置进行操作。传统手术是根据X线透视判断导针位置,再进行手动调整,手动调整误差根据医生的经验因人而异,往往需要多次透视,既花费时间又增加医生和患者的射线暴露。骨科机器人可以自动准确定位,极大提高了手术的精确性和便捷性。骨科机器人与"C"形臂或"O"形臂配合,与导航技术基本原理一致,不同的是骨科机器人可以术前规划钉道,不需术中调整,但灵活性不及前者。

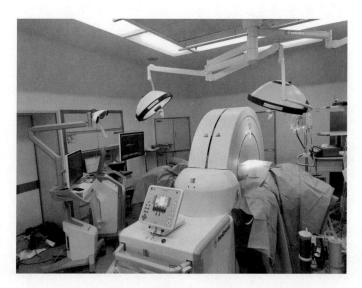

图 6-6　骨科导航系统与"O"形臂配合进行手术

参考文献

[1]中华医学会骨科学分会创伤骨科学组,中华医学会骨科学分会外固定与肢体重建学组,中华医学会创伤学分会,等.中国骨盆骨折微创手术治疗指南(2021)[J].中华创伤骨科杂志,2021,23(1):4-14.

[2]吴新宝,余斌,柴益民,等.加速康复外科理念下骨盆骨折诊疗规范的专家共识[J].中华创伤骨科杂志,2019(12):1013-1023.

[3]丁焕文,涂强.数字化骨科手术新方法的建立及其临床广泛应用[J].中国骨科临床与基础研究杂志,2014,4(2):92-97.

[4]VRAHAS M,HEARN T C,DIANGELO D,et al. Ligamentous contributions to pelvic stability[J]. Orthopedics,1995,18:271-274.

[5]MOHANTY K,MUSSO D,POWELL J N,et al. Emergent management of pelvic ring injuries:An update[J]. Can J Surg,2005,48(1):49-56.

[6]DEMETRIADES D,KARAISKAKIS M,TOUTOUZAS K,et al. Pelvic fractures:Epidemiology and predictors of associated abdominal injuries and outcomes[J]. J Am Coll Surg,2002,195(1):1-10.

[7]LI Y G,WANG Z Y,TIAN J G,et al.Iliacecchymosis,a valuable sign for hollow viscus injuries in blunt pelvic trauma patients[J]. Chin J Traumatol,2021,24(3):136-139.

第七章

常见髋部疾病

第一节 发育性髋臼发育不良

1.了解发育性髋臼发育不良的定义、病因及发病机制。

2.熟悉发育性髋臼发育不良的临床表现和诊断方法。

3.熟悉发育性髋臼发育不良相关医工结合的现状及进展。

4.掌握发育性髋臼发育不良的治疗方法和保髋措施。

案例

患者,女,65岁,农民,年轻时农活干得比较多,今日因"右侧髋关节疼痛2年,加重伴活动受限2个月"来到医院关节外科住院治疗。

目前情况:2年前劳累后出现右髋关节疼痛,自述远距离行走后出现髋关节疼痛,活动后加重,休息后减轻,无下肢麻木、无力等不适。就诊于当地医院,行髋关节正位X线片检查,考虑为"髋关节骨关节炎",给予口服非甾体类消炎止痛药治疗,并嘱其减少重体力劳动或活动,适当理疗,症状有所减轻。2个月前患者感觉疼痛症状明显加重,伴行走困难,需要扶拐行走,遂前往医院就诊,门诊以"右髋关节发育不良、右髋骨关节炎"收入院,准备手术治疗。

专科检查:外科检查呈跛行步态,右髋无明显肿胀,皮肤外观正常,皮温不高。局部未触及软组织包块,无浅静脉充盈。右髋活动度:屈曲90°,伸直0°,内收20°,外展10°,内旋5°,外旋0°。右髋"4"字试验(+),单足站立试验(Trendelenburg征)(+),肢短缩试验(Allis征)(+)。

X线检查:X线提示右髋臼窝浅平,股骨头半脱位,关节间隙变窄,甚至消失,相对缘明显硬化、形成囊性变(见图7-1)。

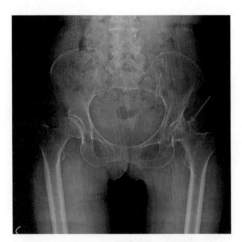

图7-1 骨盆正位X线影像

入院诊断:右侧发育性髋关节发育不良(Ⅱ度),右髋关节骨关节炎(重度)。

患者之前尝试过多种保守治疗,但髋关节疼痛不缓解,严重影响日常活动,导致生活质量下降。对于髋臼发育不良导致重度骨关节炎的患者,需要行全髋关节置换术,医生与患者及家属充分沟通后,决定手术治疗。患者完善各种术前检查,排除手术禁忌证,于入院2天后,在全麻下行右侧全髋关节置换术。因为患者髋关节脱位明显,为了更精准地选择髋臼安放的位置并控制下肢长度,决定采用导航下手术。

手术过程:先在手术床侧摆放好导航设备(见图7-2、图7-3),90°左侧卧位,固定好体位后,常规消毒铺巾。取右侧髋部后正中切口长约15 cm,切开皮肤、皮下,纵行切开阔筋膜并劈开臀大肌肌纤维,显露大转子及后方外旋肌群,剥离外旋肌群,切开关节囊。显露股骨颈部分,在小转子上方1.5 cm处斜行45°用摆锯截下股骨头,见股骨头软骨磨损,髋臼周围骨质增生。去除股骨头后,显露清理髋臼内的滑膜及盂唇。安装髋臼侧及股骨近端导航系统,测试髋关节旋转中心,定位髂骨及耻骨,导入数据并制订计划,磨挫髋臼后选择50 mm髋臼假体。安装股骨导航定位器,按照导航数据股骨髓腔扩大,安放12号股骨假体。测试假体稳定,无脱位倾向,再次冲洗后置引流管一根,依次缝合关闭切口。手术顺利,术后患者安返病房。

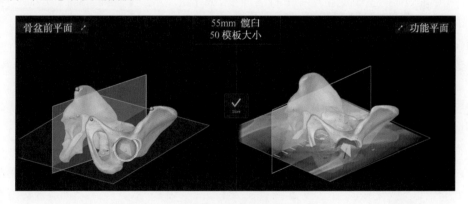

图7-2 计算机数据设置

患者术后采用加速康复(enhanced rehabilitation after surgery,ERAS)理念进行髋关节功能康复。通过术中手术区域神经阻滞、局部组织内注射"鸡尾酒"(长效局部麻醉药及长效小剂量激素),以及术后配合消炎镇痛药物,包括口服药及透皮贴剂,患者在功能训练过程中没有明显感觉到疼痛,在康复师指导下锻炼,术后第2天下床活动,术后3天髋关节屈伸活动能达90°,能自行大小便。术后第4天出院。术后1个月复查髋关节功能基本恢复正常。

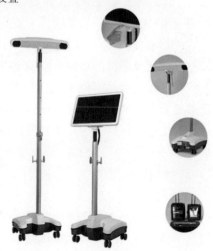

图7-3 导航设备及组件

医工结合点:计算机导航技术是空间导航技

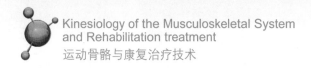

术、计算机图像处理技术与医学影像技术及机器人技术的结合。它是一种人机交互的系统,通过计算机导航系统进行三维立体空间分析,根据髋关节的三维结构个体特征,选择匹配的髋关节假体;在手术过程中能够及时反馈有关骨骼、植入假体及手术器械的位置、方向的信息,从而可以及时进行手术操作的调整,使得髋关节置换手术取得更好的效果。

思考题

除了上述案例中提到的计算机导航技术的使用,还有哪些医工结合的进展给髋关节骨关节炎患者带来了福音?

一、疾病概述

(一)定义和病理生理

发育性髋关节脱位/发育不良(develop-mental dislocation of the hip,DDH)又称"先天性髋关节脱位"(congenital dis-location of the hip,CDH),是发育过程中以髋关节在空间和时间上不稳定为特征的一组病变的总称,包括髋关节脱位、半脱位和髋臼发育不良。DDH 病变在个体的整个发育过程中持续演变,如不进行及时恰当的治疗,DDH 患者髋关节的病理改变会随着年龄的增长而逐渐加重,在成年后随着活动量的逐渐积累,当出现明显症状和体征时,其髋关节的疼痛和畸形已十分严重,病情通常也更加复杂,给临床外科治疗增加了难度和风险。该病是引起中老年人,甚至部分中青年患者髋关节疼痛、僵直畸形和功能障碍的常见疾病。髋臼发育不良后期会发展成髋关节骨关节炎,形成髋臼及股骨头的软骨损伤,软骨损伤的病理机制与膝关节骨关节炎类似,而且更容易刺激骨赘的形成,造成关节撞击,进一步加重了骨关节炎的发展。

(二)发病率

DDH 是一种自幼年开始,随着年龄增加逐渐出现的髋关节畸形。其发病率在不同的种族和地区差异性很大。有文献报道成人 DDH 的发病率为 1%～10%,男女比例约为 1∶6,大约 1/4 的患者存在明显的家族史。DDH 在我国各地发病率也不同,北方地区相对较高,为 0.07‰～1.75‰。

(三)病因

髋臼发育不良的病因尚不清楚,一般认为属于多因素影响的结果,与患者人种、基因遗传、性别、生产时胎位和生活及环境因素等相关。髋臼发育不良在白种人的发病率高于其他人种。有大约 20% 的患者存在家族史,而且女性家庭成员之间的遗传倾向较大。经臀位生产或剖宫产的患儿其髋臼发育不良,甚至半脱位的概率更高。有婴幼儿襁褓包裹习俗的地区发病率较高,相应的寒冷地区及寒冷季节出生的患儿发病率也较高。

(四)临床表现

1.疼痛

髋关节痛是本病患者最常见的主诉之一。髋关节的初期疼痛一般发生在重体力或剧烈活动之后,轻中度疼痛,休息时会减轻,受凉时可诱发或加重疼痛,疼痛常与天气变化有关。随着疾病的进展,疼痛会逐渐变得频繁,疼痛程度也加重,而且与活动呈明显相关性。疾病进展到中期时,疼痛症状会进一步影响到平地行走,患者步态可能会出现明显跛行。晚期可出现持续性疼痛,明显影响活动,甚至影响睡眠及非负重活动,甚至可能会进一步导致膝关节疼痛,随着跛行加重,可出现腰背部疼痛。

2.僵硬及畸形

患者会由于髋关节疼痛出现患侧关节活动受限,特别是髋关节屈曲外旋、内旋等动作,严重时各个方向活动都会明显受限。伴随着髋关节半脱位的逐渐加重,患者逐渐出现双侧下肢肢体不等长,但需要通过进一步双下肢全长站立位片来确定肢体不等长是来源于双下肢真性肢体长度有差异,还是源于关节脱位。

3.髋关节酸胀无力或弹响

在髋臼发育不良患者出现症状时,常常有髋关节部位的酸胀无力感,有时会伴有髋关节活动中弹响或卡别,这可能与髋关节骨性发育不全导致的关节不稳定有关。

二、疾病的诊断、治疗、康复及预防要点

(一)诊断

1.症状

首先可以通过患者的临床表现来诊断,近 3 个月来反复地出现髋关节疼痛,长距离行走或重体力活动后加重,休息时减轻,一般并不影响睡眠,严重时明显跛行;伴有或者不伴有髋关节的局部肿胀、僵硬、活动受限等表现。

2.体格检查

医生可以通过对患者髋关节的视诊来判断有无明显的双下肢不等长以及肢体萎缩。观察有无明显活动受限,结合触诊判断有无局部红、肿、热的表现。通过被动活动检查关节各个方向的活动度,测量双下肢不等长的差异程度,结合"4"字试验,或者 FABER 征(Flexion, Adduction and External Rotation)来检查髋关节骨关节炎的程度。还可以通过检查 Trendelenburg 征、Allis 征及 Tomas 试验来协助诊断和判断髋臼发育不良、下肢不等长及关节挛缩的情况。

3.实验室检查

常规血液检查基本正常,可能合并血沉增快,与骨关节炎的严重程度有关。

4.影像学诊断

(1)X 线检查:髋臼发育不良的患者需要拍摄标准的骨盆正位片,并可以测量髋臼中心边缘角(CE 角),髋臼指数角(托尼斯角,Tonnis 角)等重要指数,髋臼发育不良的患者其外侧 CE 角一般小于 18°或 20°,髋臼指数角一般大于 10°。还可以根据股骨头向近端脱位的距离对髋臼发育不良进行分期[例如克劳(Crow)分期],指导临床治疗。当处于骨关节炎期时,关节间隙狭窄、软骨下骨板硬化和骨赘形成是骨关节炎的基本 X 线特征。骨关节炎早期仅有软骨退行性改变时,X 线片可无异常表现。随着关节软骨变薄,关节间隙逐渐变窄,间隙狭窄可呈不匀称改变。软骨下骨板致密、硬化,负重软骨下骨质内可见囊性改变和骨赘形成。

(2)CT 检查:计算机断层扫描(CT)特别是三维重建 CT 有助于全方位理解髋臼发育

Kinesiology of the Musculoskeletal System
and Rehabilitation treatment
运动骨骼与康复治疗技术

的结构性问题,相对于 X 线片这种二维投影观察,三维 CT 可以更直观地观察骨性髋臼的前方覆盖、侧方覆盖、髋臼的发育程度和股骨头脱位程度,而且在观察和测量股骨侧前倾畸形方面具有明显优势。骨关节炎期的 CT 表现为:髋关节间隙狭窄,两侧常不对称,可造成股骨头半脱位或脱位;关节面骨质硬化和变形,关节间及关节面不平整,关节面变扁或呈方形,唇样骨刺和骨桥形成,骨刺密度增高,有时类似象牙质样;关节面下可有囊性变,呈小圆形及椭圆形小低密度区,其外周骨质硬化;关节内可有游离体,为圆形或椭圆形碎骨片。

(3)MRI 检查:MRI 扫描特别适合对身体的非骨骼部分或软组织进行成像。与常规 X 射线和 CT 相比,MRI 能很好地显示中枢神经、肌肉、肌腱、韧带、半月板、软骨等组织,对骨髓信号的变化尤为敏感。髋关节 MRI,特别是单髋 MRI,可以观察髋关节软骨损伤的程度,同时还可以观察髋臼盂唇有无损伤甚至内翻,以及圆韧带是否合并损伤。骨关节炎期的特征包括关节(透明)软骨的局灶性丢失、骨赘、软骨下骨髓病变和关节积液(见图7-4)。

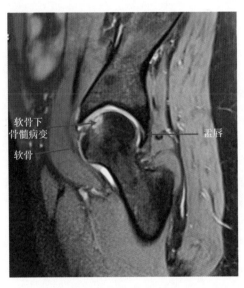

软骨下
骨髓病变
软骨

盂唇

图 7-4　单髋 MRI 图像

5.康复评定

同第五章"老年髋部骨折"的康复评定部分。

(二)治疗

一般病程不超过 3 个月者,应该先选择系统性的保守治疗,比如口服非甾体类消炎镇痛药物,规范性的康复治疗等。如果保守治疗效果不佳,可考虑手术治疗。

1.手术治疗方式

对于早期的年轻的髋关节发育不良患者,可以采取髋臼截骨术矫正髋臼对股骨头的覆盖,包括 Salter 截骨术、Pemberton 截骨术、Steel 截骨术和髋臼周围截骨术(peri-acetabular osteotomy,PAO)。其中 PAO 已成为目前治疗成人髋臼发育不良的主流手术方式,对改善患者的生活质量、推迟和避免严重骨关节炎(osteoarthritis,OA)有明显疗效。PAO 需要在髋臼周围形成连续截骨线,同时保留髋臼后柱部分完整,通过准确完全的截骨、准确的旋转位置和旋转中心的调整、准确可靠的内固定措施等,改变髋臼对股骨头覆盖和相互匹配,增加髋关节负重面积,减轻关节软骨承受的剪切力,从而改善髋关节软骨损伤,延缓骨关节炎发生和进展。PAO 适用于骨骺闭合后相对年轻(<45 岁)的患者,要求这些患者关节炎处于早期,且已经出现早期髋关节疼痛症状。对于年龄偏大(>50 岁)且骨关节炎处于中晚期的患者,PAO 不是合适的手术选择,应该视情况选择保守治疗或全髋关节置换术。不同手术方式术后 X 线影像见图 7-5。

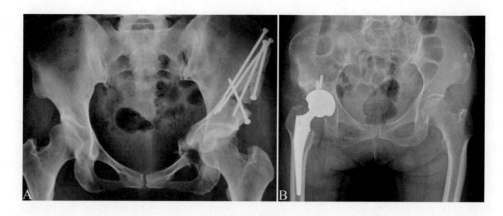

图 7-5 髋臼周围截骨术(A)和全髋关节置换术(B)的 X 线影像

发育性髋臼发育不良的发展是有阶段性的,相应的手术方式很多,需要根据不同的年龄和病情发展阶段选择合适的手术方式,使髋关节发育不良得到及时准确的纠正,改善髋关节的力学环境,保留更多的功能。对于每一位需要手术的患者,要全面评估个人情况,根据病变程度、年龄、活跃度和需求,提出个体化的治疗方案。

2.手术治疗过程中的医工交叉点

如 PAO 中计算机导航的使用正处于研究和探索过程中,而在全髋关节置换术中钛合金及钴铬钼合金假体、骨水泥、耐磨聚乙烯衬垫、导航定位系统以及辅助机器人的应用逐渐得到推广。

(三)康复

1.治疗原则

早期可行休息、口服药物、减少负重、物理因子治疗等保守治疗,以减轻疼痛;保守治疗无效者可考虑髋关节置换手术。

2.术后康复治疗

全髋关节置换术后应循序渐进地对患者进行康复训练,具体治疗如下:

(1)术后 1~2 天:抬高患肢,间断冷敷,应用镇痛药物以减轻疼痛,采用物理治疗减轻炎症,消除肿胀。在拐杖辅助下根据假体成分决定开始负重时间。依次进行踝泵运动、连续被动运动(continuous passive motion,CPM)、助力运动及主动运动,以不引起关节疼痛为宜。进行股四头肌、髂腰肌及臀部肌肉的等长收缩运动及直腿抬高运动增强患肢肌力。

(2)术后第 1 周:采用脉冲磁疗、紫外线等减轻疼痛和肿胀,采用中频或低频脉冲电刺激减缓肌肉萎缩。髋部冰袋冷敷控制疼痛和出血、减轻水肿。患侧肢体常规置于髋关节外展中立位:外展 30°位,根据假体种类适当调整。两腿间放软枕,防止髋内收、屈曲超过 90°及假体脱位。继续上述运动训练,进行髋关节主、被动屈伸,运动后冷敷,逐渐增加运动强度及负重负荷。股四头肌、腘绳肌等长收缩训练,直腿抬高训练。

(3)术后第 2 周:继续第 1 周物理治疗及训练,增加股四头肌、腘绳肌、胫前肌及小腿

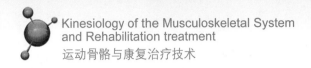
Kinesiology of the Musculoskeletal System
and Rehabilitation treatment
运动骨骼与康复治疗技术

三头肌等肌力训练,助力及被动屈曲髋关节,注意屈曲角度,维持关节活动度。练习床边站立、部分负重行走,骨水泥固定型假体拄双拐可部分负重,练习床边站立、步行等。非骨水泥固定型假体负重时间适当延后,可进行不负重情况下床边站立及步行训练。

(4)术后第3周:继续物理治疗及肢体运动训练,消肿止痛。加强髋、膝关节屈伸运动训练,预防关节挛缩,患侧股四头肌、腘绳肌、臀部肌肉等长收缩、等张收缩,增加小腿胫前肌及小腿三头肌抗阻练习。加强髋关节外展肌力训练和外旋及内收功能训练,增强下肢肌力,增加关节活动度。步行训练,增加本体感觉输入,提高日常生活活动能力。

(5)术后第4周:进行臀大肌、臀中肌、髂腰肌、股四头肌、腘绳肌等主动及部分抗阻训练,以增强肌力为主,逐步增加患侧肢体负重能力。加强本体感觉训练,髋关节控制训练,患侧肢体大部分负重站立下练习主动屈髋,角度小于90°,增加步行及平衡能力。术后2个月可进行髋关节抗阻力主动训练。大粗隆截骨或结构植骨患者,术后3个月内均应扶双拐步行。

3.注意事项

(1)翻身时,术侧肢体伸直,两腿之间夹软枕,防止髋关节内收及后伸外旋引起假体脱位。

(2)术后即可进行踝泵运动,股四头肌、腘绳肌、臀大肌、臀中肌等长收缩训练,防止下肢深静脉血栓形成,维持关节活动度。逐渐进行髋关节屈伸练习,屈曲小于70°。术后第3周开始患侧下肢负重为体重的25%,第4周可负重50%;第6周负重逐渐增加到75%;第8周恢复正常负重。在康复医师指导下进行卧坐位、坐站位训练,步行训练等日常生活活动。

(3)术后3个月内防止髋关节屈曲大于90°,坐位时勿前倾或弯腰。卧位时两腿间放软枕,保持双下肢外展位。6个月内禁止髋关节内收、内旋,患肢膝关节勿越过身体中线。勿过度负重及髋关节运动训练。

(四)预防

1.减轻体重

减轻体重不但可以改善关节功能,而且可减轻关节疼痛。

2.改变生活习惯

建议患者改变不良的生活及工作习惯,避免长时间跑、跳、蹲,同时减少或避免爬楼梯、爬山等。注意走路和劳动的姿势,避免长时间下蹲,长时间坐着和站着也要经常变换姿势,同样也要避免如冲撞、爬山的运动。走远路时不要穿高跟鞋,要穿厚底而有弹性的软底鞋,以减少髋关节所受的冲击力,避免关节发生磨损。

3.坚持合理运动

患者参加体育锻炼时应当注意做好准备活动,避免剧烈运动引起髋关节疼痛。

4.适当补钙

患者平时应多吃一些含钙丰富的食物,牛奶、稻类、绿叶青菜、花生、紫菜等都是含钙量很高的食物;适当时可加吃一些钙片。另外,在日常生活中,增加运动和日晒也很重要,可以增加钙的吸收。

5.及时就诊

当出现髋关节疼痛的症状时，及时去医院找医生诊断治疗，避免进一步加重损伤。

三、医工交叉应用的展望

机器人技术贯穿康复医学、生物力学、机械学、电子学、材料学、计算机科学等诸多领域。国内外社会发展（尤其是老年人和功能障碍者）对服务机器人不断增长的需求，不仅促进了康复医学的发展，也带动了相关领域的新技术和新理论的发展。通过应用机器人设备，可以提高髋关节、膝关节相关疾病康复治疗的效果，增加了患者日常生活中的活动便利性。其中，下肢智能起立床和下肢机器人可以把膝关节骨关节炎术后患者的步行训练提前，在患者不具备下肢独立承重、平衡和肌肉驱动力的情况下，通过悬吊减重，按照步行运动轨迹设计动作，机器驱动下肢产生模拟步行，从而使步行训练的时间点大大前移，目前已应用于临床。

第二节 股骨头无菌性坏死

学习目的

1.了解股骨头无菌性坏死的定义、病因及发病机制。
2.熟悉股骨头无菌性坏死的临床表现和诊断方法。
3.熟悉股骨头无菌性坏死相关医工结合的现状及进展。
4.掌握股骨头无菌性坏死的治疗方法和保髋措施。

案例

患者，男，68岁，工人，生活中喜欢喝酒，有20余年饮酒史，因"双侧髋关节疼痛3年，加重1个月"来到医院关节外科住院治疗。

目前情况：3年前劳累后出现双髋关节疼痛，自述行走后出现髋关节疼痛，活动后加重，休息后减轻，无下肢麻木、无力等不适。就诊于当地医院，行髋关节正位X线片检查，考虑为"股骨头无菌性坏死"，给予口服非甾体类消炎止痛药治疗，并嘱其减少重体力劳动或活动，适当理疗，症状有所减轻。1个月前患者感觉疼痛症状明显加重，伴行走困难，需要扶拐行走，遂前往医院就诊，门诊以"双侧股骨头无菌性坏死"收入院，准备手术治疗。

专科检查：外科检查呈跛行步态，双髋略肿胀，皮肤外观正常，皮温不高。局部未触及软组织包块，无浅静脉充盈。右髋活动度：屈曲110°，伸直0°，内收30°，外展20°，内旋20°，外旋10°。左髋活动度：屈曲90°，伸直0°，内收20°，外展10°，内旋20°，外旋0°。双髋"4"字试验（＋），Trendelenburg征（－），Allis征（－）。

X线检查：X线提示双侧股骨头外形不规则，局部塌陷，股骨头内见囊性变及硬化

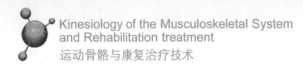
带,提示股骨头坏死(见图7-6)。

入院诊断:双侧股骨头无菌性坏死。

患者尝试过多种保守治疗,但髋关节疼痛不缓解,严重影响日常活动,导致生活质量下降。对于股骨头坏死塌陷的患者,需要行全髋关节置换术,与患者及家属充分沟通后,决定手术治疗。王某完善各种术前检查,排除手术禁忌证,于入院2天后,在全麻下行全髋关节置换术,术中采用导航技术辅助。

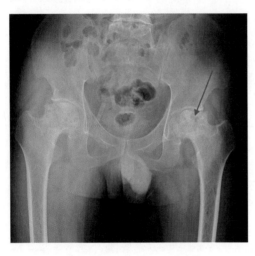

图7-6　骨盆正位X线影像

手术过程:先在手术床侧摆放好导航设备,90°右侧卧位,固定好体位后,常规消毒铺巾。取右侧髋部后正中切口长约15 cm,切开皮肤、皮下,纵行切开阔筋膜并劈开臀大肌肌纤维,显露大转子及后方外旋肌群,剥离外旋肌群,切开关节囊。显露股骨颈部分,在小转子上方1.5 cm处斜行45°用摆锯截下股骨头,见股骨头坏死塌陷。去除股骨头后,显露清理髋臼内的滑膜及盂唇。安装髋臼侧及股骨近端导航系统,测试髋关节旋转中心,定位髂骨及耻骨,导入数据并制订计划,磨挫髋臼后选择54 mm髋臼假体。安装股骨导航定位器,按照导航数据股骨髓腔扩大,安放15号股骨假体。测试假体稳定,无脱位倾向,再次冲洗后置引流管一根,依次缝合关闭切口。手术顺利,术后患者安返病房。

术后采用ERAS理念进行髋关节功能康复。通过术中手术区域神经阻滞、局部组织内注射"鸡尾酒"(长效局部麻醉药及长效小剂量激素),以及术后配合消炎止痛药物,包括口服药及透皮贴剂,王大爷在功能训练过程中没有明显感觉到疼痛,在康复师指导下锻炼,术后第2天下床活动,术后3天髋关节屈伸活动就能达90°,能自行大小便。术后第四天出院回家。术后1个月复查髋关节功能基本恢复正常。

思考题

除了上述案例中提到的计算机导航技术的使用,还有哪些医工结合的进展给股骨头无菌性坏死患者带来了益处?

一、疾病概述

(一)定义和病理生理

股骨头无菌性坏死,也称"股骨头缺血性坏死",是多种原因导致的股骨头局部血运不良,从而引起骨细胞进一步缺血、坏死、骨小梁断裂,股骨头逐渐出现外形塌陷的一种病变。股骨头无菌性坏死已经成为髋关节疼痛的常见病,特别是随着激素的广泛应用,股骨头坏死的发病率呈现逐年上升趋势。最新的调查表明,股骨头坏死的发生无明显性别差异,任何年龄均可患病,而有过激素应用史、髋部外伤史、酗酒史、相关疾病史者发病的概率明显增多,虽然已经确定了几个危险因素,但骨坏死的发病机制尚未阐明。该疾病通常是一个进行性病程,导致股骨头塌陷和髋关节破坏。

（二）发病率

迄今为止,尽管一些国家对其股骨头坏死的人群进行了筛查,但全世界还没有关于股骨头坏死(osteonecrosis of the femoral head,ONFH)的流行病学报告。据估计,美国每年有 2 万例新的股骨头坏死病例,ONFH 的累计患者人数为 30 万～60 万。近年来,日本已诊断出 12 000～24 000 例新的股骨头坏死病例。在韩国,2002 年的患病率为每10 万人 20.53 人;然而在 2006 年,这一数字达到每 10 万人 37.96 人,估计新病例数平均达到每年14 103 例。中国首次开展非创伤性股骨头坏死大规模流行病学调查显示,非创伤性 ONFH 患者累计人数达到 812 万,男性(1.02%)明显高于女性(0.51%),北方居民患病率(0.85%)高于南方居民(0.61%),城市居民患病率高于农村居民。糖皮质激素、酒精、高血脂水平、肥胖、某些职业(如潜水)、吸烟和糖尿病都是非创伤性 ONFH 的高危因素。

（三）病因

ONFH 可分为创伤性和非创伤性两类。

创伤性:由于髋部外伤后,股骨头或股骨颈骨折,髋关节骨折或脱位,或严重的髋关节扭伤或挫伤(无骨折,并伴有关节内血肿),均可造成股骨头局部缺血,进一步发展为坏死。

非创伤性:①长期或大量应用糖皮质激素。②慢性过量饮酒。③减压病:潜水、飞行人员在高压情况下,血液和组织中溶解的氮增加;气压降低时,已溶解的超量氮需逐渐经由肺部排出,若压力降低过快,氮气来不及排出,即在体内游离出来,形成气泡,产生气体栓塞在血管,血流受阻,股骨头局部血供变差,缺血坏死。④其他特发性因素:血红蛋白疾病、自身免疫性疾病和特发性疾病、高血压、糖尿病、动脉硬化、肥胖症、痛风等,可造成股骨头坏死的发生,吸烟和肥胖也会增加患股骨头坏死的风险。

（四）临床表现

1.疼痛

髋关节痛是本病患者最常见的主诉之一。髋关节的初期疼痛一般发生在重体力或剧烈活动之后,表现为轻中度疼痛,休息时会减轻,受凉时可诱发或加重疼痛,疼痛主要局限于臀部或腹股沟区域,偶尔伴有膝关节疼痛和髋关节内旋受限。随着疾病的进展,疼痛会逐渐变得频繁,疼痛程度也加重,而且与活动呈明显相关性。疾病进展到中期时,疼痛症状会进一步影响到平地行走,患者可能会出现明显跛行。晚期可出现持续性疼痛,明显影响活动,影响睡眠及非负重活动,还可能进一步导致膝关节疼痛,随着跛行加重,出现腰背部疼痛。患者通常有髋关节外伤、皮质类固醇使用或酗酒史或者有高风险职业史,如潜水员。

2.僵硬及畸形

患者会由于髋关节疼痛出现患侧关节活动受限,特别是髋关节屈曲外旋、内旋等动

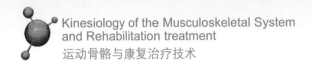

Kinesiology of the Musculoskeletal System
and Rehabilitation treatment
运动骨骼与康复治疗技术

作,严重时各个方向活动都会明显受限。伴随着股骨头坏死塌陷的逐渐加重,逐渐出现跛行,以及双侧下肢肢体不等长;后期髋关节在不规则股骨头磨损下,逐渐形成髋关节骨关节炎。

二、疾病的诊断、治疗、康复及预防要点

(一)诊断

1.症状

首先可以通过患者的临床表现来诊断,近 3 个月来反复地出现髋关节疼痛,长距离行走或重体力活动后加重,休息时减轻,一般不影响睡眠,严重时明显跛行;伴有或不伴有髋关节的局部肿胀、僵硬、活动受限等表现。

2.体格检查

可以通过对患者髋关节的视诊来判断有无明显的双下肢不等长以及肢体萎缩。观察有无明显活动受限,结合触诊判断有无局部红、肿、热的表现。通过被动活动检查关节各个方向的活动度,结合"4"字试验,或者 FABER 征来诱发髋关节前方疼痛。患侧大转子及肢体的纵向叩击痛可为阳性,还可以通过检查 Trendelenburg 征、Allis 征及 Tomas 试验,协助诊断和判断有无髋臼发育不良、下肢不等长及关节挛缩的情况。

3.实验室检查

常规血液检查基本正常,可能合并血沉增快,与股骨头区域的坏死及相应的炎症修复有关。

4.影像学诊断

(1)X 线检查:成熟的骨组织是人体的坚硬组织,含钙量多,密度高,X 线不易穿透而在胶片上显示,并与周围软组织形成良好的对比条件,使 X 线检查能显出清晰的不同骨骼形态影像。髋关节和蛙腿体位是诊断股骨头坏死的基本 X 线特征,X 线表现为典型的骨硬化、囊性改变和早期"新月征"。塌陷后,在晚期出现股骨头球形外形丧失和退行性关节炎。

(2)CT 检查:CT 或计算机轴向断层扫描(computed axial tomography,CAT)对于股骨头坏死的患者,通常可以显示坏死骨周围和修复骨周围的骨硬化区,还可显示软骨下骨折,特别是用于判断有无早期软骨下骨折。CT 还用于髋关节保头手术后的随访观察。

(3)MRI 检查:能很好地显示中枢神经、肌肉、肌腱、韧带、半月板、软骨等组织,对骨髓信号的变化尤为敏感。MRI 检查对早期的股骨头坏死具有较高的敏感性,T1 加权图像中显示为负重区有限的软骨下线性低信号强度,T2 加权图像中显示为坏死及修复产生的典型"双轨符号"(见图 7-7)。

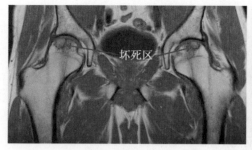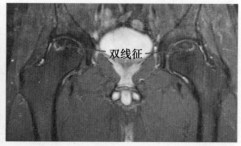

图 7-7　髋关节 MRI 影像

5.康复评定

同第五章"老年髋部骨折"章节的康复评定部分。

（二）治疗

1.非手术治疗

非手术治疗主要包括：①支具辅助治疗：可使用拐杖，减轻髋关节负重。②药物治疗：目前常用药物包括降脂药（如阿托伐他汀）、参与骨代谢药物（如双磷酸盐等）、扩血管及抗凝药物（如阿司匹林）以及一些活血化瘀类的中成药等。③生活方式改变：主要包括控制体重、戒酒、控制原发病和激素使用等。④物理治疗：目前应用较广泛的主要有体外高能冲击波和高压氧治疗等。

2.手术治疗

手术治疗大致可分为股骨头保留手术和髋关节置换术。

股骨头保留手术包括股骨头髓芯减压术和旋转截骨术。髓芯减压术可以联合带（或不带）血管蒂的自体（或异体）骨移植，或者联合浓缩干细胞、生物辅助物或钽棒等。髓芯减压术已广泛应用于早期股骨头坏死的治疗，旨在减轻股骨头骨内压力，恢复血管血流，改善疼痛，具体的手术方式有：经皮细针多孔道钻孔减压术，小切口单孔道钻孔减压术，前方直接入路病灶刮除植骨术和外科脱位下病灶刮除植骨术。其中除了细针多孔道钻孔减压术外，都可以进行坏死区域的刮除和植骨，随着手术显露范围扩大，坏死病灶刮除会越彻底，植骨越充分。在计算机导航技术的辅助下，可以精准地对股骨头坏死区域进行减压和植骨。

对于青少年的股骨头坏死，我们需要尽可能地进行保髋保头手术，甚至一些创伤相对较大的手术也是值得尝试的，比如对股骨侧的股骨颈基底部截骨转头手术和髋臼侧的髋臼截骨旋转手术。通过术前三维 CT 和 MRI 检查，对股骨头坏死区域进行精准的定位，从而确定股骨头旋转的方向和角度。通过对股骨头旋转，同时配合股骨颈的内外翻调整，将非负重区未发生坏死的部分变成负重区。

近期的股骨头供血血管的研究表明，旋股内侧动脉的升支贡献了股骨头 80% 左右的血运，而股骨颈旋转手术则是基于这个对于股骨头供血血管的研究和因此而发明的外科脱位技术。当股骨侧截骨矫形之后仍不能使股骨头的无坏死区形成新的覆盖和支撑时，则需要采取髋臼侧的截骨矫形，通过髋臼侧的截骨，将髋臼向相应的方向旋转，一般是外侧或前侧，在这个过程中可以容忍髋臼一定程度的过度覆盖，从而使髋臼对股骨头

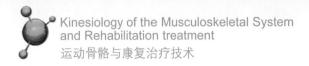

非坏死区达到足够的覆盖和有效的支撑。应当注意的是,股骨头坏死保髋手术具有明显高于全髋关节置换的失败率,可高达20%左右,而且术后免负重时间较长,康复时间也漫长,在选择相应患者时需谨慎,而且需要充分告知患者治疗过程,考虑患者的治疗意见。

对于股骨头坏死明显出现塌陷,存在严重关节功能丧失或中重度疼痛的患者应该选择全髋关节置换术。一般来说,无骨水泥或混合型假体的中长期效果被认为优于所有骨水泥型假体。不同手术方式术后X线影像见图7-8。

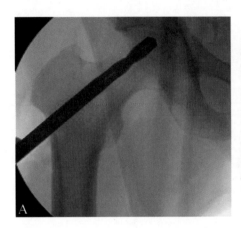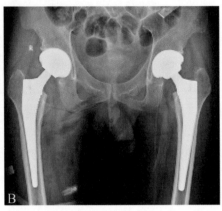

图7-8　髓芯减压术(A)和全髋关节置换术(B)

3.手术治疗过程中的医工交叉点

如在髓芯减压术中可以借助计算机导航精准减压,并减少手术时间和创伤。在截骨矫形保髋手术中,可以通过术前计算机软件,设计矫形的位置和旋转的方向,对手术的成败有至关重要的影响。在全髋关节置换术中,钛合金及钴铬钼合金假体、骨水泥、耐磨聚乙烯衬垫、导航定位系统以及辅助机器人逐渐得到推广和应用。

(三)康复

股骨头坏死早期可采取休息、口服药物、减少负重、物理因子治疗等保守治疗,以减轻疼痛。对保守治疗无效只能行手术治疗的患者,全髋关节置换术后康复训练方法同第一节"发育性髋臼发育不良"。

(四)预防

1.药物

严格控制激素类药物的使用。

2.健康教育

保持良好的生活及工作习惯,避免长时间跑、跳、蹲,同时减少或避免爬楼梯、爬山等;注意走路和劳动的姿势,避免长时间下蹲,长时间坐着和站着也要经常变换姿势。

参加体育锻炼时要做好准备活动,避免剧烈运动引起髋关节疼痛。

3.注意饮食

应改掉长期酗酒的不良习惯或戒酒,脱离致病因素的接触环境,清除酒精的化学毒性,防止组织吸收。平时多吃一些含钙丰富的食物,牛奶、稻类、绿叶青菜、花生、紫菜等都是含钙量很高的食物。另外,在日常生活中,增加运动和日晒也很重要,可以增加钙的吸收。

4.及时就医

当出现髋关节疼痛的症状时,应及时就医。

三、医工交叉应用的展望

参考本章第一节"发育性髋臼发育不良"部分。

参考文献

[1]HEPINSTALL M S.Robotic total hip arthroplasty[J]. Orthop Clin North Am,2014,45(4):443-456.

[2]WASTERLAIN A S, BUZA J A, THAKKAR S C, et al. Navigation and robotics in total hip arthroplasty[J]. JBJS Rev,2017,5(3):e2.

[3]SCHMITZ M R, MURTHA A S,CLOHISY J C,et al. Developmental dysplasia of the hip in adolescents and young adults[J].J Am Acad Orthop Surg,2020,28(3):91-101.

[4]HUNGERFORD D S. Osteonecrosis:Avoiding total hip arthroplasty[J]. J Arthroplast,2002,17(4):121-124.

[5]GOSLING-GARDENIERS A, RIJNEN W, GARDENIERS J. The prevalence of osteonecrosis in different parts of the world[J]. Osteonecrosis,2014, 35-37.

[6]ZHAO D W, YANG L, TIAN FD,et al. Incidence of osteonecrosis of the femoral head in divers:An epidemiologic analysis in Dalian[J].Chin J Orthop,2012,32(6):521-525.

[7]ZHAO D W,YU M,HU K,et al. Prevalence of nontraumatic osteonecrosis of the femoral head and its associated risk factors in the Chinese population:Results from a nationally representative survey[J]. Chin Med J,2015,128(21):2843.

[8]SUN W, LI Z R, YANG Y R,et al. Experimental study on phasecontrast imaging with synchrotron hard X-ray for repairing osteonecrosis of the femoral head[J]. Orthopedics,2011,32(9):e530-e534.

[9]GAUTIER E, GANZ K, KRüGEL N,et al. Anatomy of the medial femoral circumflex artery and its surgical implications[J]. J Bone Joint Surg(Br),2000, 82(5):679-683.

第八章

膝关节骨关节炎

学习目的

1.了解膝关节骨关节炎的定义、病因及发病机制。

2.熟悉膝关节骨关节炎的临床表现和诊断方法。

3.熟悉膝关节骨关节炎相关医工结合的现状及进展。

4.掌握膝关节骨关节炎的治疗方法和保膝措施。

案例

患者,女,70岁,退休前是纺织厂工人,工作时站立比较多,退休后喜欢旅游、散步,但是今天因为"反复左膝关节疼痛7年,加重伴活动受限1年"来到医院关节外科住院治疗。

目前情况:7年前无明显诱因出现左膝关节疼痛,自述上下楼梯时疼痛明显,活动后加重,休息后减轻,无下肢麻木、无力等不适。就诊于当地医院,考虑为"膝关节骨关节炎",给予口服非甾体类消炎止痛药及外用药物治疗,并嘱其减少重体力劳动或活动,减轻体重,适当辅以热敷、理疗,症状有所减轻。1年前患者自觉疼痛症状逐渐加重,伴行走困难,再次前往当地医院就诊,给予膝关节内注射玻璃酸钠治疗,效果不好。门诊以"左膝骨关节炎"收入院,准备手术治疗。

专科检查:外科检查呈跛行步态,左膝轻度肿胀,双膝皮肤外观正常,皮温不高。左膝关节间隙压痛明显,局部未触及软组织包块,无浅静脉充盈。左膝活动度:5°～100°,浮髌征(－),左膝过伸过屈试验(＋),双膝髌骨研磨试验(－),侧方应力试验及抽屉试验(－)。

X线检查:X线提示关节间隙变窄,关节边缘有骨赘形成,关节面不平(见图8-1)。

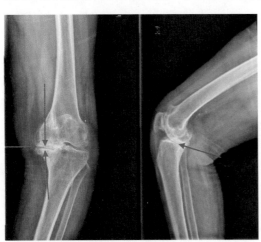

图8-1 左膝关节正侧位X线影像

入院诊断:左膝骨关节炎(晚期)。

　　患者曾尝试过多种保守治疗,但膝关节疼痛不缓解,严重影响日常活动,导致生活质量下降。晚期膝关节软骨磨损严重的骨关节炎需要行全膝关节表面置换术,医生与其及家属充分沟通后,决定手术治疗。完善各种术前检查,排除手术禁忌证,于入院2天后,在全麻下行左膝全膝关节表面置换术(total knee arthroplasty, TKA)。由于左膝关节内翻严重,为了更精准地截骨、获得术后标准力线和安放膝关节假体,决定采用导航下手术。

　　手术过程:先在手术床侧摆放好导航设备,患者仰卧位,左股部放置止血带,常规消毒铺巾,调整止血带压力至250 mmHg。取左膝前正中切口长约15 cm,切开皮肤、皮下,沿股四头肌肌腱、髌骨及髌韧带内侧缘切开关节囊,将髌骨翻向外侧。屈曲膝关节,见关节腔内滑膜增生,股骨内外侧髁、胫骨平台内外侧软骨缺损明显,软骨下骨外露硬化,边缘骨赘增生。清理增生滑膜,清除增生骨赘。切除内外侧半月板及前后交叉韧带,松解关节囊及侧副韧带。安装股骨远端及胫骨近端导航系统,测试髋关节旋转中心,定位前交叉韧带胫骨止点、胫骨平台内外侧最高点及内外踝等解剖标志,导入数据并制订截骨计划,选择6号股骨假体。安装股骨导航定位器,按照导航数据先行股骨远端截骨,然后安装四合一截骨导向器,行股骨前髁、后髁、前斜、后斜截骨,并行髁间截骨。安装股骨导航定位器,按照导航数据行胫骨平台截骨,安装6号股骨假体试模、4号胫骨假体试模、9 mm衬垫(见图8-2)。测试屈伸间隙良好,处理胫骨近端髓腔,脉冲冲洗器冲洗切口及截骨面,置骨水泥后安放上述型号假体。再次冲洗后置引流管一根,依次缝合关闭切口。手术顺利,术后患者安返病房。

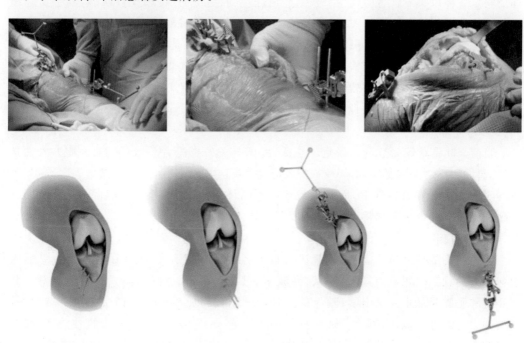

图8-2　手术显露及术中导航反射球安装

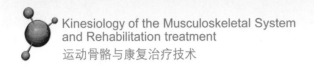
Kinesiology of the Musculoskeletal System
and Rehabilitation treatment
运动骨骼与康复治疗技术

术后采用 ERAS 理念进行膝关节功能康复。通过术中手术区域长效局麻药注射、神经阻滞,以及术后配合消炎止痛药物,王阿姨在功能训练过程中没有明显感觉到疼痛,配合康复师指导下锻炼,术后第 2 天下床活动,术后 3 天膝关节屈伸活动就能超过 90°,能自行大小便。术后第 4 天出院回家。术后 1 个月复查膝关节功能基本恢复正常。

医工结合点:计算机导航技术是空间导航技术、计算机图像处理技术与医学影像技术及机器人技术的结合。它是一种人机交互的系统,通过计算机导航系统进行三维立体空间分析,根据膝关节的三维结构个体特征,可选择匹配的膝关节假体;在手术过程中能够及时反馈有关骨骼、植入假体及手术器械的位置、方向的信息,从而可以及时进行手术操作的调整,使得膝关节置换手术取得更好的效果。

思考题

除了上述案例中提到的计算机导航技术的使用,还有哪些医工结合的进展给膝关节骨关节炎患者带来了福音?

一、疾病概述

(一)定义和病理生理

膝关节炎又称"膝关节骨关节病""退行性关节炎""增生性关节炎""老年性关节炎"等。它是一种以关节软骨的变性、破坏、骨质增生为特征的慢性损伤性疾病,其主要病理改变是软骨退行性变性和消失,以及关节边缘韧带附着处和软骨下骨质反应性增生形成骨赘,伴随修复通常有炎症过程,故称之为骨关节炎。该病是引起中老年人关节疼痛、僵直畸形和功能障碍的常见疾病。骨关节炎的病变中心是软骨损伤。疾病的第一征象是胶原纤维支架的分离。破损软骨承受应力的能力下降,导致软骨下骨承受相对较多的应力而发生微骨折。修复后的骨组织失去正常的弹性,引发关节软骨的进一步损伤。

(二)发病率

目前全世界有骨关节炎患者近 4 亿人,我国骨关节炎患者总数已超过 1 亿。女性从 40 岁,男性从 50 岁就开始发病,55~60 岁人群发病率急剧增高。70 岁老人发病率达到80%~90%,远超过心脑血管发病率,而且人数还在不断增加。由于年轻人运动不当、运动创伤导致的骨关节炎也越来越常见,骨关节炎已经出现了低龄化的趋势。

(三)病因

骨关节炎的病因尚不清楚,一般认为与患者自身易感因素、机械因素有关。易感因素包括高龄、肥胖、职业因素、骨密度、性激素、过度运动、代谢障碍以及遗传因素等。其中年龄和肥胖是最主要的因素;随年龄增长,软骨营养供应不足,骨骼中无机物增多,骨骼的弹力与韧性减低,关节软骨修复能力逐渐下降,导致关节软骨和骨退行性病变;肥胖也是重要易感因素。在我国,肥胖人群中有 10%~40% 的人患有骨关节炎,体重的增加和膝骨关节炎的发病成正比。长期反复使用膝关节、剧烈竞技活动(爬山、马拉松比赛等),也都会引起并且增大关节的磨损。

（四）临床表现

1.疼痛

膝关节痛是本病患者就医常见的主诉。膝关节炎的初期疼痛是轻中度疼痛,非持续性,受凉时可诱发或加重疼痛,疼痛常与天气变化有关。随着疾病的进展,疼痛可能首先影响上下楼梯或蹲下起立动作,且与活动呈明显相关性。疾病进展到中期时,疼痛症状会进一步影响到平地行走。晚期可出现持续性疼痛,明显影响活动,甚至影响睡眠及非负重活动。关节局部有压痛,在伴有关节肿胀时尤为明显。

2.僵硬及畸形

在早晨起床时关节有僵硬及发紧感(晨僵),活动后可缓解,持续时间少于30分钟。严重的膝骨关节炎可使膝关节变形,导致膝内翻和膝外翻,即所说的"O"形腿和"X"形腿,也可使膝关节活动时发出咔嚓声或其他的摩擦音。

3.膝关节交锁

膝关节交锁是指膝关节在活动中突然卡住,慢慢活动关节才能打开,又称"打软腿",有时候关节还会因此肿起来。这可能是由于晚期膝关节骨关节炎会出现半月板的损伤,关节内游离体形成、滑膜皱襞增生导致半月板、游离体、滑膜皱襞卡在关节间隙内,使得关节不能动弹,出现交锁症状。

二、疾病的诊断、治疗、康复及预防要点

（一）诊断方法

1.症状

首先可以通过患者的临床表现来诊断,近一个月来反复出现膝关节疼痛,以上下楼梯时尤为明显,活动后加重,休息时减轻,一般并不影响睡眠;伴有或者不伴有局部膝关节的肿胀、内外翻畸形、骨摩擦音、交锁、活动受限等表现。

2.体格检查

医生可以通过对患者膝关节的视诊来判断有无明显的膝关节内外翻畸形,观察有无明显活动受限,结合触诊判断有无局部红、肿、热的表现。通过按压膝关节内外侧、髌骨处判断有无明显的压痛,结合前后抽屉试验、过伸过屈试验、半月板挤压试验来判断关节内韧带、半月板的损伤情况。

3.实验室检查

患者全身状况多属正常。关节滑液分析可见白细胞轻度增高,偶尔见黏蛋白凝块坚实,有时可见红细胞、软骨和纤维碎屑。

4.影像学诊断

（1）X线检查:关节间隙狭窄、软骨下骨板硬化和骨赘形成是骨关节炎的基本X线特征(见图8-3A)。成人膝关节间隙为4 mm,小于3 mm即为关节间隙狭窄;60岁以上的老人膝关节间隙为3 mm,小于2 mm为关节间隙狭窄。骨关节炎早期仅有软骨退行性改变时,X线片可无异常表现。随着关节软骨变薄,关节间隙逐渐变窄,间隙狭窄可呈不匀称改变。软骨下骨板致密、硬化,负重软骨下骨质内可见囊性改变。骨赘形成。

Kinesiology of the Musculoskeletal System
and Rehabilitation treatment
运动骨骼与康复治疗技术

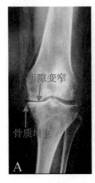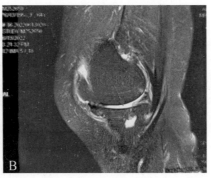

图8-3　膝关节骨关节炎的X线影像（A）和MRI图像（B）

（2）CT检查：骨关节炎在CT上主要表现为关节间隙狭窄，两侧常不对称，可造成关节半脱位；关节面骨质硬化和变形，关节间及关节面不平整，关节面变扁或呈方形，唇样骨刺和骨桥形成，骨刺密度增高，有时类似象牙质样；关节面下可有囊性变，呈小圆形及椭圆形小低密度区，其外周骨质硬化；关节内可有游离体，为圆形或椭圆形碎骨片。

（3）MRI检查：与常规X射线和CT相比，MRI能很好地显示中枢神经、肌肉、肌腱、韧带、半月板、软骨等组织，对骨髓信号的变化尤为敏感。出于这个原因，MRI常用于对膝和肩部损伤进行成像。膝关节骨关节炎的MRI特征包括关节（透明）软骨的局灶性丢失、骨赘、软骨下骨髓病变和关节积液（见图8-3B）。常见于膝关节骨关节炎，可能与之相关的是半月板撕裂，尤其是半月板挤压，以及交叉韧带处的韧带周围水肿。

5.康复评定

（1）步态分析及三维运动采集与分析系统：该系统基于三维成像及运动采集技术，对患者运动学、动力学及电生理参数进行计算机处理，得到患者步态时间和空间参数、膝关节关节角度及关节运动时的力矩、功率，获取运动时地面反作用力、足底压力分布等信息，常用于对膝关节骨关节炎患者的行走能力进行评估和康复指导。通过步态分析，能够掌握患者膝关节的病情严重程度，其中患者步态参数与正常值的偏差程度可以提示病情的严重程度，同时可判断治疗效果。该系统得到的数据可作为术前、术后疾患程度、治疗效果的定量评价指标。

（2）柔性力学骨关节监测的多传感系统：近年来，新型柔性生物电传感设备得到迅速发展。相比于传统的生物电传感设备，柔性传感设备具有可拉伸性好、便携性强、体积小、成本低、皮肤接触界面更加稳定等巨大优势，为生物电传感技术带来了革命性的变化。柔性电极可以贴合人体皮肤，具有多层卷绕、性能倍增的特性，该材料用于柔性医疗传感器、可穿戴式传感器中，实时传输检测信号。这种可穿戴式"护膝"，将新型柔性可拉伸力学传感器及多通道肌电电极与相关柔性织物进行系统集成，实现多物理信号的实时监测与无线传输，使得膝关节在康复期得到定量化的监测，使治疗方案更个性化，有效推动了膝关节骨关节炎从康复治疗经验模式到智能模式的转变，提高了康复精准治疗水平。

（3）康复评定量表

1）奎森功能演算指数（Lequesne评分）：1987年提出的评估膝骨关节炎患者病情和关节功能的评分工具。量表包括疼痛或不适、最长步行距离、日常生活功能障碍三大部分，共10个问题，测量时间需3～5分钟。我国学者黎春华等初步验证中文版Lequesne

指数在评价者间组内相关系数(intraclass correlation coefficient,ICC)为 0.94。该量表被广泛应用于慢性膝骨关节炎患者,亦可用于随访病情,简单易行,重复性好。但Lequesne 指数不足之处在于无法区分两侧膝关节病患轻重程度。

2)WOMAC 指数:1988 年提出的西大略和麦克马斯特大学(the Western Ontario and McMaster University)骨关节炎指数(WOMAC 指数)评分是针对下肢骨关节炎的自评量表。该量表共 24 项条目,在骨关节炎及类风湿关节炎的文献中使用频率相对较高。最初的 WOMAC 由 VAS 法和 0~4 分五级尺度两个版本组成,两者的度量属性相似。目前 VAS 使用较广泛。评分范围为 0~100 mm,数值越大表示症状越重,需 5~10 分钟完成测量。

WOMAC 总分 48 分,为重度。中文版 WOMAC 量表 3 个维度的克朗巴哈系数(Cronbach's a 系数)在 0.67~0.82 这个范围内,组内相关系数 ICC 为 0.82~0.88,聚合效度和区分效度良好。2009 年,我国学者陈蔚等对该量表进行信度重测,发现疼痛在各维度中的重测信度最高,功能活动的重测信度最低,原因可能与量表功能评估部分所占比例少,而对疼痛评估部分所占比例大有关。WOMAC 指数的有效性体现在能反映出患者治疗前后的变化。

3)关节炎影响评估表 2:由美国学者在原始心理测量关节炎影响因子测量表(psychometric arthrites impact measurement,AIMS)的基础上于 1992 年提出,共 78 项条目。由于完成量表时间较长,使其推广受限。1997 年,吉耶曼(Guillemin)等在此基础上研发提出 AIMS2 短卷(psychometric arthrites impact measurement 2 scale-short form,AIMS2- SF),量表由躯体、症状、情绪等五个部分组成。所有条目均采用 1~5 分评分,标准化总分为 100 分。患者平均仅需 6~18 分钟就能完成 AIMS2-SF。该量表多用于评估 KOA 患者生活质量。

(二)治疗

阶梯治疗是膝关节骨关节炎治疗的主要原则,如果病程不超过 3 个月,应该先选择系统的保守治疗,不要轻易手术治疗。如果保守治疗效果不佳,可考虑手术治疗。

1.保守治疗

保守治疗是对病变程度不重、早期骨关节炎患者的首选治疗方式。强调改变生活及工作方式的重要性,使患者树立正确的治疗目标,减轻疼痛,改善和维持关节功能,延缓疾病进展。

(1)健康宣教:建议患者改变不良的生活及工作习惯,避免长时间跑、跳、蹲,同时减少或避免爬楼梯、爬山等。减轻体重不但可以改善关节功能,而且可减轻关节疼痛。

(2)运动疗法:采用正确合理的有氧运动方式(游泳、骑车等)可以改善关节功能,缓解疼痛。股四头肌等长收缩训练、直腿抬高加强股四头肌训练、臀部肌肉训练、静蹲训练、抗阻力训练可以加强关节周围肌肉力量,既可改善关节稳定性,又可促进局部血液循环。

(3)物理治疗:主要是通过促进局部血液循环、减轻炎症反应,达到减轻关节疼痛、提高患者满意度的目的。常用方法包括水疗、冷疗、热疗、经皮神经电刺激、按摩、针灸等。

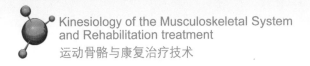

Kinesiology of the Musculoskeletal System
and Rehabilitation treatment
运动骨骼与康复治疗技术

（4）行动辅助：通过减少受累关节负重来减轻疼痛和提高患者满意度，但不同患者的临床收益存在一定差异，患者必要时应在医生指导下选择合适的行动辅助器械，如手杖、拐杖、助行器、关节支具等。

（5）药物治疗：骨关节炎的中期损伤，可用药物，如环氧化酶-2（cyclooxygenase-2，COX-2）和非甾体抗炎药（nonsteroidal antiinflammatory drugs，NSAIDs）去除炎性因子、减轻滑膜水肿表现；骨关节炎3期软骨损伤，可以采用关节腔内注射药物治疗，关节腔注射富血小板血浆（PRP）、玻璃酸钠注射液、糖皮质激素等，除了能减少炎症因子的释放和缓解症状外，还可以修复受损的软骨。

2.手术治疗

出现单侧间隙狭窄和损伤且保守治疗效果不佳的患者可以采取保膝手术（保留了膝关节的所有韧带和大部分骨性结构），包括胫骨高位截骨术（high tibia osteotomy，HTO）、单髁置换（unicompartmental knee arthroplasty，UKA）都比较多见。HTO是关节外手术（见图8-4A），通过改变负重力线，从而减轻膝关节内侧压力，对韧带要求不高，适于外侧软骨质量好，对活跃程度要求较高的年轻患者。单髁置换（见图8-4B）是关节内手术，通过表面置换解决关节内磨损，需要韧带完好，适合于关节内畸形，年龄相对较大，对活动程度要求不高的患者。到了骨关节炎4期，出现多间室骨关节炎，疼痛明显，已经有活动受限症状，年龄65岁以上的患者，为了改善功能和提高生活质量可以采取全膝关节置换（见图8-4C）的方法。TKA是利用钴铬钼合金、聚乙烯等材料在膝关节磨损的内外侧胫骨、股骨关节面以及髌股关节面进行替代治疗，术后能消除患者疼痛。

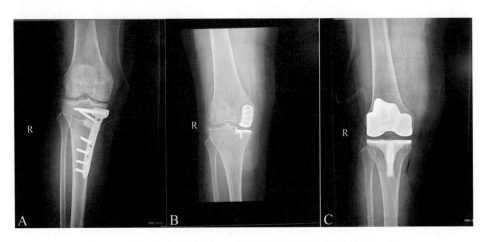

图8-4　胫骨高位截骨术（A）、单髁置换（B）与全膝关节置换（C）

膝关节骨关节炎的发展是有阶段性的，治疗应该更有针对性，使膝关节保留更好的功能。对于每一位需要手术的患者，要全面评估个人情况，根据病变程度、年龄、活跃度和需求，提出个体化的治疗方案（HTO、UKA或TKA）。

在膝关节骨关节炎患者的手术治疗过程中存在着多处医工交叉点，如胫骨高位截骨手术中3-D打印个体化截骨导板的使用，单髁置换术及全膝关节置换术中钛合金及钴铬钼合金假体、骨水泥、耐磨聚乙烯衬垫、导航定位系统以及辅助机器人的应用等。

（三）康复

术后康复应循序渐进给患者进行康复训练。

1.术后1周

抬高患肢，间断冷敷，应用镇痛药物以减轻疼痛，采用物理治疗减轻炎症，消除肿胀。佩戴膝关节支具完全伸直位固定，并根据假体成分决定开始负重时间。依次进行踝泵运动、CPM被动运动、助力运动及主动运动，以不引起关节疼痛为宜。进行股四头肌和腘绳肌的等长收缩运动及直腿抬高运动增强患肢肌力。

2.术后2周

采用磁疗、紫外线等减轻疼痛和肿胀，采用中频或低频脉冲电刺激减缓肌肉萎缩。继续上述运动训练，主动、被动活动髌股关节，膝关节主、被动屈伸，运动后冷敷，逐渐增加运动强度及负重负荷。继续股四头肌、腘绳肌等长收缩训练，直腿抬高训练。

3.术后3~4周

继续物理治疗及肢体运动训练，消肿止痛，增加膝关节主被动活动度。逐渐部分或完全负重。逐渐增加肌力训练强度。

4.术后5~8周

继续增强膝关节肌力和关节活动度练习，恢复正常关节活动度及患肢负重能力。加强步行及平衡能力，获得最大的关节活动范围及最大肌力，加强下肢平衡功能、本体感觉训练。改善膝部稳定性、功能性控制和生活自理能力。

（四）预防

1.控制体重

身体的重量越大，膝关节所承受的力也就越大，磨损的速度也更快。患者应避免因身体肥胖加重膝关节的负担，建议身体质量指数（body mass index，BMI）超过24的应减轻体重。

2.改变生活习惯

患者应注意走路和劳动的姿势，避免长时间下蹲，长时间坐着和站着也要经常变换姿势，防止膝关节固定一种姿势而用力过大。同样也要避免如冲撞、爬山的运动。走远路时不要穿高跟鞋，要穿厚底而有弹性的软底鞋，以减少膝关节所受的冲击力，避免膝关节发生磨损。

3.坚持合理运动

患者参加体育锻炼时要做好准备活动，轻缓地舒展膝关节，让膝关节充分活动开以后再参加运动。

4.锻炼股四头肌

患者可以采用膝关节伸直，勾住脚尖，使大腿处于紧绷状态的方法来增加股四头肌的力量。

5.适当补钙

患者平时应多吃一些含钙丰富的食物，牛奶、稻类、绿叶青菜、花生、紫菜等都是含钙

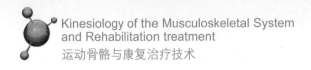
Kinesiology of the Musculoskeletal System
and Rehabilitation treatment
运动骨骼与康复治疗技术

量很高的食物。适当时可加吃一些钙片。另外,在日常生活中,增加运动和日晒也很重要,可以增加钙的吸收。

6.注意保暖

膝关节遇到寒冷,使血管收缩,血液循环变差,往往使疼痛加重,故在天气寒冷时应注意保暖,必要时戴上护膝,防止膝关节受凉。

7.配合助行器的使用

助行器可以分担关节压力,提高步行的稳定性,减轻腿部的负担。

8.及时就诊

当出现膝关节疼痛的症状时,及时去医院找医生诊断治疗,避免进一步加重损伤。

三、医工交叉应用的展望

近年来,随着工科技术的飞速发展,骨科学进入了一个崭新的研究领域——医工交叉,各项研究成果已被广泛应用于疾病的诊断、治疗及康复等方面。

(一)疾病诊断

X线、CT、MRI的应用不仅可以了解骨与关节损伤或疾病的部位、范围、性质程度及其周围软组织的关系,为骨关节伤病的诊断和治疗提供可行的影像资料,还可利用检查观察骨骼生长发育、骨折愈合、植骨融合的情况,以及某些营养和代谢性疾病对骨骼的影响。此外,术中"C"形臂还可在手术治疗过程中监视骨损伤和疾病手法整复或手术治疗定位,内植物的位置,同时观察治疗效果、病变的发展以及对预后进行判断等。影像技术为临床提供了更加直观的解剖学变化,是临床诊断中重要的辅助手段。

(二)疾病治疗

1.导航系统

关于导航系统,本书已在第七章第一节做了介绍,其为成功完成膝关节置换手术增添了新的保障。

2.3D打印

3D打印的个性化手术导板技术(见图8-5)在关节外科的全膝关节置换术及胫骨高位截骨术中应用较为成熟,且取得了较好的效果。国外学者对3D打印的个性化截骨导板的探索较早,近年来亦有国内学者对3D打印的截骨导板进行设计。在胫骨高位截骨术中,可根据患者的个体骨骼特征及术前计划所定制的截骨导向器械,通过截骨导板与患者骨骼的贴合,准确标记截骨位置及撑开角度,达到术前计划的矫正角度,避免撑开角度的丢失。同时,个性化的截骨导板精确截骨的特点一方面能够减少术中透视次数,降低患者受到的辐射;另一方面可缩短手术时间,减少患者手术创伤。3D打印胫骨高位截骨术截骨导板的开发,能有效提高胫骨高位截骨术术中力线矫正的精准程度,利于术后受损软骨的修复,最大化的发挥手术效果。

3.手术机器人

近年来,机器人技术在我国快速发展,手术机器人是机器人中的新秀,如"达·芬奇"手术机器人,正在我国逐渐兴起。机器人辅助系统最初应用于神经外科手术,随着机器人辅助系统的发展,在关节置换领域的应用也逐渐增加。下肢力线的校准和膝关节软组织平衡是影响人工全膝关节置换术术

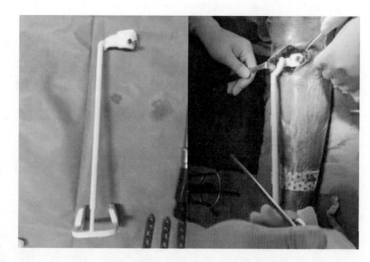

图 8-5　3D 打印导板在胫骨高位截骨术中的应用

后效果、患者满意度及临床功能结局和假体远期生存率的重要因素。传统手术操作依赖于手术医师经验,不可避免会存在截骨和软组织平衡误差,而且经典的机械力学对线方法并不适用于所有患者。经典的力学对线方法是目前使用最广泛的 TKA 对线方法,其根本是重建二维平面上髋-膝-踝中心轴(即机械力线)来恢复下肢力线,通过垂直于机械力线截骨及股骨假体外旋,创造出平衡的伸直-屈曲间隙安放膝关节假体。这一对线方法具有很好的可重复性且易于掌握,使 TKA 获得了良好的远期假体生存率。然而,这一经典理论也有可能是造成部分患者 TKA 术后不满意的重要原因。资料显示,在正常人群和接受 TKA 的患者中,适合用经典力线校准方式的患者仅占 15%。如果所有患者都按照经典力学对线方式进行截骨,就无法取得最好的手术效果。机器人辅助 TKA 可以达到更为精准的截骨、软组织平衡和下肢对线,意味着能够更精准且可重复地实现非中立位对线目标,降低了术后力线严重偏离目标值的风险。使用机器人辅助系统还能够明显提高术中获得真正软组织平衡的概率,从而使患者获得更好的术后满意度。此外,医生的精力是有限的,在每天数台手术的情况下总会有疲劳的时候,这时机器人的优越性就体现出来了。机器人辅助 TKA 系统是在计算机导航辅助手术基础上发展而来的,该技术通过术前数字化三维计算机断层扫描创建计算机辅助设计模型,以描述患者独特的膝关节解剖结构。临床医生可以在术前预先选择假体安放位置和对齐方式,术中机器人手臂通过触觉反馈机制帮助实现高精度的术前计划,不仅能为医生提供基于解剖数据的截骨和假体植入位置参考信息,还拥有可以执行部分手术操作或引导医生在安全工作范围内进行操作的机械臂或工作组件,因此医生可以在机器人控制的安全范围内根据自己的需求移动手术工具,利用机械臂的精准定位将假体放置到合适位置,大大减少了因手术医生失误引起的错误,进一步提高了全膝关节置换的精准性。

4.康复机器人

本部分内容参见第七章第一节关于康复机器人的介绍。

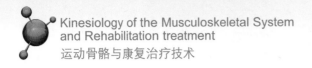

Kinesiology of the Musculoskeletal System
and Rehabilitation treatment
运动骨骼与康复治疗技术

※ 延伸阅读 ※

关节手术机器人原理介绍

一、产品构成

关节手术机器人主要由硬件操作平台、软件模块、附加模块及附件耗材组成。

（一）硬件操作平台

硬件操作平台主要由主机、机械臂操作平台构成。其中，主机的核心部件包括工控机、光学扫描跟踪仪器、电源管理板、不间断电源、变压器、滤波器、交流接触器、骨科刀具动力主机、LED 显示屏。机械臂操作平台核心部件包括医疗用机械臂、机械臂控制主机、电控液压升降系统。

（二）软件模块

软件模块主要包括三维重建模块、手术规划模块、手术配准模块、截骨导航模块。

（三）附加模块

目前附加模块主要用于辅助手术，未来的研发方向为人工智能在图像处理及医学图像识别方面的应用。目前主要实现功能基于混合现实技术，用于辅助手术，可根据临床需求进行定制化服务，包括术区混合现实模块、术区光学追踪仪视野显示模块、虚拟现实手术规划预演及教学模块。

（四）附件耗材

附件耗材主要包括截骨动力手柄平台、专用摆锯片、腿固定支架、专用无菌套、手术耗材包（主要包括反光球、参考架、骨针等）、手术器械包（主要包括探针、精密校准仪器、导向器、骨膜剥离器、改锥、扳手等）。

二、操作流程

产品主要使用过程包括术前三维重建、手术规划、术中配准、机械臂导航截骨从而实现机器人辅助 TKA 手术。除此之外附加模块在不同的工作阶段可以提供辅助提示的作用。

使用流程图如图 8-6 所示。

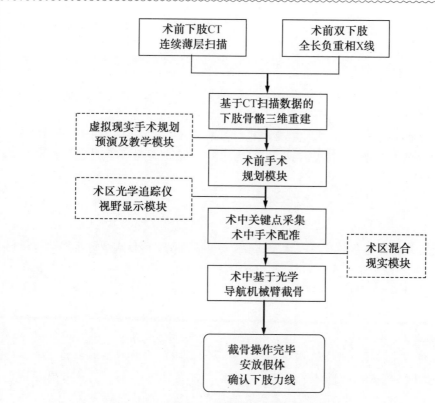

图 8-6　手术机器人使用流程图

（一）术前三维重建

手术机器人基于患者的术前双下肢 CT 连续扫描的原始数据，导入三维重建模块，通过阈值分割、区域增长、布尔运算、多层编辑进行图像编辑从而实现三维重建。通过三维重建能够获得股骨和胫骨的立体空间数据，结合双下肢负重全长 X 线可以根据临床需求对下肢整体力线及平衡进行规划。

（二）手术规划模块

在三维重建模块生成的股骨和胫骨的立体模型上，医学专家在手术规划模块中选择有特征的解剖点，利用这些解剖点计算机可通过自主研发算法，自动将三维模型上的假体安装坐标系和假体的自身坐标系进行配准。在品牌及假体类型（如 PS 假体、CR 假体）已知的情况下，可获得合适的假体尺寸、放置位置、截骨参数、虚拟安全截骨墙，并可根据临床需求在此基础上进行调整。该过程可利用虚拟现实手术规划预演及教学模块在虚拟三维骨骼空间图像上进行交互、手术方案确认及教学。

（三）术中配准系统

术中配准是指将实际过程中患者所在的坐标系与虚拟的术前规划的坐标系进行转换，从而实现后续机械臂控制程序的引导。配准精度是任何手术导航设备或者手术机器人系统的难点。利用带红外反光球的探针于术中暴露的解剖区域进行大量的点云数据采集，将该信息输入主机中，重建出物体表面的三维图像，利用自主研发算法

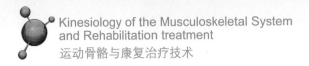
Kinesiology of the Musculoskeletal System
and Rehabilitation treatment
运动骨骼与康复治疗技术

与三维重建的 CT 图像进行精细配准。该过程可采用术区光学追踪仪视野显示模块快速准确寻找合适的手术视野。

(四)机械臂导航截骨

基于手术规划，截骨刀具可在空间中移动至指定的工作区域。基于步骤三的精确配准，机械臂在实际手术空间中按预定的轨迹移动，自动移动至手术操作区域，待机械臂进入截骨平面后，医生可随意拖动机械臂在该平面内移动，进行截骨操作，待完成股骨及胫骨共六步截骨操作后，即可通过导航设备评估下肢力线，进行假体安放。

三、产品原理

研究人员通过对导航仪配准技术、三维图像重建、骨科手术规划软件等关键核心技术的研究，基于临床需求和市场分析，对术前规划算法、配准算法、导航控制算法具有一定技术门槛的模块进行开发，开发出一套适用于 TKA 手术的骨科手术机器人系统(硬件和软件)，主要核心技术领先性及创新点如下：

(一)术中配准

术中配准指将实际过程中患者所在的坐标系与虚拟的术前规划的坐标系进行转换，从而实现后续机械臂控制程序的引导。配准精度是任何手术导航设备或者手术机器人系统的难点，直接决定了机器人是否能按手术规划进行精确截骨。目前较为先进的 MAKO 机器人系统利用带红外光标记的探针在骨表面进行点的描绘，属于"点配准"，需要相对更多的时间且术中获取的信息量有限，原创自主开发的基于对手术区域解剖标志进行大量三维数据采集进行配准的"面配准"技术，结合"点配准"算法，实现快速精确配准。大量实验结果显示配准精度小于 1 mm。

(二)CT 三维重建

患者的 CT 是一种二维的医学断层切片数据，可以作为三维重建的数据基础。目前市售的三维重建通用软件均非专业医疗用软件，功能较为冗余，学习曲线长。该产品充分发掘三维重建软件关键技术，结合临床需求，利用 VTK 算法工具库完成自主研发三维重建软件，使 CT 数据的三维重建工作易用、高效、精确，提高该项技术的普及性，便于非影像学医师应用于临床、科研、教学等多个场景。

(三)手术规划

手术规划是手术成功的关键，合理的手术规划可以保证更优的手术效果，通过与国内顶尖的关节外科医师合作，设计便捷、实用的手术规划模块，结合关节外科前沿理念，使得手术规划更加合理。采用自主研发算法，基于解剖标志点，可实现假体最佳方案自动选择。

同时术中手术模块允许根据软骨及软组织条件评估进行调整，保证手术过程灵活、流畅、有效。

（四）KUKA 专业医疗用 7 轴协作机械臂

临床医生可充分发挥 KUKA 专业医疗用 7 轴协作机械臂灵活、安全、精确的特点，结合自主研发机械臂控制算法，使机械臂在空间中保证截骨精度的情况下具有一定灵活性，从而适应不同的手术场景，且切割精度小于 1 mm。

机械臂的控制算法是基础技术与实用技术的有机结合。机械臂在手术室这样较为复杂的环境下具备安全及有效工作的能力至关重要。基于模型模拟实验、基础精度实验、动物实验，研究人员获得了保证机械臂有效工作的重要技术路径及关键参数；同时，基于内部前期大量的测试、手术室场景实地调研、手术室模拟及动物实验的经验，研究人员采用自主设计的机械臂控制算法实况进行机械臂的全流程控制，保证其在不同的场景下可以安全的工作。手术机器人精度相关的硬件工作主要体现在以下几个方面：

1.自主研发硬件设备

为了保证系统的有效性，研究人员自主研发了快装刀具、锯片、校准工具、腿固定支架等关键硬件设备。上述硬件设备均为自主研发设计，同时符合人体工程学要求，从而在保证系统精度的条件下更加易于使用。

2.硬件设备的关键参数

参数是机械设计的重要组成部分，和自主研发的硬件设备均经过了调研、设计、试验、调整、验证的步骤，通过大量的基础研究获得了各个硬件的关键参数，保证了精度相关硬件的有效性。

四、产品图片

产品图片如图 8-7 所示。

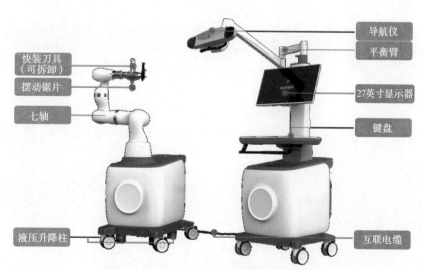

图 8-7　机械臂台车（左）及导航控制台（右）

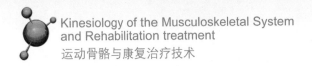

参考文献

[1]刘元捷,李旭. iASSIST 智能辅助导航系统在全膝关节置换中的研究进展[J]. 中国矫形外科杂志,2020,28(04):328-331.

[2]王俏杰,张先龙. 机器人辅助人工全膝关节置换术中下肢对线选择与软组织平衡策略[J].中国修复重建外科杂志,2021,35(10):1228-1226.

[3]孙茂淋,杨柳,郭林,等.手术机器人辅助人工全膝关节置换术改善股骨旋转对线及早期疗效研究[J].中国修复重建外科杂志,2021,35(07):807-812.

[4]BLankenbaker D G,DE SMET A A,FINE J P. Is intra-articular pathology associated with MCL edema on MR imaging of the non-traumatic knee.[J]. Skeletal Radiol,2005,34 (8):462-467.

[5]YANG J C, CHEN C F, LUO C A,et al. Clinical experience using a 3D-printed patient-specific instrument for medial opening wedge high tibial osteotomy[J]. Biomed Res Int,2018:9246529.

第九章 交叉韧带、半月板损伤

学习目的

1.了解膝交叉韧带损伤、半月板损伤的定义、病因及发病机制。

2.熟悉交叉韧带损伤、半月板损伤的临床表现和诊断方法。

3.熟悉交叉韧带损伤、半月板损伤相关医工结合的现状及进展。

案例

患者,男,35岁,平时喜欢打篮球等运动,因"左膝关节外伤后左膝关节疼痛、不稳2个月"来到医院关节运动医学科住院治疗。

目前情况:2个月前打篮球时扭伤左膝关节,当时可闻及膝关节弹响,关节明显肿胀,经过消肿、止疼、支具固定等保守治疗措施,症状明显缓解,但仍存在膝关节疼痛、伴活动时膝关节不稳。半月前,于医院就诊,给予查体及MRI检查。门诊考虑为"左膝前交叉韧带断裂、半月板损伤",准备入院行手术治疗。

专科检查:外科检查步态基本正常,左膝轻度肿胀,双膝皮肤外观正常,皮温不高。左膝关节内侧间隙压痛,局部未触及软组织包块,无浅静脉充盈。左膝活动度正常,浮髌征(一),左膝过伸过屈试验(+),髌骨研磨试验(一),侧方应力试验(一),鸭步试验(+),前抽屉试验(+),后抽屉试验(一),麦氏征(+),轴移试验(+)。

X线检查未见明显异常(见图9-1)。

MRI提示左膝前交叉韧带断裂,内侧半月板损伤(见图9-2)。

入院诊断:左膝前交叉韧带断裂,内侧半月板损伤。

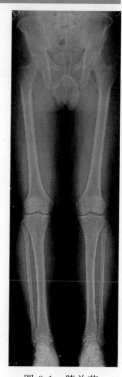

图9-1 膝关节
正位X线影像

Kinesiology of the Musculoskeletal System
and Rehabilitation treatment
运动骨骼与康复治疗技术

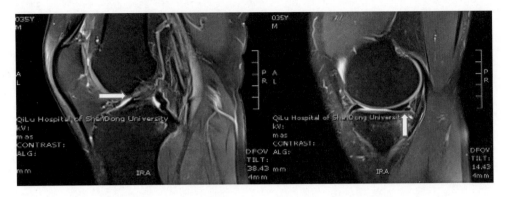

图 9-2　膝关节 MRI 片示断裂的前交叉韧带(左侧)及撕裂的半月板(右侧)

　　患者为年轻男性,运动需求较高,有尽快重返运动的需求,MRI 片可见韧带残端保留较好。与患者沟通后,拟用人工韧带行前交叉韧带重建,术中尽可能修复损伤的半月板。

　　手术过程:患者平卧位,使用下肢止血带,术区常规消毒,铺单。关节镜下可见前交叉韧带自股骨止点完全断裂,可见马尾状残端,内侧半月板可见纵裂。新鲜化半月板创面,使用全内缝合枪缝合内侧半月板。使用定位器,建立胫骨和股骨骨道,骨道内导入 Lars 人工韧带,两端使用钛合金挤压钉固定。被动屈伸膝关节,见人工韧带等长性好。冲洗止血,全层缝合刀口。

　　术后患者按照"手术、康复、测评"的一体化治疗方案处理。术后早期,患者在自媒体视频、临床辅助系统的帮助下,了解了术中情况和个体化康复要点,并在康复科进行了短期的康复治疗。随后在在线康复系统和可穿戴设备的帮助下,设定了康复目标并对每周康复计划的执行情况进行了监督。术后 3 周、2 个月、4 个月左右进行了三次门诊复查,术后 6 个月、12 个月参加了两期运动机能测试和康复指导。术后 12 个月已经可以重返运动场,运动水平没有明显下降。

　　医工结合点:人工韧带是由人工材料制备而成的可用于韧带修复重建的移植物。20 世纪 70 年代起,多种人工韧带产品开始应用于前交叉韧带损伤的治疗。与自体、异体移植物相比,人工韧带无供区并发症和排异反应,力学强度更高,植入后具备即时抗拉强度,无血管化和再塑形过程,患者术后可早期重返运动。这些特点使人工韧带在出现的短期内获得广泛应用。但是,由于材料学、韧带设计、手术理念等问题,在韧带使用上也存在一些经验和教训。随着医学的发展,在人工韧带重建交叉韧带的临床实践中逐渐展示了其优势。过去半个世纪中经历了"兴起-衰落-再兴起"的曲折过程。随着人们对前交叉韧带重建术(anterior cruciate ligament reconstruction,ACLR)和重返运动理论的不断探究,临床医生对采用人工韧带重建前交叉韧带的若干历史问题与成功经验有了深入认识(见图 9-3)。

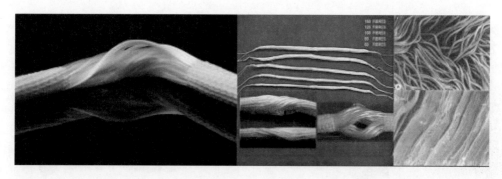

图 9-3　人工韧带

思考题

除了上述案例中人工韧带的使用,还有哪些医工结合的进展给交叉韧带断裂、半月板损伤的患者带来了福音?

一、疾病概述

(一)前交叉韧带

1.疾病简介

前交叉韧带(anterior cruciate ligament,ACL)位于膝关节内,连接股骨与胫骨,主要作用是限制胫骨向前过度移位,它与膝关节内其他结构共同作用,来维持膝关节的稳定性,使人体能完成各种复杂和高难度的下肢动作。解剖和生物力学特点决定了前交叉韧带在人群分布、损伤机制及合并损伤等方面,显现出与其他膝关节损伤不同的疾病特征。文献报道,美国普通人群的前交叉韧带断裂发病率约为 1/3000,而足球运动员每年前交叉韧带断裂的发生率为 60/10 万。对我国现役运动员的普查发现,前交叉韧带断裂的发病率是 0.43%。

2.发病原因

前交叉韧带断裂的主要原因是运动损伤,占 70% 以上。患病人数最多的项目是篮球和足球,此外在从事柔道、摔跤和田径的专业运动员中,以及爱好滑雪、羽毛球、排球运动的普通人中,前交叉韧带断裂也比较多见。非运动损伤,包括交通伤、生产生活意外伤,约占 27%。

3.发病机制

有身体冲撞或者高速度的运动,容易发生前交叉韧带断裂。常见的受伤机制包括屈膝外翻伤、外旋伤、过伸伤等。常见的受伤动作例如足球运动中与对方球员对脚发生外翻伤,篮球运动中带球过人时支撑腿膝关节发生急速扭转发生外旋伤,投篮后单腿落地扭伤,滑雪运动中高速下滑时滑板插入积雪,运动员被绊倒发生过伸伤,都容易导致前交叉韧带损伤。一些群众性运动,例如拔河、跳马、跳箱等也容易发生前交叉韧带损伤。高能量的交通事故中的行人、骑电动自行车跌倒或是一些体质弱的人不慎跌倒,也可能导致前交叉韧带损伤。膝关节解剖结构如图 9-4 所示。

Kinesiology of the Musculoskeletal System
and Rehabilitation treatment
运动骨骼与康复治疗技术

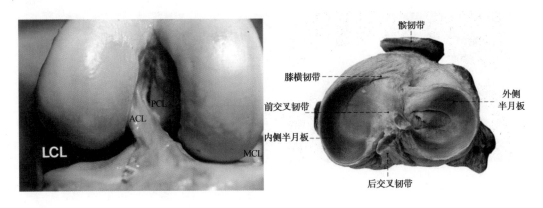

图 9-4　膝关节解剖结构

(二)后交叉韧带

1.疾病简介

膝关节后交叉韧带(posterior cruciate ligament,PCL)起自胫骨髁间隆起的后方,向前、上、内止于股骨内侧髁的外面,膝关节不论伸直或屈曲,前后交叉韧带均呈紧张状态,前交叉韧带可防止胫骨向前移动,后交叉韧带可防止胫骨向后移动。后交叉韧带损伤为强大暴力所致,后交叉韧带损伤在所有膝关节韧带损伤中占 3%～20%。其中,30%是单独损伤,70%是合并其他韧带损伤。生物力学实验证明,后交叉韧带对抗外力的强度相当于前交叉韧带的两倍,它是膝关节屈伸及旋转活动的主要稳定结构,相当于膝关节旋转活动轴。因此,后交叉韧带损伤后不仅造成关节直向不稳,还可以导致膝关节旋转不稳。损伤后功能丧失程度从几乎不影响生活方式到日常活动严重受限均可发生。后交叉韧带损伤可以导致膝关节次要稳定因素的进一步松弛,造成局部疼痛、肿胀和不稳定,可导致退行性骨关节炎。

2.发病原因和机制

屈膝位胫骨上端向后的暴力及膝过伸暴力均可致损伤。

(三)半月板损伤

1.疾病简介

半月板是位于组成膝关节的两块主要骨骼之间的由弹性软骨构成的"C"形缓冲结构。半月板可以起缓冲作用,从而防止关节面软骨受冲击造成的损伤。半月板损伤可由外伤引起,也可由退变引起。因剧烈外伤引起的半月板损伤,可并发膝部软组织的损伤,如侧副韧带损伤、交叉韧带损伤、关节囊损伤、软骨面损伤等,往往也是产生损伤后肿胀的原因。

2.发病原因及机制

(1)外伤性损伤:当膝关节屈曲时,由于旋转,内外侧半月板可随股骨发生前后运动。当这种矛盾运动超出正常范围时,就可能发生半月板的撕裂。

(2)退变性损伤:由于年龄和运动因素,如步行过量等,都可能对半月板产生频繁的刺激和发生超正常生理范围的摩擦负荷,从而使半月板由发生组织变性和微小的破损等病理变化逐渐加重为达到撕裂程度的损伤。

（四）临床表现

1.交叉韧带损伤

新鲜和陈旧性的交叉韧带断裂在临床表现上有所不同。

新鲜断裂主要表现为：①韧带撕裂时伴有撕裂声和关节错动感，关节内出血，导致关节肿胀、疼痛，多数不能继续从事原来的运动，甚至伸直和过屈活动受限。②查体时浮髌试验阳性，Lachman检查松弛、无抵抗。③膝关节MRI检查提示：关节内积血，前交叉韧带肿胀或连续性中断，可以看到残端，股骨髁间窝或股骨外髁后方和相对应的胫骨平台骨挫伤表现。

陈旧性断裂主要表现为：①关节松弛不稳，患者在运动中有膝关节错动感或打软腿，不能急停急转，不能用患腿单腿支撑。②运动中膝关节容易反复扭伤，疼痛，造成半月板损伤后甚至出现反复交锁。③查体：Lachman检查松弛无抵抗，抽屉试验阳性。④膝关节MRI检查提示：十字韧带连续性中断，可以看到股骨外髁和胫骨平台骨挫伤表现。时间过久的，韧带的形态消失，出现骨质增生表现。⑤KT1000、KT2000可以定量检查膝关节前向移位的程度，与对侧相比移动大于3 mm以上。⑥反复扭伤的患者往往继发关节软骨和半月板损伤。

2.半月板损伤

新鲜伤的表现与交叉韧带损伤的表现类似，但肿胀、疼痛等临床症状相对较轻。

陈旧伤的表现：①疼痛：关节特定位置的疼痛，在膝关节某些的活动中，疼痛会明显加重。②交锁现象：对于特定类型的半月板损伤，在膝关节的伸屈活动时，常有突然"卡住"致使膝关节不能伸屈的现象，称为交锁现象。当主动或被动地活动膝关节以后，这种现象可以自行缓解，活动又恢复正常。也有交锁无法恢复造成关节永久无法伸直和屈曲的情况。

二、疾病的诊断、治疗、康复及预防要点

（一）诊断方法

1.症状

首先可以通过患者的病史、临床表现来做出诊断。

2.体格检查

医生可以通过对患者膝关节的视诊来判断有无明显的膝关节内外翻畸形，观察有无明显活动受限，结合触诊判断有无局部红、肿、热的表现。通过按压膝关节内外侧、髌骨处判断有无明显的压痛，结合前后抽屉试验、过伸过屈试验、半月板挤压试验来判断关节内韧带、半月板的损伤情况。

3.影像学诊断

（1）MRI检查：在交叉韧带、半月板损伤中，MRI具有非常重要的临床意义，既可以直接看到断裂、松散的交叉韧带纤维，还能看到撕裂的半月板等，从而提供直接的证据；也可以基于韧带的信号变化、走行方向变化、骨挫伤信号、Segond骨折信号等信息，提供交叉韧带断裂的间接证据；同时，还可以对软骨情况、积液情况、副韧带的情况进行有效

Kinesiology of the Musculoskeletal System
and Rehabilitation treatment
运动骨骼与康复治疗技术

的评估。

（2）X 线及 CT 检查：对于疾病的诊断意义有限，但是对于评估关节的退变，提供疾病诊断的间接证据，在术前及术后评估方面，具有一定的临床意义。

（3）CT 三维重建：螺旋 CT 三维重建可以获取到更加全面的膝关节图像，能从不同角度对受伤部位进行观察。不仅如此，还可以将获得的图像数据通过 MIP、SSD、MPR 等图像处理软件，进行深度处理。不仅可以使图像效果处理得更加清晰，还能将细节放大，对膝关节的每一个部位进行单独的图像模块处理，充分展示其存在的差异性，并反映出膝关节的各项指标情况，如密度、错位程度、骨质、撕裂性等。图像在得到三维重建后，就可以打破原有的局限性。以前的二维图像在一些细节呈现上是容易被忽视的，这也导致了部分误诊等情况的出现。三维立体成像后，膝关节的数据图像可以形成更加直观的图像，减少以往二维图形伪影、重叠等负面因素，以确保观察不被影响。

4.康复评定

除常规针对肢体围度、肌力、膝关节活动度、疼痛等的评估外，还可利用步态分析及三维运动采集与分析系统、柔性力学骨关节监测的多传感系统定量评估疾病严重程度与治疗效果（参见膝关节骨关节炎部分）。此外，一些量表亦可用于评估膝关节功能：

（1）Lysholm 评分：Lysholm 评分由瑞典学者于 1982 年提出，1985 年重新修正后被应用于各种膝关节疾病，属于问卷式他评量表。研究表明，正常人群中女性得分低于男性。量表从跛行、支撑、交锁、疼痛、不稳定、肿胀、爬楼梯和下蹲 8 项条目对膝关节功能进行评估。总分 100 分，其中疼痛和不稳定所占分值较高。Lysholm 评分强调患者对于症状的主观感觉，它结合数字式的评分和患者日常活动级别，能对患者功能障碍的程度做出划分。研究表明，该量表对前交叉韧带重建患者最可靠，在评估自我限制活动的患者时得分差异更显著，因此，为使评估结果更全面，建议与膝关节活动水平简易测评量表联合使用。

（2）国际膝关节文献编制委员会膝关节评估表（Internationa Knee Documentation Committee knee evaluation form，IKDC）：该评分由膝关节评估表（10 项条目）和膝关节韧带检查表（8 项条目）组成，内容包含关节疼痛、运动水平和日常活动能力，总分 100 分。其 Cronbach's α 系数为 0.91，ICC 为 0.94，与 Lysholm 评分及医疗结果研究 36 项简表相关性较高，聚合效度和区分效度良好。IKDC 可针对膝关节的症状、功能和体育活动适应能力等进行评估，有助于比较不同膝关节疾病，但是不能反映患者的基本生活环境。

（二）治疗

1.急性期处理

（1）膝关节冰敷以便消肿止痛。

（2）关节制动，必要时加压包扎，减少再出血。

（3）如没有条件近期手术，在肿痛减轻后，进行膝关节活动度练习和下肢肌力练习。

2.非手术治疗

如患者损伤较轻，或者临床症状较轻，患者运动需求较低，可以通过系统的运动康复训练等保守治疗缓解症状。患者的医疗决定需要专业的医生团队来评估。患者需要充分知晓最佳的治疗方式。如果手术为最佳治疗方式,而患者坚持采用非手术治疗,患者需要对利弊情况有充分的认识。

3.手术治疗

(1)手术的最佳时机是在术后 3 个月之内,超过 6 个月,将会明显增加骨关节炎的风险。

(2)关节镜手术技术成熟,创伤小,恢复快。

(3)重建的韧带可以选用的移植物材料包括自体材料(如腘绳肌腱、自体髌腱等)、异体肌腱或人工韧带等。

(4)重建的韧带需要用到的固定材料包括金属界面螺钉、可吸收界面螺钉、袢钢板等。

(5)半月板损伤根据术中情况,可以采用半月板切除、成形,或者缝合修复术。关节镜下所见如图 9-5 所示。

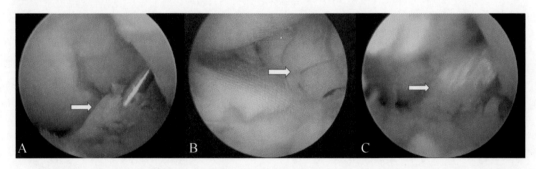

A:断裂的前交叉韧带(手术重建过程中);B:缝合修复后的半月板;C:前交叉韧带(人工韧带)

图 9-5　关节镜下所见

(三)康复

康复治疗贯穿于交叉韧带损伤、半月板损伤的整个治疗过程,既可以作为单独的保守治疗内容,也可以作为术前预康复和术后康复的组成部分。现根据是否进行手术对相关康复治疗分别进行介绍。

1.保守治疗

(1)健康宣教:改变不良的生活及工作习惯、避免长时间跑、跳、蹲,减少或避免爬楼梯、爬山等活动,减重。

(2)药物治疗:可酌情使用消肿、镇痛、营养软骨等药物。

(3)物理因子治疗:主要作用是促进局部血液循环、减轻炎症反应、消肿止痛、预防肌肉萎缩等。常用方法包括冷疗、热疗、磁疗、高频电疗、经皮神经电刺激、低频或中频脉冲电刺激等。

(4)运动疗法:采用正确合理的运动方式可改善关节功能,缓解疼痛,提高运动能力。常用方法包括:①肌肉力量训练,如下肢及核心肌肉训练,既可改善关节稳定性,又可促进局部血液循环。②关节活动度训练,避免关节粘连。③本体感觉训练。④灵活性训

Kinesiology of the Musculoskeletal System
and Rehabilitation treatment
运动骨骼与康复治疗技术

练。⑤运动专项训练。

2.手术术前和术后治疗

对于拟接受手术治疗的患者,术前一方面应利用药物、物理因子治疗、关节活动度训练等手段,促进损伤关节消肿、缓解疼痛、改善关节活动度,为手术创造良好条件;另一方面应指导患者提前学习拐杖等康复辅具的使用。

术后应根据患者情况循序渐进开展康复治疗,预防各类并发症,促进膝关节功能恢复。以前交叉韧带损伤为例,术后康复可大致分为五个阶段:第一阶段(术后 0～2 周),主要目的为减轻疼痛和关节肿胀,预防下肢静脉血栓等并发症,进行早期肌力和关节活动度训练;第二阶段(术后 3～5 周),逐步加强肌力和关节活动度训练,提高关节稳定性及控制能力,改善步态;第三阶段(术后 6 周～3 个月),进一步强化肌力训练,改善关节稳定性,恢复日常生活活动能力;第四阶段(术后 4～6 个月),强化肌力及关节稳定训练,在恢复日常生活活动的基础上逐步恢复体育运动;第五阶段(术后 7 个月～1 年),全面恢复体育运动。

(四)预防

1.规范技术动作;良好的体育道德,不采用犯规动作。

2.增加下肢肌肉力量练习和协调性练习。

3.佩戴必要的比赛护具。

4.保持场地灯光、地面无安全隐患。

5.防止疲劳训练和比赛。

三、医工交叉应用的展望

近年来,随着工科技术的飞速发展,骨科学进入了一个崭新的研究领域——医工交叉。人工韧带即是其中的一个重要组成部分,人工韧带的类型见图 9-6。[①]

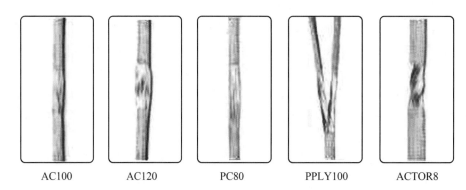

AC100　　　AC120　　　PC80　　　PPLY100　　　ACTOR8

---

① 此部分内容引自中国著名运动医学专家陈世益教授的文章《走出人工韧带重建前交叉韧带的历史误区——总结中国成功经验》。

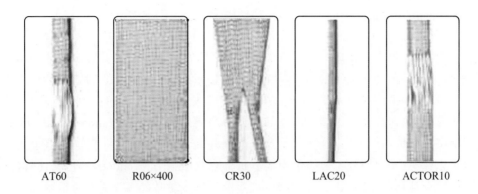

| AT60 | R06×400 | CR30 | LAC20 | ACTOR10 |

图 9-6　各种类型的人工韧带

（一）移植物分类

目前临床上用于前交叉韧带重建术（ACLR）的移植物可分为三类：自体移植物、同种异体移植物和人工韧带。人工韧带是由高强度人工材料制备而成、可用于韧带修复重建的移植物。二战以后，化学材料和纺织工业的发展促使外科医生们尝试将由聚合物制成的人工韧带用于修复重建受损的 ACL。早期的研究者中不乏一些骨科运动医学的先驱者，他们认为与传统自体移植物和同种异体移植物相比，使用人工韧带修复重建 ACL 不存在供区并发症和疾病传播风险；且人工韧带的力学强度普遍优于自体移植物和同种异体移植物；采用人工合成材料植入后无"韧带化"过程，不会出现因组织坏死、血管化、重塑形导致的移植物力学强度降低。同时，动物实验也显示多孔合成材料如聚酯纤维能够支持宿主胶原纤维组织向内生长。上述特点允许患者在采用人工韧带重建 ACL 术后早期康复，实现快速重返运动。

自 20 世纪 70 年代起，临床用于 ACLR 的人工韧带产品不少于 20 种，其中部分产品如 DacronTM、Gore-TexTM 和 Kennedy-LADTM 曾获美国食品药品监督管理局批准用于 ACLR。然而采用人工韧带重建 ACL，在应用过程中出现了一定的失败率，加之前期在美国快速发展的组织库商业公司的激烈竞争与相互贬低，人工韧带的应用很快陷入了低潮，理由是失败率高且存在严重的术后并发症。质疑之下，1990 年 Gore-TexTM 等人工韧带遭到弃用。早期失败经历使相当数量的骨科运动医学医生和后来加入的年轻医生们对采用人工韧带重建 ACL 存留恐惧心理与偏见。

2000 年，一篇来自加拿大骨科协会的报道显示，仅 12％的医生选择在慢性 ACL 损伤中使用人工韧带，而对于急性 ACL 损伤，这一比率也仅为 16％。为了解决早期人工韧带在 ACL 术中遇到的问题，法国医生拉布罗（Laboreau）开发了韧带先进增强系统（ligament advanced reinforcement system，LARS）。LARS 是一种分段编织的聚酯韧带，由两端编织与中间游离丝仿生旋转设计两部分组成，通过穿越 ACL 残端组织以诱导自体纤维组织与移植物游离丝整合，两端挤压螺钉固定。在手术技术方面，Laboreau 强调了"等长"重建的必要性。鉴于该韧带产品的独特性，LARS 在文献中被称为"新一代人工韧带"。

Kinesiology of the Musculoskeletal System
and Rehabilitation treatment
运动骨骼与康复治疗技术

与欧美等国家的情况不同,我国骨科运动医学开展 ACLR 始于 2000 年前后,国内同行并未经历过国外人工韧带重建 ACL 的早期失败潮,因此大多数从业者对这一手术并无偏见。自 2004 年 7 月复旦大学附属华山医院成功完成中国首例 LARS 重建交叉韧带手术,至此新型人工韧带 ACLR 在全国范围内开始得到推广应用。经过严格的患者选择和临床疗效观察,采用新型人工韧带重建 ACL 短期临床疗效令人满意,来自随机对照试验的结果显示,其在恢复关节稳定性方面显著优于采用骨-髌腱-骨(bonepatellartendon-bone,BPTB)自体移植物的 ACLR。中远期前瞻性临床随访结果进一步表明,采用新型人工韧带重建 ACL 的疗效不亚于采用胭绳肌肌腱(hamstring tendon,HT)自体移植物,更优于同种异体移植物的 ACLR。有趣的是,我们总会发现有部分学者对采用人工韧带重建 ACL 存在偏见,尽管他们根本没有见过人工韧带,也没有使用经验,只是道听途说而已。这些观念在人工韧带 50 年的应用历程中已逐步固化,形成围绕人工韧带重建 ACL 的"历史误区"。正如诺贝尔生理学或医学奖获得者洛伦兹(Lorenz)所言"从试验和成功中学到的知识比从试验和错误中学到的东西更多"。走出误区不仅需要细致剖析失败案例,更要求对成功案例的特点进行分析和总结。

(二)成功经验

人工韧带的自身力学强度是其能够成功应用于 ACL 手术的重要基础。新一代人工韧带采用了仿生分段设计,分为中央段和骨隧道段。中央段采用自由纤维,一方面避免纤维间摩擦导致韧带断裂,另一方面关节内纤维部分在类似于自然韧带的情况下进行了预旋转处理,这种旋转结构符合韧带在膝关节最后伸直 15°时的扣锁机制,减小了韧带应力过高。此外,韧带采用聚对苯二甲酸乙二醇酯,允许自体组织向纤维丝内生长。人工纤维间的软组织可充当黏弹性单位,减小韧带纤维与骨隧道间以及纤维自身间的摩擦。这使新型人工韧带拥有了早期产品不具备的生物力学优势。

新一代人工韧带由聚对苯二甲酸乙二酯制成,其材料特点为刚度高、变形能力差。鉴于这种新型人工韧带的组织黏弹性和延展性较差,强调采用人工韧带重建 ACL 成功的关键是等长或类等长重建。为确定 ACL 移植物的最佳位置,准确选择等长或类等长点十分重要,这意味着人工韧带移植物在股骨和胫骨隧道内口间的距离,在膝关节屈伸过程中始终保持恒定或接近恒定的张力长度。这可以避免膝关节屈伸过程中移植物长度变化而导致的移植物张力变化。值得注意的是,绝对等长可能难以达到,而接近等长也称之为类等长,允许等长距离变化<2 mm。保留天然 ACL 残端以实现鞘内重建很可能是采用新一代人工韧带重建 ACL 获得成功的必要条件。这一方面有利于本体感觉和膝关节功能的恢复,另一方面为自体组织长入创造良好条件。基础研究证明,天然 ACL 残端中的机械感受器在本体感觉中具有重要作用,有助于维持膝关节的动态稳定性。理论上,保留残端的 ACLR 不仅有助于移植物的定位与覆盖,而且对本体感觉的恢复亦有积极作用。田边(Tanabe)等发现 ACLR 中残端充分覆盖移植物可改善术后关节稳定性。规范和早期的运动康复是新一代人工韧带重建 ACL 获得成功的有力保障。在恢复膝关节稳定性的前提下,允许早期负重行走、恢复关节活动度、早期锻炼肌力、训练本体感觉,可有效帮助患者重返日常生活并建立信心。后续肌力强化训练、跳跃练习以及相关专项

测试等内容能够为患者重返不同强度的运动奠定基础。需要指出的是,对于术前存在关节肿胀、活动度受限或步态不佳的 ACL 损伤患者,积极的术前康复同样重要,一方面能够有效减轻患者的紧张不适,另一方面能够使术后康复更加顺利进行,尤其对于期望早期重返运动的患者。

（三）总结

基于循证医学证据,走出历史误区,新型人工韧带在世界范围内已被用于 ACLR,也已证实其失败率显著低于自体移植物或同种异体移植物的 ACLR,术后滑膜炎仅为"偶发"不良事件。目前没有证据表明人工韧带材料寿命与直接导致移植物失效或断裂有关。人工韧带手术成功与以下四项因素有关:理解人工韧带材料自身力学特点、采用等长或类等长重建技术、保留天然 ACL 残端、规范早期运动康复。

参考文献

［1］徐成.螺旋 CT 三维重建对膝关节外伤性骨折的诊断效果［J］.影像研究与医学应用,2021,5(8):109-110.

［2］陈天午,陈世益.走出人工韧带重建前交叉韧带的历史误区——总结中国成功经验［J］.中国医学前沿杂志(电子版),2020,12(9):前插 1,1-7.

第十章

肱骨近端骨折

学习目的

1. 了解肱骨近端骨折的定义、流行病学和损伤机制。
2. 熟悉肱骨近端骨折的临床特点、分型和诊断方法。
3. 熟悉肱骨近端骨折相关医工结合的现状及进展。
4. 掌握肱骨近端骨折的治疗方法。

案例 1

患者，男，65 岁，农民，既往体健，因"摔伤致左肩部疼痛并活动障碍 1 天余"来到医院创伤骨科住院治疗。

目前情况：患者 1 天前因骑电动车摔伤致左肩部疼痛并活动障碍，伤后神志清楚，无头晕头痛、恶心呕吐、胸闷憋喘、腹痛腹胀等不适，就诊于当地医院，X 线提示左肱骨近端骨折，予以患肢制动、口服止痛药物等处理。为求进一步治疗，以"肱骨近端骨折"收入医院，拟行手术治疗。

专科查体：患者痛苦面容，左上肢吊带悬吊制动，左肘关节被动屈曲位，左肩部皮肤青紫淤血，左肩部明显肿胀、压痛，左肩关节活动受限，左上肢浅感觉无明显减退，左肩部肌力检查因疼痛无法配合，左侧桡动脉搏动可，左腕关节及手指活动自如，末梢循环可，Hoffmann sign(－)。

X 线及 CT 三维成像检查：左肱骨近端四部分骨折脱位，肱骨头向内后方移位（见图 10-1）。

入院诊断：左肱骨近端骨折脱位。

对于肱骨近端四部分骨

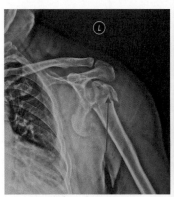
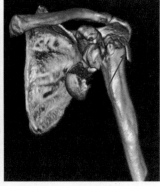

图 10-1　左肩部 X 线影像及 CT 三维成像

折脱位,肩部疼痛剧烈,严重影响肩关节活动,导致生活质量明显下降,手术治疗毫无争议。对于此类骨折,目前手术方式有骨折复位内固定(保头)和关节置换(反肩和半肩关节置换)两种。经与患者及家属充分沟通后,决定行保头手术治疗。完善各种术前常规检查,排除手术禁忌,于入院后第 2 天在全身麻醉下行左肱骨近端骨折脱位切开复位髓内钉内固定术。因患者高龄,且肱骨近端四部分骨折脱位复杂程度高,容易出现内固定失败,采用钉中钉技术以获得更强的稳定性(见图 10-2),术后行核素骨扫描及动脉造影以判断肱骨头血运情况,为后续治疗提供依据。

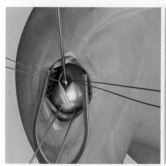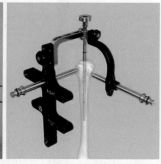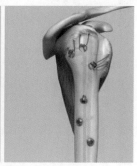

图 10-2 Multiloc 设备、工具

手术过程:全身麻醉成功后,患者取沙滩椅位,左肩部术区常规消毒铺巾,于左肩峰前方做长约 5 cm 纵向切口,依次切开,分离三角肌前群,显露切开肩袖并用 10 号丝线标记,保护肱二头肌长头腱,探查见肩部空虚,肱骨头、大结节、小结节、肱骨外科颈骨折,肱骨头完全脱位并向内后方移位,取出肱骨头,将其复位后克氏针临时固定,透视见骨折复位可,正位+腋位透视定位进针点,置入限深导针,空心钻开口,沿导针置入肱骨近端髓内钉主钉(Multiloc),导向器辅助下近端置入 4 枚螺钉、钉中钉 1 枚、远端置入 2 枚螺钉。依次复位大小结节,以 4 枚小皮钉固定,严密缝合修复肩袖,透视见骨折复位满意、内固定位置满意。冲洗创面、彻底止血,逐层关闭刀口,留置引流管一根。手术顺利,术中出血少,术后患者安返病房,术后复查 X 线及 CT 示骨折复位固定良好(见图 10-3)。

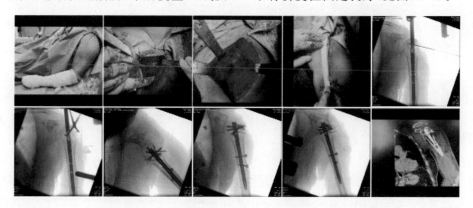

图 10-3 术中体位、手术显露、术中透视及术后复查

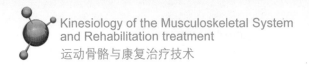

术后患者左臂悬吊固定1周以利于肩袖修复,然后逐步开始肩关节被动、主动功能锻炼,通过配合使用消炎止痛药物,患者在功能锻炼过程中没有明显的疼痛。术后核素骨扫描示左肱骨近端骨质代谢异常,考虑术后改变(见图10-4);左锁骨下动脉造影见左旋肱前动脉及旋肱后动脉显影良好。术后10天患者顺利出院,术后1个月复查肩关节功能有改善。

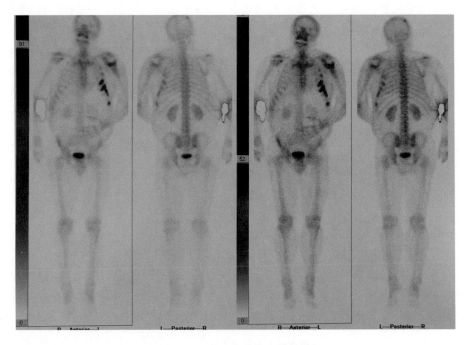

图10-4 术后全身核素骨扫描

医工结合点:肱骨近端髓内钉技术利用坚固的软骨下骨改善锚定效果,操作远离骨折端以保护断端血运,钉中钉技术增强骨质疏松患者的固定强度,埋头式螺钉减少撞击风险,钝性钉尖减少穿透对侧皮质风险,肱骨距螺钉支撑内侧粉碎骨折,缝扎孔确保肩袖肌肉的可靠附着,聚乙烯内衬提供成角稳定并减少螺钉退钉风险。髓内钉技术生物力学上更加稳定,降低了内固定失败的概率。智能化设计工具简化手术步骤、缩短手术时间,使得肱骨近端骨折患者得以早期康复、取得更好的治疗效果。

案例 2

患者,女,37岁,公司职员,既往体健,因"外伤后右肩部疼痛并活动障碍1天"来到医院创伤骨科住院治疗。

目前情况:患者于1天前不慎摔倒伤及右肩部,伤后神志清楚,感右肩部疼痛并活动障碍,无头晕头痛、胸闷憋喘、腹痛腹胀等不适,至医院急诊科就诊,X线及CT检查提示右肱骨近端骨折,予以患肢悬吊制动,为求进一步治疗,以"肱骨近端骨折"收入院,拟行手术治疗。

专科查体:患者痛苦面容,右上肢吊带悬吊制动,右肘关节被动屈曲位,右肩部可见皮下血肿,肿胀明显,压痛,右肩关节活动受限,右上肢浅感觉无明显减退,右肩部肌力检查因疼痛无法配合,右侧桡动脉搏动可,右腕关节及手指活动自如,末梢循环可,Hoffmann征(-)。

X线及CT三维成像检查:右肱骨近端四部分骨折(见图10-5)。

入院诊断:右肱骨近端骨折。

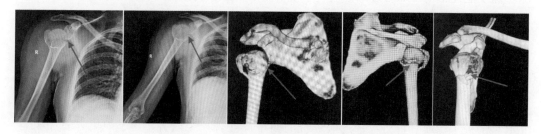

图 10-5　右肩部 X 线影像及 CT 三维成像

患者入院后完善术前常规检查,经与患者及家属充分沟通后,于患者入院后第3天行肱骨近端骨折切开复位钢板内固定术。

手术过程:全身麻醉成功后,患者取沙滩椅位,右肩部术区常规消毒铺巾,于右肩锁关节前下方至右臂取前外侧弧形切口,长约15 cm,依次切开皮肤、皮下及深筋膜,于胸大肌、三角肌间隙分离进入,注意保护头静脉,将三角肌向外侧牵开、胸大肌向内侧牵开,显露切开肩袖并用10号丝线标记,保护肱二头肌长头腱,显露肱骨近端骨折端,探查见大结节、小结节、肱骨外科颈粉碎性骨折,肱骨头前倾,将骨折复位后克氏针临时固定,于肱骨近端外侧放置一枚肱骨近端解剖锁定接骨板并数枚螺钉固定,透视见骨折复位满意、内固定位置满意。于接骨板缝合孔处严密缝合修复肩袖,冲洗创面、彻底止血,逐层关闭刀口,留置引流管一根。手术顺利,术中出血少,术后患者安返病房。

术后患者采用加速康复理念进行肩关节功能康复训练。通过术中区域神经阻滞、术后配合止痛药物,患者早期即可在无痛状态下行肩关节被动功能锻炼。术后复查X线示骨折复位固定满意(见图10-6)。术后1周患者顺利出院,继续家中自行肩关节功能锻炼,术后1个月复查肩关节功能良好。

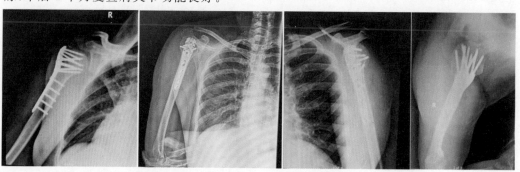

图 10-6　术后复查肩关节正侧位、冈上肌出口位及腋位 X 线影像

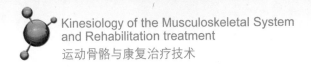

Kinesiology of the Musculoskeletal System
and Rehabilitation treatment
运动骨骼与康复治疗技术

医工结合点:肱骨近端解剖锁定接骨板是成角稳定的解剖型接骨板,更符合肱骨近端解剖形态,不同方向、多种选择的螺钉孔设计更加精确地适应各种骨折类型,以确保最佳的应力分散,通用性好。肩袖缝合孔的设计利于肩袖的修复固定,增加肩关节稳定性。

思考题

除了上述案例中肱骨近端髓内钉系统的使用,还有哪些医工结合的进展给肱骨近端骨折患者带来了益处?

一、疾病概述

(一)定义和病理生理

肩关节是四肢骨骼中活动性最大且最不稳定的关节,骨折-脱位在此部位的发生率高于其他的近干骺端骨折。肱骨近端骨折的四个标准骨片为肱骨头、大结节、小结节和肱骨干。解剖颈位于结节上方,肱骨关节面下方。肱骨外科颈为肱骨大结节、小结节移行为肱骨干的交界部位,该部位是松质骨和密质骨的交接处,易发生骨折。肱骨颈干角平均为 130°(123°~136°),肱骨头一般为后倾,与远端肱骨上髁轴成角大约 25°(18°~30°)。对尸体的研究发现,关节面下的软骨下骨密度最高,骨密度向几何中心直至干骺端逐渐降低,外侧抵抗压缩力量强大,内侧机械强度较低。

肱骨近端位于三角肌、肩部肌肉以及肩袖深处。肱骨结节间沟为致密的骨皮质,内有肱二头肌长头腱走行,长头腱是骨折修复过程中的重要解剖标志,同时在骨折伴随脱位的情况下能将脱位的骨端导向至关节盂的位置。肱骨大结节为冈上肌肌腱、冈下肌肌腱和小圆肌肌腱的附着点,肱骨小结节为肩胛下肌肌腱的附着点,骨折时大小结节分离错位是由它们各自的软组织附着牵拉引起的。结节段移位以及骨连接不正会引起肩袖长期功能失调或导致肩峰下或喙突撞击。通过应用肩袖缝线修复,这些重要的肌腱附着处使骨质疏松患者肱骨近端骨折容易复位与固定。

肱骨近端血供的损伤可能引起肱骨头缺血坏死,肱骨头的主要供应血管一直被认为是弓状动脉-旋肱前动脉的前外升支,但是赫特里希(Hettrich)等的研究显示,旋肱后动脉供应肱骨头 64% 的血液供应。背内侧干骺端外科颈骨皮质的长度对于肱骨头的血供至关重要。外展移位的外科颈骨折通常会破坏内侧铰链,因此也可能中断肱骨头的血供。

(二)发病率

肱骨近端骨折是最常见的骨质疏松性骨折之一,占四肢损伤的 5%,年发病率为 63/10 万~105/10 万人,发病率随着年龄增长而升高。年轻人中发生的骨折多由高能量损伤引起,如运动损伤、交通事故或坠落伤等。在老年患者中,其主要的骨折原因为低能量骨质疏松性损伤。其他任何原因引起的低龄骨质疏松症都会增加骨折的风险,女性更年期提前是本病最常见的诱因之一。

(三)病因

在肩部受到冲击时,肩部所受到的外力、肩部肌肉产生的内力以及肱骨近端骨质密度决定了骨折的形态和接下来的脱位情况。骨折可由直接冲击造成,年轻患者中为高能量损伤,通常伴随较为严重的软组织损伤,骨折粉碎程度也较重。大多数为老年患者平地摔倒时外伸的手臂间接传导至肩部所致。轻微损伤或无损伤引起的骨折多系骨肿瘤或感染引起的病理性骨折。有明确损伤但 X 线未发现异常的持续肩部疼痛患者多系隐匿性骨折(多为大结节处)或肩袖损伤,这可通过超声或 MRI 明确诊断。

(四)临床表现

肱骨近端骨折主要表现为肩部淤青、肿胀、畸形,疼痛明显、持续性,肩关节主动、被动活动受限,肘关节被动屈曲位,健侧手托住患臂,头和躯干向患侧倾斜。

二、疾病的诊断、治疗及康复要点

(一)诊断

根据患者肩部直接或间接外伤病史、临床表现及体格检查,结合影像学资料(X 线、CT,甚至 MRI),肱骨近端骨折可以明确诊断。

1.体格检查

肱骨近端骨折完整的查体应全面评估上肢,并注意排除其他部位的损伤,如颈部和脊柱。由于骨折端位于肩部肌肉深处,肢体的肿胀和淤青可扩展至相关区域,尽管肿胀的程度不能代表潜在的骨折严重性,但是非常严重的肿胀常常提示潜在的血管损伤。血管损伤在三部分或四部分前部骨折-脱位中相对常见,移位的肱骨头以及骨干均可能对血管造成损伤,胳膊有明显牵拉的损伤会造成血管内膜的撕裂。尽管开放性骨折并不常见,但脱离末端(off-ended)骨折伴近端严重前脱位有时会产生上臂局部皮肤压力性坏死,此类患者一定要仔细重复检查前方软组织情况。一般肱骨近端骨折肩关节的畸形可以并不明显,而明显的畸形则提示存在肩关节脱位。肩关节活动受限应注意与肩袖损伤相鉴别。此外,应注意评估腋神经的运动和感觉功能,如存在肩关节脱位,应注意评估臂丛神经的功能并检查手腕的脉搏。

2.影像学检查

基于 X 线的穿透性、可吸收性、荧光效应、感光效应和人体组织结构固有的密度差异,其是评估肱骨近端骨折最佳的基础检查方法,创伤系列片包括肩关节正位、侧位以及腋位。骨折患者因疼痛以及进一步骨折移位的风险,无法拍摄标准的腋位片,可行改良腋位片(Velpeau)代替。X 线可以提示骨折部位、有无伴随脱位、粉碎程度及移位方向。

对于复杂肱骨近端骨折的评估,计算机断层扫描(CT)有着重要意义,可以生成身体内部结构的详细图像。冠状位、矢状位以及三维重建可提供骨折线、关节盂和肱骨头的细节信息,还能发现传统平片不易发现的关节面损伤。螺旋 CT 在扫描过程中采用螺旋途径,收集图像之间没有间隙,其扫描准确性和速度可能会随着螺旋 CT 的应用而得到大幅提高。

MRI 是通过产生强大的磁场迫使人体内质子与磁场对齐,根据这些磁性来区分各类型的组织,尤其适用于神经、肌肉、肌腱、韧带、血管、软骨等软组织成像,在骨折评价中并不常用,但在评估肩袖损伤、臂丛神经损伤中有重要价值。

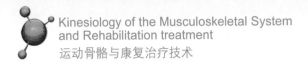

Kinesiology of the Musculoskeletal System
and Rehabilitation treatment
运动骨骼与康复治疗技术

3.骨折分型

(1)Neer 分型:1970 年,基于肱骨近端骨折的四个解剖部分及其移位提出了 Neer 分型。骨折是否存在移位的判断标准为:骨折块之间移位>1 cm 或成角>45°。一部分骨折:无论骨折线数量多少,只要未达到上述移位标准,说明骨折部位尚有一定的软组织附着连接,有一定的稳定性。两部分骨折:肱骨近端四个解剖部位中,仅一个部位发生骨折并移位,包括解剖颈骨折、大结节骨折、小结节骨折或外科颈骨折。三部分骨折:有两个部位骨折并移位,常见的是大结节、外科颈骨折和小结节、外科颈骨折。四部分骨折:四个部位都发生骨折移位时,形成四个分离的骨块,此时肱骨头向外侧脱位,成游离状态,血液供应严重破坏,极易发生缺血坏死。

(2)AO/OTA 骨折与脱位分型:根据 AO/OTA 骨折与脱位分型,骨折的严重程度从A1 到 C3 递增(A 为关节外单灶性骨折,B 为关节外双灶性骨折,C 为关节内骨折),总共分为 27 个亚型,该分型可指导治疗并预测肱骨头血供情况,以及判断预后。

(3)LEGO 分型:赫特尔(Hertel)等提出了肱骨近端骨折的乐高(LEGO)分型系统,这种分型着重描述各部分骨折之间骨折线的位置以及骨折块的组合和数量。

4.康复评定

(1)运动功能评定:肱骨近端骨折后,患肢运动功能通常受到影响,通常对以下几方面进行康复评定,以指导后期康复治疗。如关节活动度测量、肌力评定、患肢周径等。

(2)感觉功能评定:主要是疼痛感觉,可用 VAS 评分量表进行评定。

(3)日常生活活动能力:应用 Barthel 指数评分量表对患者骨折后日常生活中各行为进行评估,主要评定生活自理能力,如穿衣、洗漱、吃饭等,可帮助制订后期康复治疗计划以及评定康复治疗效果。

(二)治疗

肱骨近端骨折适当治疗方式的选择取决于骨折类型、骨质、致伤应力、术者技巧、患者的依从性以及患者的预期。

1.非手术治疗

非移位和嵌插肱骨近端骨折可用上肢三角巾悬吊 2～3 周并早期开始肩关节钟摆运动,然后开始主动活动度的康复。对于伴有骨质疏松的 75 岁以上、对功能要求较低的移位型骨折患者,同样也应该选择保守治疗,必要时在影像监视下闭合复位并悬吊制动。

2.手术治疗

肱骨近端骨折复位和固定指征包括移位型骨折、头劈裂型骨折、伴随血管神经损伤、开放性骨折、内侧铰链中断的不稳定性骨折、浮肩、多发创伤、难以复位的骨折脱位。

(1)内植物的选择:肱骨近端骨折内植物的选择应基于骨折的具体特点,如骨折类型、患者特点以及软组织情况。肩袖的功能同样是一个重要的因素。克氏针通常用于伴有骺板损伤的未成年患者,缝线、张力带或螺钉可用于骨质良好的二部分结节骨折。锁定钢板广泛应用于移位型肱骨近端骨折,但钢板相关的并发症以及骨质问题需纳入考虑。如果术中能获得闭合复位并维持,则可行经皮固定、微创经皮钢板内固定术或髓内钉固定等微创固定技术,从而减少骨折部位血供的进一步破坏。对于复杂骨折或者老年患者骨折伴脱位及骨质疏松,可以考虑关节置换。近10年来,反肩关节置换术受到广泛关注,相比半肩关节置换术,其可得到更加可预测且较好功能结果,然而目前对于反肩关节置换术假体的使用寿命仍存在疑问。

(2)术中体位:肩部手术中,使患者保持良好的体位特别重要。患者于透X线的手术床上取沙滩椅位,使患者处于半卧位并双膝屈曲,将手术床头抬高25°～30°以降低静脉压力,使用头部固定装置以拆除手术床上方的部分,在脊柱和肩胛骨内侧边缘的下方放置两块手术巾以抬高患肢,使肩部向上并显露出来,在手术床上连接上肢短托板或者采用其他臂部支撑方法,以便整个手术期间可以根据需要将手臂抬高或降低,显露肩峰前方的肱骨头。或者,患者可以采用改良仰卧位(30°～40°朝向对侧)于完全透X光的手术床上。透视仪的位置应能从两个平面上观察整个肱骨全长,如位于患者头侧或健侧(见图10-7)。

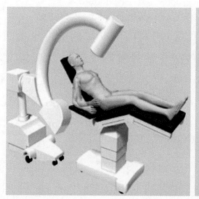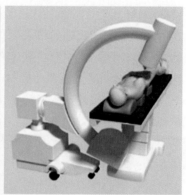

图10-7　术中体位及透视情况

(3)手术入路

三角肌胸大肌入路:该入路为肩部手术使用频率最高的手术入路,切口起自喙突近端,经过三角肌前方,延展至三角肌的中远端,分离头静脉并将其牵拉向外侧至三角肌,或向内侧至胸大肌,然后显露三角肌及胸大肌之间的间隔,打开锁胸筋膜,确认喙肩韧带,钝性分离肩峰下间隙和三角肌下方,以及向远端部分松解三角肌附着点以提供视野,手臂轻度外展使三角肌松弛,使其可以被牵拉向外侧而不产生额外的张力,术中应注意保护肩峰上三角肌附着点的前部,位于大小结节之间的结节间沟内有肱二头肌长头腱走行,可以作为辨认大小结节的重要标志。该入路的优势:给予三角肌更好的保护,关节囊下方更好的视野及松解,更低的腋神经损伤风险。该入路的劣势:由于外侧三角肌的阻碍使得钢板放置更困难,结节后方的视野较差,肌肉发达的个体中暴露较为困难。

经三角肌入路:该入路可用于大结节骨折、MIPPO或髓内钉技术。切口起自肩峰的前外侧角,沿肱骨近端外侧面向下延展5cm,将三角肌前束及中束钝性分离直至三角肌下滑囊,注意保护腋神经,如存在结节骨折,需要修复或需进行MIPPO,可在三角肌劈裂处肩峰外侧5cm放置固定缝线以防止腋神经损伤,肩关节内或外旋以完成大结节的复位及固定,放置外侧钢板时应注意仔细地将其置于神经下方。该入路的优势:大小结节更好的视野,肱骨近端外侧面钢板更易放置。该入路的劣势:存在三角肌损伤、腋神经损伤风险。

(4)复位与固定:骨-肌腱结合处的牵引缝线有助于复位结节骨块而不引起骨块的进

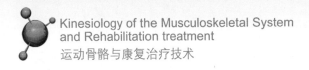

Kinesiology of the Musculoskeletal System
and Rehabilitation treatment
运动骨骼与康复治疗技术

一步粉碎。对于单纯结节型二部分骨折,缝线比螺钉更为可靠;对于外科颈型二部分骨折,内侧皮质的复位很重要,尤其在内翻骨折中;对于更加复杂的三部分或四部分骨折,总是使用"撬棒技术"以恢复正常颈干角及后倾角。可用从肱骨头到肱骨干或经前方从肱骨干到肱骨头打入的克氏针临时维持复位,避免妨碍钢板的置入。

拉力螺钉可用于单纯的结节型骨折、骨质良好的二部分骨折或与其他内植物一起用于复杂骨折。因为在肱骨近端干骺端部分螺钉固定的强度相对较弱,不建议单独使用螺钉,可使用缝合锚(双滑轮技术)以获得更好的复位及固定强度。此外,沿着钢板及髓内钉附加缝线固定可以获得更好的生物力学稳定性。

锁定钢板是肱骨近端骨折固定中应用最为广泛的内植物,钢板应放置于结节间沟的外侧,经导板近端的孔插入一枚克氏针以证实钢板轴线的位置,肱骨距螺钉(沿肱骨外科颈内侧弧度的切线方向植入2枚螺钉)对内侧支撑的维持至关重要,尤其在内侧皮质粉碎的内翻移位骨折。MIPPO技术仅限于治疗复杂的肱骨近端骨折,避免了软组织的过多切开,降低了骨折不愈合和感染的风险,但若在闭合复位难以完成的情况下应考虑切开复位。

髓内钉可以使骨折端的手术暴露最小化,创伤更小,可以提供足够的轴向和旋转负荷稳定性。新研发的多向交锁髓内钉用于结节骨折固定,且有助于使用缝线修复肩袖。髓内钉可用于外科颈二部分骨折和某些肱骨近端环状结构相对完整的三或四部分骨折。生物力学实验已证实髓内钉比锁定钢板能够更好地抵抗弯曲和旋转应力,但髓内钉的置入可能会引起医源性大结节骨折和肩袖损伤,以至于术后产生持续的症状和无力。因此使用直钉避免经过肩袖止点区域入钉。

半肩关节置换或反肩关节置换术在伴有骨质疏松或骨折脱位的复杂肱骨近端骨折的治疗中扮演重要角色。近年来研究显示,反肩关节置换术在治疗老年复杂骨折时比半肩关节置换术更加可靠和可预测。

(5)预后与疗效:良好的预后和疗效与很多因素有关,其中与骨折移位的复杂程度和肩袖的完整性、与肱骨头相连的后内侧干骺端长度和内侧铰链完整性以及肱骨头血供密切相关。内侧铰链是否完整和骨折是否粉碎可作为骨折复位固定预后判断的重要指标。年龄与短期并发症风险呈正相关,骨质疏松可能降低骨折固定强度。

(三)康复

1.健康宣教

术后应积极进行康复治疗,早期康复可减少致残率,同时建议患者注意保护患肢骨折部位,避免因意外再次损伤导致骨折处不愈合和延迟愈合,应在适度的范围内进行适量康复训练以改善患肢功能。定期复查X线,观察骨折处愈合情况,以便及时调整康复治疗计划。

2.物理因子治疗

在骨折早期,主要以消除肿胀、缓解疼痛和促进骨折处愈合为主要目的,主要治疗方法包括磁疗、超短波疗法、温热疗法等;在骨折后期,主要以消除残存肿胀、防止纤维组织挛缩和恢复肌力为主要目的,常用的方法包括超声波治疗、电疗法、磁疗、紫外线治疗等。

3.运动疗法

骨折早期和后期都应在治疗师的辅助和指导下进行适当的活动,早期可在辅助下进行主动运动,并避免外展运动;随着骨折愈合程度的改善,可逐步增加非辅助下的主动运动和肌肉等长收缩训练,在治疗过程中也可配合治疗师的被动手法活动以防止挛缩和肌肉的失用性萎缩。

4.药物治疗

无论患者是否接受手术治疗,肱骨近端发生骨折后患者都可能出现疼痛症状,必要时需要给予镇痛药物治疗,包括非甾体抗炎药、局麻药和阿片类药物。非甾体抗炎药对创伤后和术后的镇痛、抗炎效果较好,不良反应较少;局麻药阻断伤害性感受传导,产生镇痛作用,代表药物有罗哌卡因和丁哌卡因等;阿片类镇痛药物镇痛效果好、作用时间较长,代表药物有芬太尼、吗啡等。对于存在骨质疏松的患者,除了补充骨钙含量,还需要给予抗骨质疏松药物治疗,如双膦酸盐类药物等。

5.术后康复治疗

为使肱骨近端骨折患者的肩关节功能恢复最大化,康复训练是必需的。内植物结构应具有足够的稳定性以允许术中被动活动,术后立即进行康复训练。在康复治疗过程中还要配合物理因子治疗和药物治疗以减轻骨折手术处的疼痛和肿胀。

(1)术后0～3周:使用骨科吊带悬吊患肢2～3周;如果有临床愈合的证据,骨折处应作为一个整体移动,当X线检查提示无骨折移位时,应在治疗师辅助下主动前屈上举和侧方上举。患肢可行钟摆样练习,并在治疗师的轻柔辅助下进行主动活动;术后6周内避免外旋活动。

(2)术后4～8周:第4周可进行部分功能性训练,从第6周开始可以增加非辅助下的主动活动和等长肌力训练。

(3)术后9周以后:如果骨折部位愈合但存在关节僵硬,可以增加由物理治疗师进行被动活动的手法训练,也可以增加等张肌力训练、向心和离心训练。

三、医工交叉应用的展望

随着科学技术的飞速发展,数字骨科技术在骨折、矫形、骨修复等领域得到了广泛应用。医学与工程思维的交叉、融合与渗透,是前沿多学科基础研究、高端人才培养等领域的重要发展方向,医工融合使得临床工作得以精准、高效、微创地进行。

(一)疾病诊断

随着"O"形臂3D术中影像导航系统的兴起,得以在术中快速得到手术部位的三维影像,实施精准定位,帮助术者安全、精准地实施手术,降低手术风险和并发症,减少医生和患者的放射暴露,提高医患的安全性(见图10-8)。利用Mimics软件可以通过对骨折影像的处理,全面反映骨折的细节,对复杂骨折进行三维重建,模拟复位过程;同时还可根据骨骼的形态设计导板,与骨骼外形精确匹配并引导术中内固定物的植入,为手术做好充分准备,大大降低手术时间及风险。

Kinesiology of the Musculoskeletal System
and Rehabilitation treatment
运动骨骼与康复治疗技术

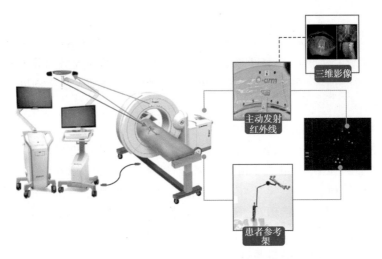

图 10-8 "O"形臂 3D 术中影像导航系统

(二)疾病治疗

1.3D 打印技术

3D 打印技术可将虚拟图像转化为实体模型,在骨科领域得到广泛应用,主要包括打印骨科模型、手术定位导板以及个体化内植入物和组织工程支架的研发等各方面。该技术通过 CT 扫描数据重建和逐层打印,精确地再现骨折部位的三维实体模型,协助医生术前预设计复位方式、选择合适内固定物或进行必要的个体化预塑形、设计并打印特殊部位通道螺钉的定位导板。骨科模型主要用于术前规划、内置物预调整或医患沟通。该技术的应用可明显缩短骨折治疗的手术时间,减少术中出血量和透视次数,但在复位质量、并发症和疗效方面无显著差异。3D 打印及定位导板技术则进一步体现了该技术的精准和个体化优势,其应用过程完全依靠导板与局部特异性解剖结构的吻合程度,尤其适用于一些不规则骨与关节的表面定位。利用 3D 打印技术有助于术者术前更精准地了解肱骨近端骨折的损伤程度、骨折类型、骨折移位方向,以及提前设计术中复位方式、内固定或假体位置和方向等。

2.导航系统

计算机辅助骨科手术是一项多学科交叉的前沿技术,一般包括术前设计与规划、虚拟手术、术中导航和术中实现等,其在微创手术、精准定位方面存在优势。该技术目前主要集中应用于骨盆、脊柱和四肢长骨手术中,其在关节内骨折的临床应用仍处于摸索阶段。计算机辅助导航技术能对肱骨近端骨折难复性骨块进行精确定位,并对内固定或假体位置进行设计。

3.肱骨近端骨折内固定的发展

近年来,多维锁定肱骨近端髓内钉系统的应用越来越广泛,其配合多样化的交锁选择可覆盖从简单到复杂骨折的多种应用,开创了治疗肱骨近端骨折的新契机:直型主钉设计、中央进钉点利用坚强的软骨下骨改善锚定效果,避免从骨折区域插入从而保护了血供较差的冈上肌附着点;增加前后锁定孔以便于固定小结节骨折;螺钉的钝性钉尖减少了穿透对侧皮质的风险;埋头式螺钉减少了撞击风险;多平面交锁减少了髓内钉的摆动;3.5 mm 二级交锁螺钉(钉中钉瞄准后内侧骨密度高的区域)减少了内翻塌陷的发生、改善了骨质疏松患者的固定(钉中钉能使整个结构抵抗静态内外方向弯折力的稳定性提升 45%);上行螺钉提供内侧肱骨距的支撑;聚乙烯内衬提供了成角稳定并减少螺钉退钉风险;缝合孔的设计确保肩袖肌肉的可靠附着;智能化操作工具(如限深导针、瞄准臂)简化了手术步骤、节省了手术时间。成角稳定交锁系统(ASLS)结合了成角稳定与微创入路的优势,可吸收套管(70:30L-丙交酯-Co-D,L-丙交酯共聚物,内有螺纹,其在愈合的前 12 周内可减少骨折区微动达 80%,2 年内逐步降解)套于螺钉的顶尖,在植入时套管被推入髓内钉中。该过程中可吸收套管受到较大直径的螺钉中段挤压而膨胀,套管的径向膨胀力使之固定在髓内钉中并形成成角稳定(见图 10-9)。

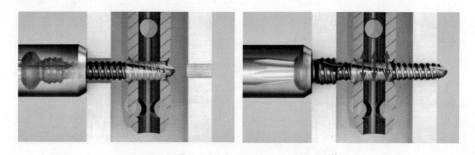

图 10-9 成角稳定锁定系统(ASLS)

4.人工肩关节的发展

1894 年,法国皮恩(Pean)医生实施了第 1 例肩关节置换术,但直到 1950 年内尔(Neer)应用钴铬合金假体治疗粉碎性肱骨头骨折,这一术式才得以发展。Neer 于 1974 年首次采用聚乙烯关节盂假体行全肩关节置换术(TSA)治疗骨关节炎,假体呈椭圆形,具有弧形背面及为使用骨水泥而设计的龙骨突。Neer 于 1984 年又首次应用了带有 2.5 mm 长金属底托的聚乙烯关节盂假体,金属板可使骨长入金属孔,构成紧密结合带,尤其是当金属板有羟基磷灰石涂层时。但关于金属底托关节盂假体是否更好的争论一直存在。布瓦洛(Boileau)等进行随机双盲研究并随访 3 年,发现无骨水泥的金属底托假体的疗效较有骨水泥的全聚乙烯假体差,并最终因高松动率而被弃用。此外,金属底托关节盂假体还存在聚乙烯材料易从金属底托分离的问题。全聚乙烯假体与金属底托假体孰优孰劣,抑或是其他材料或构造的假体疗效更好,目前尚无定论。相信在不久的将来,源于髋关节的金属-金属、陶瓷-陶瓷假体这一非常有希望的进展将出现在肩关节假体应用中。既往研究表明,现代骨水泥技术有助于降低透亮线的发生,而通过紧压法制备关节盂假体植入床可降低透亮线发生率。此技术通过应用特殊器械来压实骨而不是去除松质骨,因此可为龙骨提供更坚实的基座。但骨水泥的最佳厚度,目前尚无一致意见。泰里耶(Terrier)等进行骨水泥层与骨及移植物之间界面应力的有限元分析,建议骨水泥厚度为 1~1.5 mm。尼福勒(Nyffeler)等指出,骨水泥太薄可能导致骨水泥层不完整而降低固定强度。

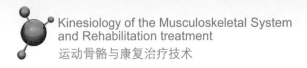
Kinesiology of the Musculoskeletal System
and Rehabilitation treatment
运动骨骼与康复治疗技术

　　与传统的有柄假体相比,无柄表面置换型肱骨头假体的主要优点为仅置换肱骨头关节表面、易于恢复正常解剖结构、手术简单、能避免植入假体引起的髓内压升高。科普兰(Copeland)研发了一种非骨水泥表面型肱骨头假体(CSRA),其为压配型,安放在肱骨头截骨面上,以栓固定。该假体及栓表面有羟基磷灰石涂层,自1990年开始得以应用。由于关节盂假体固定的不确定性,半关节置换术(HA)获得了广泛应用。半肩关节置换适用于老年四部分骨折脱位、骨质疏松的三部分骨折、肱骨头坏死等,三角肌功能良好及喙肩弓完整是严重肩袖关节病患者半肩关节置换成功的关键。巨大不可修复肩袖,若前屈功能受损,反肩关节是更可靠的选择,若前屈仍超过90°,则半肩关节是选择。比利亚尼/弗拉托(Zimmer Bigliani/Flatow)人工肩关节假体柄的前翼、侧翼和后翼设计有利于抗旋,翼上带有大小结节缝合孔,近端1°锥度锁定,柄带有凹槽以便于骨水泥固定;肩盂侧小、中、大三个尺寸对应40 mm、46 mm、52 mm的头。捷迈骨小梁金属(Zimmer trabecular metal)人工肩关节的骨小梁金属、近端无翼设计更容易使骨长入以促进大小结节的愈合。TM骨小梁具有高摩擦系数和良好的弹性模量,利于骨长入及再血管化。邦美综合骨折茎(Biomet comprehensive fracture stem)假体柄有前外侧和后外侧翼片、塑性的肩袖缝合孔、内侧肩袖缝合孔近端涂层、钴铬钼合金材质、135°颈干角,内侧髁下有更多空间用于重建大小结节且可配合使用多种肱骨组件(见图10-10)。

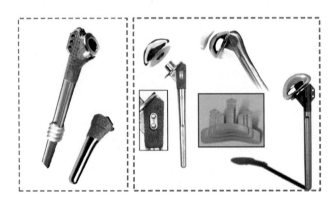

图10-10　半肩关节置换

　　目前,全肩关节置换已发展成为可以重建生物力学的肩关节手术,采用骨小梁金属反置式肩关节系统的肱骨组件和Bigliani/Flatow关节盂组件,以恢复正常的关节几何外形,获得良好的活动范围。如果肩袖功能损失严重,则可能导致假瘫和疼痛,该情况下可采用反置式解决方案进行重建以恢复功能。骨小梁金属肱骨组件与反置式基座组件,可通过骨水泥或压配方式固定,反置式基座需要两枚螺钉进行初始固定。骨小梁金属基座直径较小,可保留关节盂骨质,骨小梁金属超高分子量聚乙烯反置式内衬、逆向/反向螺钉系统(多角度选择可获得良好的皮质固定)以及反置式关节盂头(莫式锥提供牢固固定)可以增强稳定性。反置式肩关节柄既可从反置式转换为半关节成形术,也可从半关节成形术转换为反置式手术,可使用水泥型或非水泥型固定。如今,肩关节置换已趋于微创化、精准化、个体化和假体使用寿命长久化。

随着人工智能、材料学的不断发展进步,医工交叉将越来越紧密,发展前景将越来越美好,患者将获得更优化的手术康复治疗效果。

参考文献

[1]丁焕文,涂强. 数字化骨科手术新方法的建立及其临床广泛应用[J]. 中国骨科临床与基础研究杂志,2014,4(2):92-97.

[2]刘添,曾凡刚,刘飞,等. 3D 打印联合微创经皮接骨术治疗 Neer Ⅱ 及 Ⅲ 型肱骨近端骨折患者的效果[J]. 医疗装备,2021,34(12):77-78.

[3]王均,罗浩天,周游,等. 计算机辅助半肩关节置换治疗肱骨近端骨折的初步应用[J]. 中华关节外科杂志,2015,9(2):155-160.

[4]WALLACE W A, HELLIER M. Improving radiographs of the injured shoulder[J]. Radiography,1983,49(586):229-233.

[5] HOFFMEYER P. The operative management of displaced fractures of the proximal humerus[J]. J Bone Joint Surg Br,2002,84(4):469-480.

[6] GERBER C, WERNER C M, VIENNE P. Internal fixation of complex fractures of the proximal humerus[J]. J Bone Joint Surg Br,2004,86(6):848-855.

胫骨平台骨折

1.掌握胫骨平台骨折的定义、病因及发病机制。

2.掌握胫骨平台骨折的临床表现、诊断方法。

3.熟悉胫骨平台骨折相关医工结合的现状及进展。

4.熟悉胫骨平台骨折的并发症和治疗原则。

案例

患者,女,16岁,因"外伤致右膝关节疼痛、功能障碍4小时余"被"120"送到医院急诊就诊。

目前情况:患者4小时前骑车时不慎摔倒,伤及右膝关节,伤后右膝关节疼痛、畸形、活动受限,无头痛、头晕、恶心、呕吐等不适,送往当地医院就诊。在当地医院行X线检查提示骨折,予以支具外固定,为求进一步治疗转上级医院就诊,并以"右侧胫骨平台骨折"收入院,准备手术治疗。

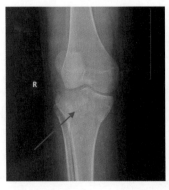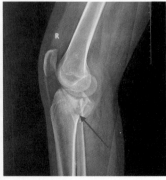

专科检查:右膝关节及小腿近端肿胀明显,可见畸形,皮肤无明显青紫及水疱形成;局部触压痛、浮髌试验(+),右膝关节活动受限,右膝过伸过屈试验、侧方应力试验及抽屉试验因疼痛不能完成。右足及足趾活动可,足背动脉搏动可扪及,趾端血运可。

图 11-1 膝关节正侧位 X 线影像

X线检查:X线提示胫骨近端骨皮质不连续,骨折线累及外侧平台,并有关节面塌陷(见图 11-1)。

入院诊断:右胫骨平台骨折。

　　患者外伤后,膝关节不能活动,并伴有严重的疼痛不适,而对于移位的胫骨平台骨折来说,手术是首选的治疗方法。胫骨平台骨折一般需行骨折切开复位内固定术。手术切口长、创伤大,对于正值花季的患者来说很难接受。而结合患者的具体情况,与其及家属充分沟通后,决定行微创手术治疗。但患者的患肢肿胀严重,无法早期行手术治疗,需等待软组织肿胀消退后再行手术治疗。利用消肿的时间,我们为患者完善了各种术前检查,排除手术禁忌证,于外伤后第 13 天,在全身麻醉下行右侧胫骨平台骨折闭合复位内固定术。为减小手术创伤,我们应用了双反牵引器。

　　手术过程:全麻成功后,患者取仰卧位,右下肢术区常规消毒铺巾。右股骨髁上及胫骨远端各打入 1 枚直径为 2.5 mm 的克氏针,安装双方牵引器(见图 11-2)。克氏针定位后,取胫骨内侧长约 3 cm 皮肤切口,依次切开显露胫骨内侧,环钻开口,以配套的塌陷骨块顶起装置(见图 11-3)顶起外侧平台塌陷骨折块,透视见复位满意(见图 11-4)。取左髂部切口,依次切开皮肤皮下及深筋膜,截取髂骨条,经胫骨骨道植于塌陷平台的下方。取胫骨平台内外侧各长约 3 cm 皮肤切口,植入内外侧接骨板,并以螺钉固定。透视见骨折复位满意、内固定位置良好。冲洗后依次缝合关闭切口(见图 11-5)。手术顺利,术后患者安返病房。

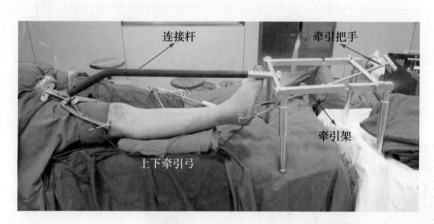

图 11-2　双方牵引器

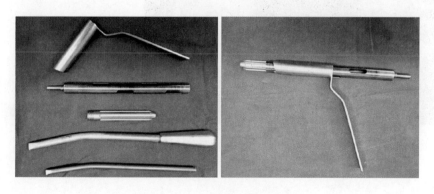

图 11-3　塌陷骨块顶起装置

Kinesiology of the Musculoskeletal System
and Rehabilitation treatment
运动骨骼与康复治疗技术

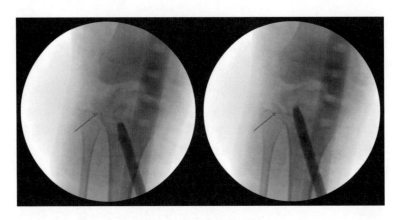

图 11-4 塌陷骨块被顶起

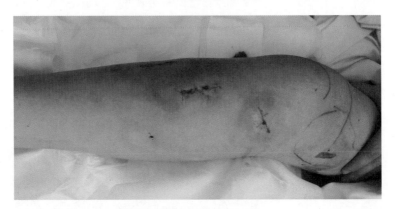

图 11-5 微创手术切口

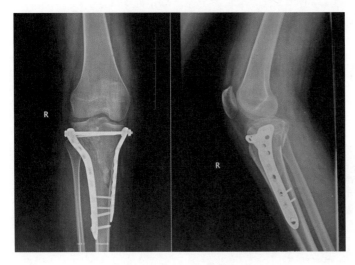

图 11-6 术后 X 线影像

患者术后采用 ERAS 理念进行膝关节功能康复。通过术中手术区域神经阻滞，以及术后配合消炎止痛药物，患者早期在无痛状态下进行膝关节功能训练。术后复查 X 线影像见骨折复位满意、内固定位置良好（见图 11-6）。术后第 6 天出院回家。术后复查见骨折逐步愈合。

医工结合点：骨折微创治疗有着悠久的历史，目前已经成为骨科发展的主流。其核心是通过减小切口减少对骨折断端的血运干扰，保护骨折周围的软组织，实现微创复位是微创手术成功的关键。牵引微创复位固定技术在临床中应用广泛，诸多学者致力于胫骨平台骨折闭合复位的研究，杜维路易斯（Duwelius）和康诺利（Connolly）最先报告单纯应用牵引技术复位胫骨平台骨折，结果显示，患者满意度高达 89%，然而术后并发症发生率却高达 12%，2 例患者出现神经损伤。但是单纯应用闭合牵引技术仅能轻度改善关节面塌陷深度，有明显的局限性。随着研究深入，20 世纪中期出现了经皮顶压闭合复位技术治疗胫骨平台骨折。张英泽院士等国内众多学者通过对系统解剖学、生物力学等医用交叉学科的系统研究，研发出了多种牵引器械及相应的复位固定技术，逐步在临床中取得了良好的效果。

思考题

除了上述案例中提到的牵引器械的使用，还有哪些医工结合的进展给胫骨平台骨折的患者带来了帮助？

一、疾病概述

（一）定义和病理生理

胫骨上端与股骨下端形成膝关节。与股骨下端接触的面为胫骨平台，有两个微凹的凹面，并有内侧或外侧半月板增强凹面，与股骨髁的相对面吻合，增加膝关节的稳定性。胫骨平台是膝的重要载荷结构，一旦发生骨折，使内、外平台受力不均，时间长了易引发骨关节炎。胫骨平台内外侧分别有内外侧副韧带附着，胫骨平台骨折时，52.9%合并半月板损伤，22.5%合并交叉韧带损伤。

（二）发病率

胫骨平台骨折占全身骨折的 1%～2%，在老年人骨折中约占 8%。胫骨平台骨折多发生于青壮年，以 40～50 岁患者居多，男性与女性患者分别占 72.9%和 27.1%，男女比例约为 3∶1。致伤原因中，交通伤最多，占 46.7%，压砸伤和高处坠落伤分别占 31.1%和 18.7%；单髁骨折约占 60%。由于膝关节存在 7°生理外翻角，损伤机制以外侧暴力常见，因此累及外侧平台的骨折约占 90%，双髁骨折占 30%～35%。胫骨平台骨折常合并半月板（57%）和前交叉韧带（25%）损伤，后交叉韧带（5%）、外侧副韧带（3%）以及内侧副韧带（5%）损伤则相对少见。

（三）病因

胫骨平台骨折常由内翻暴力、外翻暴力、轴向暴力或内、外翻暴力合并轴向暴力引起，骨折形态与受伤机制密切相关。通过骨折块的大小及其移位方向和程度，可大致判断损伤暴力的大小及方向。膝关节伸直时受到单纯外翻暴力可导致外侧平台骨折，受到内翻暴力时可致内侧平台骨折；膝关节屈曲或半屈曲时受到轴向应力，常导致平台后侧冠状面骨折；屈曲 90°时后侧常呈压缩骨折，屈曲 30°与 60°时后侧常为劈裂骨折。膝关节屈曲时，垂直暴力合并外翻应力可致胫骨平台外侧和后侧骨折，合并内翻应力会导致平

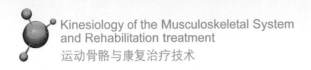
Kinesiology of the Musculoskeletal System
and Rehabilitation treatment
运动骨骼与康复治疗技术

台内侧和后侧骨折,应力进一步增加可致双髁骨折。另一种较少见的损伤机制是小腿在瞬间固定的情况下膝关节过伸,导致胫骨内外侧平台前方以压缩为主的骨折,可累及平台后侧。暴力损伤可同时累及周围软组织,出现软组织肿胀。

高能量损伤引起的胫骨平台骨折(Schatzker Ⅳ～Ⅵ型)通常累及内侧胫骨平台,骨折更为严重、形态更为复杂。单纯内侧胫骨平台骨折(Schatzker Ⅳ型)的损伤常较单纯外侧胫骨平台骨折更为严重,往往伴有外侧副韧带和前交叉韧带损伤,甚或出现膝关节脱位、腘动脉和神经损伤等合并损伤。

（四）临床表现

1.全身表现

单纯胫骨平台骨折很少引起休克和发热。严重的开放性胫骨平台骨折,并发其他部位骨折或重要脏器损伤时亦可导致休克。开放性骨折合并感染时,可能出现高热。

2.局部表现和查体

胫骨平台骨折局部表现为患侧膝关节周围疼痛、肿胀和功能障碍。肿胀严重时会出现张力性水泡和皮下淤斑;骨折移位明显或合并韧带损伤时可产生畸形和异常活动;合并血管损伤时,足背动脉搏动减弱或消失;合并神经损伤时,可出现感觉完全缺失或部分缺失、运动功能障碍;筋膜间隔区综合征早期表现为持续性疼痛和被动牵拉痛。

二、疾病的诊断、治疗及康复要点

（一）诊断方法

1.外伤史

首先有明确的外伤史,同时明确的受伤瞬间的暴力方向和强度有助于判断有无合并伤和骨折损伤机制。

2.症状

单纯的胫骨平台骨折一般不会出现休克和发热等全身表现。外伤后随即出现膝关节疼痛、肿胀、功能障碍为其典型的局部表现。肿胀严重时可出现张力性水疱,严重的可能合并骨筋膜室综合征。合并血管损伤时可伴有患肢足背动脉搏动减弱或消失。合并神经损伤时可能出现感觉缺失及运动障碍等。

3.体格检查

医生可以通过对患者膝关节的视诊来判断有无明显的膝关节畸形,观察有无明显活动受限,结合触诊判断有无局部触压痛的表现,有无骨擦音、骨擦感及异常活动等骨折的典型体征。

4.影像学诊断

（1）X 线检查:骨质的延续性和完整性破坏是骨折的基本 X 线特征。

（2）CT 检查:CT 扫描尤其是重建,可以改变层厚和角度,从而了解碎骨片的位置、大小,骨折线的细微状态,显示关节的对合关系,准确诊断轻微塌陷骨折、裂纹骨折等。

（3）MRI 检查:胫骨平台骨折常合并交叉韧带、半月板等的损伤,MRI 对于避免漏诊有重要作用。

5.康复评定

（1）运动功能评定：包括关节活动度测量、肌力评定、患肢周径等。对可以站立行走的患者，还应评定平衡协调能力、步态和步行能力等。

（2）感觉功能评定：包括深浅感觉、本体感觉评定。

（3）疼痛评定：可用 VAS 法进行评定。

（4）日常生活活动能力：应用 Barthel 指数评分量表对患者骨折后日常生活中各行为进行评估，主要评定步行、负重等能力，可帮助制订后期康复治疗计划以及评定康复治疗效果。

（二）治疗

1.非手术治疗

非手术治疗的适应证为不完全骨折、骨折无移位或移位小于 3 mm、患者麻醉风险高或预后要求低、有手术禁忌证等。非手术治疗方法主要包括骨牵引、石膏固定、膝关节支具等，其可能出现的并发症有骨牵引针道感染、肺部感染、压疮、畸形愈合、失用性骨质疏松、关节僵硬、创伤性关节炎、深静脉血栓形成等。

2.手术治疗

当关节塌陷和分离大于 3 mm、干骺端明显移位或成角大于 $50°$、开放性骨折合并血管神经损伤、出现骨筋膜间隔综合征等情况时就有了手术指征。而手术治疗的主要目的在于恢复正常的下肢力线、关节面的平整以及关节的稳定性，以便于早期进行膝关节功能锻炼，以期恢复关节功能、避免创伤性关节炎等。选择合适的手术时机对胫骨平台骨折尤为重要，它是决定手术成败的重要因素。应首先对患肢的软组织损伤进行病情评估，在皮肤肿胀和水泡明显消退后进行手术；必要时先使用跨关节外固定架临时固定，为软组织恢复提供足够的稳定性，待软组织条件稳定后二期行切开复位内固定治疗；当骨折、脱位对皮肤产生压迫时应急诊行复位，最大限度地降低软组织张力，择期行确定性治疗；对开放性骨折、合并血管损伤、存在筋膜间隔综合征的患者应行急诊手术治疗。

目前多采用拉力螺钉、普通解剖钢板、锁钉钢板等方法对骨折进行固定。非锁钉钢板适用于简单胫骨平台骨折；锁钉钢板适用于粉碎性复杂骨折或伴有严重骨质疏松骨折。对于采用小切口可以实现满意复位及固定的骨折，可采用微创经皮钢板内固定技术进行固定。对于胫骨平台压缩性骨折、伴严重骨质疏松骨折常常需要植骨，可选择自体骨、同种异体骨和人工合成骨进行植骨。自体骨移植通常作为首选，常取自髂嵴；同种异体骨可有效成骨，但存在骨替代缓慢、排异反应和传染疾病等弊端；人工合成骨（磷酸三钙、羟基磷灰石等）亦可有效成骨，但同样存在骨替代缓慢之不足。胫骨平台骨折常合并半月板、交叉韧带、侧副韧带损伤。如伴有半月板损伤，应一期修复或保守治疗，但不推荐切除半月板；对于韧带止点撕脱骨折，推荐行一期内固定治疗；若合并前、后交叉韧带断裂，则应视膝关节稳定情况而定，可行二期关节镜下重建；若合并侧副韧带损伤影响膝关节稳定，则推荐一期处理。

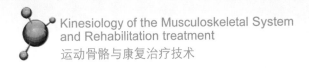

Kinesiology of the Musculoskeletal System
and Rehabilitation treatment
运动骨骼与康复治疗技术

3.并发症与处理

术后并发症主要有感染、畸形愈合、不愈合、关节僵硬、创伤性关节炎等。高能量损伤、双髁骨折更容易出现并发症。

如发生术后感染，应彻底清创、通畅引流，局部或全身使用抗生素，部分患者需要移除内置物。对于部位较深、感染严重者，推荐使用负压引流装置。

胫骨平台骨折畸形愈合的治疗原则为纠正下肢力线，恢复关节面平整性，改善股胫关节的生物力学关系。术前应通过 X 线和 CT 检查，明确膝关节内外翻和胫骨平台关节面塌陷程度。对于膝内外翻严重者，可行胫骨近端截骨矫正、钢板内固定或 Ilizarov 环形外固定支架固定。对于胫骨平台关节面塌陷者，应将塌陷的关节面及其相连的部分骨质一起截骨后将关节面抬起，下方充分植骨后使用钢板固定。已发生严重创伤性关节炎者可行全膝关节置换术。

（三）康复治疗

1.保守治疗

（1）健康宣教：注意保护骨折部位，避免过度负重，避免剧烈活动，避免下蹲、跑跳等危险性动作，及时进行康复治疗，骨折后定期 X 线片复查，密切观察骨折愈合状况。

（2）运动疗法：非手术治疗患者的康复方案可参照手术治疗者进行，伤后 1～2 天进行股四头肌的等长收缩练习，每日 3 次，每次在 15 分钟以内，每块大肌肉收缩 10～15 次；同时足趾和踝关节主动运动。患肢抬高，固定 2～3 周后取下外固定装置，进行膝关节不负重的主动运动。根据骨折愈合情况，进一步恢复膝关节的活动度和股四头肌肌力。负重不宜过早，8 周后在双拐的帮助下，患肢可逐渐负重 25％～50％，术后 12～14 周根据骨折愈合情况可全负重。

（3）物理因子治疗：配合超短波、磁疗、紫外线等理疗，有利于消肿、止痛。

（4）药物治疗：康复治疗期间可配合药物减轻骨折部位周围水肿、镇静止痛，有利于减轻患者痛苦和促进骨折部位愈合。胫骨平台骨折会使下肢活动减少，应给予患者抗凝药物治疗，预防下肢因活动减少而导致静脉血栓形成。

2.术后康复治疗

（1）术后第 1 天：进行股四头肌的等长收缩练习，保持肌肉张力，每日 3 次，每次在 15 分钟以内，每块大肌肉收缩 10～15 次；同时足趾和踝关节主动运动。可开始行 CPM 训练。如果肿胀较重、渗出较多或伤口存在张力，CPM 的使用应延迟至肿胀消退，一般为术后 48～72 小时。CPM 应用时，去除包扎伤口的大敷料，将下肢放置在 CPM 机上，从 30° 开始，角度逐渐加大，以患者能耐受伤口疼痛为标准，每天加大 5°～10°，每日 2 次，每次 1 小时，每个屈伸动作约 45 秒。

（2）术后 1～7 周：进行主动屈曲膝关节的练习，或者由治疗师帮助活动，但动作要轻巧。伤口愈合后，主动的或辅助主动的膝关节活动范围的训练可加大，根据情况加用关节功能牵引。在膝关节运动训练的同时进行股四头肌、髋关节周围肌力的训练，防止肌肉萎缩。合并半月板损伤患者的训练同单纯骨折患者，而合并韧带损伤患者的肌力锻炼在术后即开始。

(3)术后 8~14 周:此期间可进行患肢负重训练。患肢肿胀消退后即可在双拐的帮助下进行患肢不负重行走。为防止负重使关节面塌陷,对于所有的骨折类型,必须严格保持 6~8 周患肢不负重,根据 X 线片骨折愈合的情况决定负重量。一般骨折 6~8 周后,在双拐的帮助下,患肢可逐渐负重 50%,术后 12~14 周可全负重。

三、医工交叉应用的展望

(一)导航系统

目前,导航技术在骨折治疗领域中的应用主要集中于骨盆骨折及四肢长骨骨折,其在关节内骨折的临床应用仍处于探索阶段,主要困难在于无法实时追踪骨折块复位过程。胫骨平台骨折多合并关节面塌陷,尤其是高能量所致平台骨折,其塌陷区域往往呈粉碎状态。这对骨折微创复位造成极大困难,术中往往需要反复、多次透视以确定塌陷骨折片位置,尽管如此,也很难确保解剖复位。

此时,可利用计算机辅助导航技术完成对难复性骨折块的精确定位,确定顶压方向,配合微创顺势牵引、关节镜辅助复位技术完成对骨折的精准复位。

潘齐卡(Panzica)等在 5 具尸体标本上制作胫骨平台压缩骨折模型,术中应用导航技术及球囊扩张技术辅助复位,结果显示,该方法可有效复位塌陷深度小于 5 mm 的骨折块。临床上对导航技术辅助治疗胫骨平台骨折的报道较少,长期的临床疗效以及并发症有待观察。

(二)3D 打印技术

吉亚内蒂(Giannetti)等利用 3D 打印技术治疗 16 例胫骨平台骨折患者,并与常规手术组进行对比。术前通过分析 3D 实体模型制定手术方案组,可明显降低手术时间,并减少术中出血量。左睿等通过对 3D 打印的骨折模型进行预手术并模拟放置解剖接骨板,可有效降低骨折复位固定时间,并提高接骨板放置成功率。

(三)人工材料

由于胫骨平台多为松质骨,复杂胫骨平台骨折往往伴有软骨下骨压缩或关节面塌陷,术中撬拨复位关节面后其下方仍留有骨缺损腔,需采用植骨材料填充以预防关节面塌陷。但受条件限制或骨修复材料自身缺陷等影响,在植骨术中选择何种骨修复材料仍存在不同意见。自体骨组采用自体髂骨植骨主要表现为供区不适或疼痛,而异体骨组更容易发生持续性伤口渗液及排斥反应;人工骨组则较好地避免了上述问题,认为人工骨可能是一种较为理想的植骨充填材料。自体骨具有自身成骨作用,无免疫排斥作用;同种异体骨虽来源较广,但不具备自身成骨作用,导致骨折愈合相对缓慢,且供体年龄可能影响骨诱导性。具有与天然骨基质相似的材质及微观结构的人工骨材料,若能同时兼具仿生三维空间构相、骨生物诱导性以及生物降解与新骨生长速率匹配三大特征,则能够成为良好的植骨材料,避免了取自体骨的损伤。

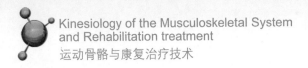

参考文献

[1]崔猛,马信龙,孙杰.胫骨平台骨折手术治疗方法研究进展[J].中华创伤杂志,2021,37(04):366-372.

[2]李卉,周武,曹发奇,等.加速康复外科理念在双反牵引微创治疗胫骨平台骨折中的应用研究[J].中华创伤骨科杂志,2021,23(10):911-915.

[3]BROTZMAN S B,MANSKE R C,DAUGHERTY K.临床骨科康复学[M].3版.北京:人民军医出版社,2015.

[4]汪洋,刘旸.CT与MRI在胫骨平台骨折分型中的临床应用[J].影像研究与医学应用,2021,5(10):147-148.

[5]5.刘阳.人工骨与自体骨植骨治疗Schatzker Ⅱ,Ⅲ型胫骨平台骨折临床疗效的对比研究[D].南京中医药大学,2016.

第十二章　手外伤-断指再植

学习目的

1.了解断指、断指再植的定义。

2.熟悉断指的致伤原因及分类。

3.熟悉手外伤相关医工结合的现状及进展。

4.掌握断指保存方法及断指再植手术原则。

案例

患者,男,44 岁,工人,因"左手被机器切割伤后疼痛、流血 5 小时"来到医院手足外科急诊就诊。

目前情况:5 小时前患者在操作机器时不慎被机器切伤左手示、中、环、小指,导致四指完全离断,患者疼痛剧烈、出血较多,但无晕厥及身体其他部位损伤,给予简单包扎后急往当地医院就诊。当地医院给予查看伤情、重新包扎止血处理,但限于当地医疗条件有限,无救治能力,遂转至其他医院就诊。急诊以"左手示、中、环、小指完全离断伤"收入院,准备急症手术治疗。

专科检查:左手示、中、环、小指完全离断,离断指体完整,断端创缘整齐,轻度污染。示指离断平面位于中节中间,中指离断平面位于中节基底,环指离断平面位于近节指骨颈处,并近侧指间关节开放,小指离断平面位于近节指骨颈近端(见图 12-1)。

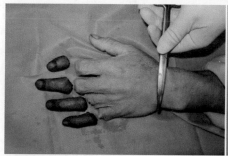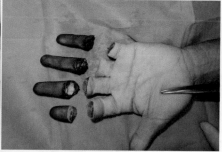

图 12-1　患者左手外伤术前刷洗、消毒后照片

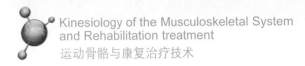

Kinesiology of the Musculoskeletal System
and Rehabilitation treatment
运动骨骼与康复治疗技术

X线检查:左手示、中、环、小指离断。

入院诊断:左手示、中、环、小指完全离断伤。

患者完善术前检查,排除手术禁忌证,急诊于当日在全麻下行左手示、中、环、小指断指再植术。手术历时10小时,术中修复屈肌腱8根、伸肌腱4根、动脉8根、静脉16根、神经8根。

手术过程:先在手术床侧摆放好显微镜(见图12-2)。患者仰卧位,左上臂放置止血带,常规刷洗离断指体及近侧端,常规消毒铺巾,调整止血带压力至250 mmHg。利用15号刀切除创缘1~2 mm皮肤,显微镜下以血管神经束为中心,再次镜下清创(清髁)并用8-0尼龙线标记动静脉。随后骨断端清创,并用咬骨钳短缩指骨(短缩约5 mm),利用1.2mm克氏针纵行贯穿、固定骨折端,术中透视骨折端固定满意,屈伸肌腱断端清创并调整张力后利用3-0、12-0 PDSⅡ缝合修复,显微镜下利用9-0、12-0无创伤线缝合修复掌侧指动脉;9-0无创伤线缝合修复指神经,缝合掌侧皮肤;随后手背向上,镜下寻找、吻合静脉,1.0 mm以上静脉给予血管吻合器吻合,余静脉应用无创伤线缝合修复。动静脉吻合均一次成功,手指血运恢复(见图12-3)。冲洗伤口、止血后缝合皮肤,关闭创面。无菌辅料包扎并石膏固定。手术顺利,术后患者安返病房。

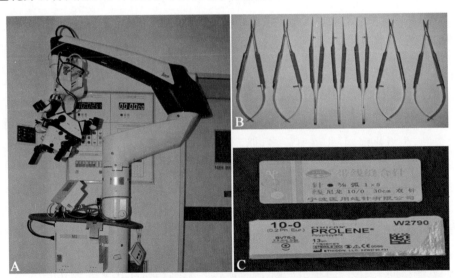

图12-2 显微镜(A)、显微器械(B)、缝线(C)

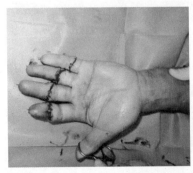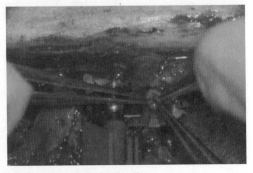

图12-3 术中手指通血后及术中血管吻合器的使用

患者术后 6 周复查 X 线片示骨折端愈合良好,手指成活良好,无感染、萎缩等并发症。给予拔出内固定克氏针,在康复师指导下锻炼,术后 3 个月手部功能基本恢复正常(见图 12-4)。

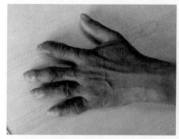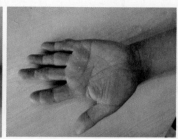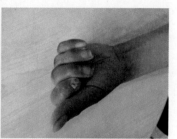

图 12-4 术后再植手指成活情况及功能恢复情况

医工结合点:①手术显微镜:是目前断指再植必备设备,术者可以在高放大倍数下进行显微血管及神经的吻合,提高了再植手术的成功率。同时随着显微镜设备的更新、换代,使得"超级显微外科""淋巴显微外科"等临床工作得以开展。②血管吻合器:由血管吻合器械手柄、吻合环、量规、吻合镊等组成,主要利用吻合环镜像对合及倒刺结构来完成血管吻合,具有快捷、高效等优点。但仍有其局限性,对于动脉及较细的静脉(<1 mm)并不适用。

思考题

除了上述案例中提到的显微镜、血管吻合器等设备或器械的使用,还有哪些医工结合的进展能够应用于断指再植案例?

一、疾病概述

(一)定义和病理生理

1.定义

断指是指掌指关节以远的指体离断。断指再植术是指在光学显微镜下把完全或不完全离断的指体重新吻合,对骨骼、肌腱、血管、神经、皮肤进行修复,加之术后各方面的综合治疗,使之成活并恢复其一定功能的手术。

2.病理生理

指体断离后血循环虽然中断,但组织并未立即死亡。因为断指内的各种组织还可利用残存的氧气和营养物质进行代谢。在氧气耗尽后还可进行无氧酵解。此时能量消耗较大且新陈代谢不能进入三羧酸循环,乳酸堆积过多,原来有氧分解时产生的二氧化碳亦无法排出,二氧化碳分压升高而氧分压降低,形成细胞内酸中毒,使细胞和细胞膜的结构受损,蛋白质和离子的正常通透性发生障碍,最后组织细胞死亡。断指的病理生理变化又与气温的关系很大,在炎热夏季组织病理变化加速,坏死时间缩短;若在寒冷季节,

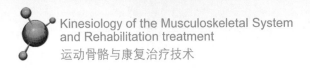
Kinesiology of the Musculoskeletal System
and Rehabilitation treatment
运动骨骼与康复治疗技术

组织代谢速度较低,坏死时间延长。

(二)发病率

在不同的国家和地区、不同的时间和不同的人群中,断指的发病率并不一致,但在性别及年龄分布上却有相同的规律,即男性多于女性,青壮年多见。

(三)病因

常见致伤原因包括切割伤、电锯伤、冲压伤、压砸伤、撕脱伤等。

(四)临床表现

离断的手指可分为完全性离断和不完全性离断两类。

1.完全性离断

断离的手指两段之间无任何组织相连,或仅有少许严重挫伤的组织相连,但在清创时必须切断,毫无连续性,称为完全性离断。完全性离断需妥善保存断指。

2.不完全性离断

伤指的大部分组织断裂,仅有一小部分组织相连,其中不含有血管或血管已被严重挫伤,致使远侧指段无血循环存在,不进行血管修复不能成活,并且相连组织的横断面面积不超过断指横断面的 1/4,或残留皮肤不超过周径的 1/8,称为不完全性离断。

二、疾病的诊断、治疗及康复要点

(一)诊断

1.症状及体格检查

首先可以通过患者的临床表现来诊断,患者有明确的外伤史,受伤指为完全或不全离断,手指远端无血运,依据不同致伤原因,创面可整齐或不整齐。

2.实验室检查

血常规检查:出血较多者可见血红蛋白、红细胞比容的下降,受伤时间长、污染重者可见白细胞及中性粒细胞计数升高。

凝血系列检查:在外伤和血管受损的情况下,为防止血液从损伤的血管中流失,纤溶系统被激活,所以常见血浆纤维蛋白原及 D-二聚体的升高。

3.影像学诊断

(1)X 线检查:X 线使人体组织结构成像基于两点,一是 X 线的基本特性,也就是穿透性、可吸收性、荧光效应、感光效应;二是人体组织结构固有的密度和厚度差异。当 X 线穿过人体不同密度、厚度的组织时,被组织不同程度地吸收,使到达射线接收装置的 X 线量不同,从而形成黑白对比的影像。成熟的骨组织是人体的坚硬组织,含钙量多,密度高,X 线不易穿透而在胶片上显示,并与周围软组织形成良好的对比条件,使 X 线检查时能显出清晰的不同骨骼形态影像。X 线检查可了解断指骨折的部位、类型和移位等情况。

(2)CT 检查:可以提供有关患者手、脚和其他骨骼结构损伤的重要数据,即使是小骨头,它以及它周围的组织也清晰可见。对于复杂的断指,特别是累及关节的骨折,CT 平扫及三维重建检查可清楚、直观地显示骨折类型及关节面受累情况。

4.康复评定

(1)运动功能评定:包括肌力评定、关节活动范围测定。

(2)感觉评定:感觉检查包括浅感觉检查、深感觉检查和复合感觉检查(皮质感觉)检查。检查时患者的反应有:①正常:患者反应快而准确。②消失:无反应。③减低或减退:迟钝的反应,回答的结果与所受的刺激不相符合。检查时要注意按照感觉神经所支配和分布的皮区去检查,同时注意对比两侧对称部位,并先检查浅感觉,然后再检查深感觉和复合感觉。

(3)疼痛评定:常用的评定方法有压力测痛法、VAS、简化麦吉尔疼痛问卷(short form of McGill pain questionaire,SF-MPQ)、疼痛行为记录评定等。

(4)常用的功能评定量表

1)上肢动作研究量表:上肢动作研究测试(action research arm test,ARAT)是一个标准的测量上肢及手功能的量表。ARAT从四种基础动作解释并评估日常生活中的上肢复杂动作,包括肩肘屈伸下的抓、握、捏等粗大运动。每侧上肢独立接受评估,ARAT是0、1、2、3式计分量表(一侧肢体总分是57分),3分代表任务得到很好的完成;2分指的是任务虽然完成,但是过程较为困难,或者协调性不好,任务时间延长了;1分代表的是动作只有部分完成;0分代表的是动作完全不能完成。

2)Jebsen手功能评定:该评定方法为设计的标准任务提供客观测量,利于患手比较。其优点是测试费时短、易于管理、费用少。测试内容由七个部分组成:①书写短句。②翻转7.6 cm×12.6 cm卡片。③拾起小物品放入容器内。④堆积棋子。⑤模仿进食。⑥移动轻而大的罐头筒。⑦移动重而大的罐头筒。每项测试为优势和非优势手提供评定标准,对性别和年龄也区别对待。

(二)治疗

断指首选手术治疗,对于符合再植条件的断指我们应积极行断指再植手术治疗,但在手术之前我们应对断指进行正确的保存,见图12-5。

冰桶法:将断指装入干燥、密封的塑料袋中,再将此袋装入冰桶内,在袋周装填冰块,后盖好桶盖,随患者一同送至医院。

冰塑料袋法:将断指先装入可密闭的塑料袋中,然后将此袋再装入有冰块的塑料袋中,扎闭袋口,随患者一同送至医院。

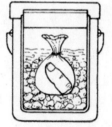
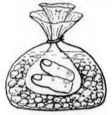

A 冰桶法　　　　　B 冰塑料袋法

图 12-5　断指再植术前保存方法

包裹法:在冬季可不采用冷存措施,可用毛巾或纱布直接将断指包裹,随患者一同送至医院。

1.断指再植的适应证

断指再植的主要适应证为:①指体基本完整的各种类型的拇指离断。②指体完整的

Kinesiology of the Musculoskeletal System
and Rehabilitation treatment
运动骨骼与康复治疗技术

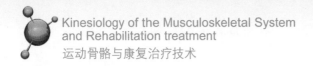

多指离断。③远节指底以近切割性断指。④拇、示、中指的远节断指。⑤指体完整的小儿断指。⑥清创后指体短缩不超过 2 cm 的压榨性断指。⑦热缺血不超过 12 小时的上述各类断指。相对适应证为：①手指旋转撕脱性离断。②环、小指的远节断指。③指体有轻度挫伤的各种致伤断指。④60～65 岁以上老年人断指。⑤经用各种刺激性液体短时浸泡的断指。⑥热缺血超过 12 小时以上，保存欠妥的断指。⑦估计再植成活率低，术后外形功能不佳，但患者强烈要求再植的断指。

2.断指再植的流程

(1)断指清创术。

(2)骨与关节的内固定，骨与关节的正确内固定不仅给吻合血管带来便利，也有助于术后功能康复。

(3)肌腱缝合，通常情况下骨短缩后，伸指肌腱经清创后是完全可以直接缝合的。

(4)血管缝合，是再植手术成败的关键。

(5)神经缝合，神经断端清创至正常神经纤维组织，良好的神经修复是再植手指感觉恢复的基础，必须认真细致地做一期修复。

(6)皮肤缝合。

(7)术后包扎和固定。

(8)断指再植术后护理等。

(三)康复

断指再植的目的是要恢复手指良好的功能。手术后的康复治疗对于手指功能恢复的重要性不亚于手术。手外伤与断指再植可造成骨、血管、神经、肌腱及皮肤等的损伤，患者受伤情形不同，其具体损伤可能包括上述损伤中的一种或几种。康复治疗的主要手段是术后早期进行功能锻炼。具体术后康复治疗如下：

1.一般治疗

针对术后早期出现的患肢肿胀、疼痛等情况，注意抬高患肢，根据病情给予相应药物治疗，帮助消肿、止痛，促进伤口愈合。

2.物理因子治疗

高频电疗、紫外线治疗可促进炎症及渗出液吸收，起到消炎消肿、缓解疼痛、促进伤口愈合的作用；磁疗可促进骨折愈合；超声波治疗对于减少粘连具有积极作用，此外，对于骨折延迟愈合亦可起到治疗作用；蜡疗可帮助软化瘢痕、松解粘连；低频脉冲电治疗可刺激肌肉收缩，预防或减轻肌萎缩。

3.运动疗法

该部分可概括为两个方面：其一，针对损伤部位周围邻近的正常关节及组织，需进行一定关节活动度训练、肌力训练，避免长期制动导致失用性萎缩；其二，根据损伤部位恢复情况给予被动运动、助力运动或主动运动，促进损伤部位骨折愈合、预防粘连；给予关节活动度训练、肌力和耐力训练，促进损伤部位功能恢复。术后 1 周，对于不固定的关节可以做被动屈、伸练习，活动范围在无痛幅度内由小到大，次数由少到多。待指骨连接，克氏针拔出后，在理疗配合下，活动幅度及强度逐渐增加，并要求患者用伤手做抓、握、捏活动锻炼。

4.矫形器使用

手外伤及断指再植术后患者在每日康复训练间歇,可选择佩戴适宜的矫形器,帮助维持治疗效果。

5.作业治疗

根据患者自身职业、年龄等特点选择合适的作业治疗方案,提高患手运动的灵活性和协调性,提高患者日常生活活动能力。

6.心理治疗

需要关注手外伤及断指再植患者的心理状态,帮助其缓解焦虑、紧张等不良情绪,正确看待病情,树立信心,积极配合康复治疗。

三、医工交叉应用的展望

(一)疾病诊断

康复评定:在手外伤的康复评定中,神经肌肉电生理传导检查尤为重要。由于电子技术的飞速发展,测定神经传导速度,不论属于运动神经传导还是感觉神经传导都简便易行。这种可以常规使用的技术为临床提供了一个客观又可以定位的周围神经病的诊断方法。对于运动纤维,是测定在电刺激神经时所获得的肌肉动作电位,而对于感觉纤维,是测定电刺激神经末梢或神经干时所获得的神经诱发电位。在不同的神经上,由于解剖各异,测定技术有所不同,但它们的原理都是相同的。

一般用皮肤电极就可清楚地记录到肌肉动作电位。肌肉动作电位的波幅可反映放电运动单位的数量。如果肌肉明显萎缩,有时需要用平均仪来帮助。针电极只能收集一小部分的肌肉动作电位,对明显萎缩的肌肉,选用针电极可避免邻近肌肉收缩的影响。针电极记录对于近端不能个别收缩的肌肉也是有用的。在有严重损害的时候,用近神经的针电极记录到的电位更清晰准确,所得到的电位波幅也可以较好地反映兴奋起来的神经数量。很多实验室应用环状电极逆向收集纯感觉的神经动作电位,在健康人的上肢可以不用平均技术,但对患者和下肢的测定应用平均技术还是有必要的,可以提高信噪比。

国内外常测定的是正中神经、尺神经、桡神经、腓总神经、胫神经以及腓肠神经的运动和感觉传导速度。虽操作较难一些,但也可以测定其他神经,如腋神经、副神经、肌皮神经、股神经、隐神经以及股外侧皮神经等,这些测定都只限于神经末端;而近端如神经根的损害,只能借助于 F 波、H 反射、SEP 和 MEP 来完成。

(二)疾病治疗

1.手术显微镜

手术显微镜属于体视显微镜的一种,主要用于手术监视、采集手术视频及图像、示教等。当手术显微镜主物镜对物体成像后,分光棱镜将光束分导入双目镜筒。双目镜筒按体视角放置,在双眼观察下就形成了立体图像。20 世纪 20 年代,瑞典耳鼻喉医生率先将显微镜用于外科手术。1960 年,雅各布森(Jacobson)与苏亚雷斯(Suarez)在显微镜下缝

Kinesiology of the Musculoskeletal System
and Rehabilitation treatment
运动骨骼与康复治疗技术

合直径 1.6～3.2 mm 的小血管,获得较高的通畅率。这一突破扩大了手术显微镜的应用范围,标志着外科手术进入精细操作时代。目前,手术显微镜已经在手足外科、脊柱外科、创伤等多个骨科领域得到广泛应用。计算机技术的使用使手术显微镜的体积大为缩小,由于各部件具有可调节性与灵活性,即便对于困难体位的手术(例如拇指再植、足趾再植等)也能为外科医生提供舒适的工作条件,保证手术质量。新一代手术显微镜在计算机控制下,可实时进行系统自动平衡、高速自动对焦、自动光圈等功能,能极大地提高镜下血管、神经吻合的速度及质量。目前新一代显微镜放大倍数可达 50 倍,并具有高清晰度、立体感强和大景深等特点,为吻合管径小于 0.3 mm 的微血管提供了有力保障。使得"超级显微外科技术"得以快速发展。

2.血管吻合器

对于小血管的吻合,手工间断缝合一直是金标准,但也存在学习曲线长、个人差异大、操作时间长等缺点。目前现有的小血管吻合器在使用上仍有一定的局限性及缺陷,但其规范化、机械化操作降低了血管吻合难度,降低了手术技能差距所造成的影响,并且在一定程度上提高了静脉吻合的速度及质量。

3.同种异体材料

同种异体肌腱和神经已经开始在临床使用,并取得了一定的疗效。其制备过程是将同种异体的肌腱和神经进行脱细胞和冻存处理,需要时再应用于临床病例。但是人工肌腱和神经的研发还有待于进一步的探索。如果能减少肌腱的粘连,促进神经的快速生长,就能解决临床难题,将是非常有意义的探索。

4.仿生手

肢体离断后经过再植可以恢复良好的功能,没有再植条件时可以利用外科修复重建的方法进行手指再造,也可以满足部分生活需要。因为肢体机能复杂,现有的假肢技术尚不能完全达到正常肢体的功能条件。随着医工结合的进一步发展,可能会出现功能更加强大的仿生手,通过置换就可以替代受伤或者毁损的肢体。

※ 延伸阅读 ※

血管吻合器原理介绍

一、产品构成

血管吻合器主要由血管吻合器械手柄、血管量规、血管吻合器吻合环及血管吻合镊组成。

(一)血管吻合器械手柄

血管吻合器械手柄材质为外科级不锈钢钛和硬模阳极氧化铝,通过尾端旋转钮控制尖端两个持轮钳的开闭。

（二）血管量规

血管量规分为两端，一端为 1.0 mm、1.5 mm、2.0 mm 血管量规，另一端为 2.0 mm、2.5 mm、3.0 mm、3.5 mm、4.0 mm 血管量规。

（三）血管吻合器吻合环

血管吻合器吻合环上的钢针经过脱磁处理，并有倒刺样结构、镜像对合，使得血管壁不易在挂针时脱出，并使吻合环关闭时能够对位进入。有多个规格可供选择(1.0 mm～4.0 mm)，适用于管径范围不同的血管。

（四）血管吻合镊

血管吻合镊镊尖有一个平整的斜坡用来将血管壁组织按压至合适位置，前端的微孔刚好能通过吻合环的钢针。

二、操作方法

将血管两断端外膜清理 6～10 mm，修整齐血管口边缘，挛缩的血管可用液压扩张或用血管钳尖部扩大其外口。根据血管口径选择 1 对相同或相差不超过 0.3～0.5 mm 的吻合轮，将其安放在持轮钳上。然后将血管远、近两断端分别自吻合轮中央孔内穿过，血管内膜向外翻转，固定于吻合轮周缘的 6～8 个突钉上（根据吻合器的型号），用肝素生理盐水冲洗两血管断端的管腔，顺时针转动仪器旋钮使两个持轮钳对合，再用抱合钳将两持轮钳相对夹紧，这样吻合轮之间的各突钉相互抱合，使两轮联成一体。去除抱合钳及持轮钳，放开血管夹。

三、产品原理

机械性血管吻合技术是以特制的血管吻合装置替代或部分替代缝线的一种血管吻合方法，它可以克服传统血管吻合方法操作复杂、吻合时间长和内膜损伤等严重的缺陷。该技术产生于 20 世纪 50 年代以后，随着器械制造工艺的发展和新材料的出现，国内外开展了大量的基础与临床研究。目前，实验研究和临床应用中常用的机械性血管吻合技术主要有磁管法、套管法、针环法和吻合夹法等。本例病例中所使用的血管吻合器是利用针环法，将需要吻合的血管断端分别穿过钉孔匹配环，将血管断端外翻套住环钉，然后通过一个异形螺帽装置将两个环按到一起（见图 12-6）。

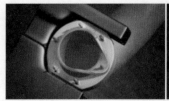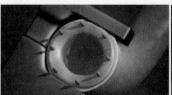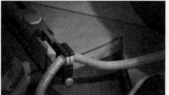

图 12-6　血管吻合器原理

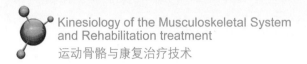

四、产品图片

常用吻合器见图 12-7、图 12-8。

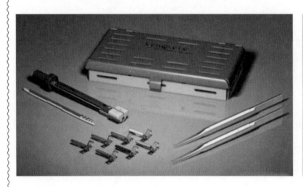

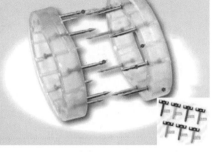

图 12-7　血管吻合器组件　　　　　　　　　图 12-8　吻合环

参考文献

[1]侯春林.中国显微外科发展历程[J].中华创伤骨科杂志,2005,07(1):16-18.

[2]裴国献,王澍寰,钟世镇.显微手外科学[M].济南:山东科学技术出版社,1999.

[3]武竞衡,陈山林,田光磊,等.血管吻合器在上肢动脉损伤中的应用[J].北京大学学报(医学版),2016,48(2):346-350.

[4]恽晓平.康复疗法评定学[M].北京:华夏出版社,2014.

[5]JACOBSON J H,SUAREZ EL. Microsurgery in anastomosis of small vessels [J]. Surgical Forum,1960,11:243-245.

第十三章 足踝部骨折与畸形

第一节 跟骨骨折

学习目的

1.了解跟骨的解剖结构。

2.熟悉跟骨骨折的病因及发病机制。

3.熟悉跟骨骨折的临床表现和诊断方法。

4.掌握跟骨骨折的治疗方法。

案例

患者,男,30 岁,装修工人,平时主要工作是进行房屋内外装修。10 小时前,在工作时突然摔倒,从 6 米高处坠落,摔伤左足跟部,当即感左足跟部疼痛、活动受限,急来医院就诊。

目前情况:患者 10 小时前因高空坠落伤及左足跟部,当即感左足跟部疼痛,活动受限;不伴有意识丧失,不伴有开放性伤口,无活动性出血。于当地医院就诊,行 X 线检查提示左足跟骨骨折,建议手术治疗。患者为求进一步治疗,至更高级别医院就诊。门诊以"左足跟骨骨折"收入院。入院以来,神志清,精神可,饮食睡眠良好,二便未解。

专科检查:左足因疼痛无法着地,无法站立或行走。左足跟部肿胀,可见皮下淤血淤斑,皮温正常。左足足弓变浅,足跟部有压痛,可触及骨擦音和骨擦感。左足浅感觉正常,左踝关节背伸、屈曲受限。左足背动脉搏动正常。

X 线检查:左跟骨骨折(见图 13-1)。

入院诊断:左跟骨骨折。

由于患者刚刚受伤,右足肿胀严重,需先消肿,待肿胀消退后方可考虑手术治疗。因此入院后予以止疼、消肿等对症处理,并打石膏固定,维持右足 90°中立位并保持抬高。消肿 1 周后,右足肿胀明显消退,行手术治疗。

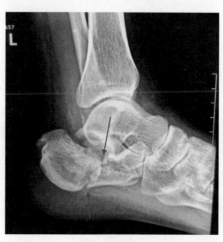

图 13-1 左跟骨侧位 X 线影像

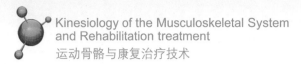
Kinesiology of the Musculoskeletal System
and Rehabilitation treatment
运动骨骼与康复治疗技术

手术过程:麻醉生效后患者取左侧卧位,患肢在上,术野消毒,铺手术巾,驱血,上止血带。取跟骨外侧"L"形切口,长度约 12 cm,注意将切口近端跟腱前缘腓肠神经及小隐静脉、远端腓骨长短肌腱及腓肠神经末支保护好;皮瓣直达跟骨骨质并向上锐性剥离,利用克氏针将其翻开,显露跟骰关节及跟距关节,可见骨折位于跟骨后部,错位,无明显累及距下关节,足弓变小。从后侧穿入 2 根克氏针后复位,见复位好,放置一 12 孔跟骨钛板(13 孔去掉 1 孔);位置合适后,分别钻孔,拧入 11 枚螺钉,见足弓及骨折复位好(见图 13-2);生理盐水冲洗,全层缝合,加压包扎,石膏固定,手术顺利,麻醉满意。术中出血约 40 mL,手术过程中患者生命体征平稳,患者安返病房。测回房血压 130/80 mmHg。

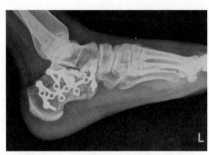

图 13-2　左跟骨骨折切开复位内固定术后复查

医工结合点:跟骨形态较为复杂、不规则,跟骨骨折最重要的就是解剖复位,恢复解剖学形态。因此符合跟骨形态的钢板就显得尤为重要。目前使用较多的是钛合金钢板,较之以前的不锈钢钢板,支撑力度和牢固程度均有明显提升。

思考题
除了上述案例中使用的手术入路,还有什么入路可以治疗跟骨骨折?

一、疾病概述

跟骨骨折是最常见的跗骨骨折,占跗骨骨折的 90%,占全身骨折的 2%,多见于 30~50 岁的年轻工作人群,男女比例约为 5∶1。约 7% 为双侧骨折,98% 为闭合性骨折。在成年人,约 75% 为关节内骨折,在儿童和青少年,仅约 25% 为关节内骨折。

原始骨折线位于跟骨后关节面,由前外侧斜向后内侧,继发骨折线水平向后延伸,由跟骨结节跟腱止点下方穿出(见图 13-3)。

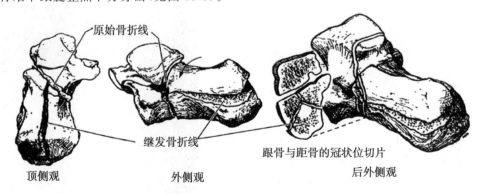

原始骨折线

继发骨折线

跟骨与距骨的冠状位切片

顶侧观　　　　外侧观　　　　后外侧观

图 13-3　跟骨舌型骨折的损伤机制

（一）跟骨骨折的病因与分类

跟骨骨折的损伤机制多样,其中以坠落伤最为常见,约占全部跟骨骨折的 75%,由于足跟着地后跟骨与距骨撞击所致,其他原因还包括交通伤、挤压伤、运动伤等。导致跟骨骨折的损伤暴力主要有压力、剪切力、牵拉力和直接暴力等,这些损伤暴力往往合并存在,包括压缩暴力造成的跟骨骨折、剪切暴力造成的跟骨骨折、二者共同造成的跟骨骨折、跟骨撕脱性骨折及其他暴力造成的跟骨骨折(见图 13-4 至图 13-8)。

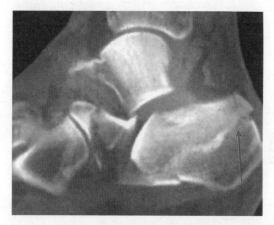

图 13-4 跟骨舌型骨折的影像学特征

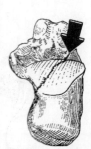

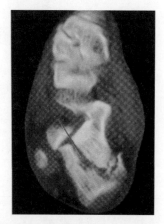

图 13-5 跟骨两部分劈裂骨折

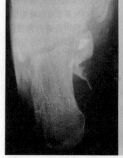

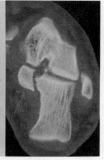

图 13-6 单纯载距突骨折

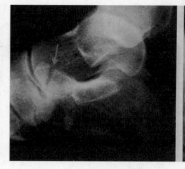

图 13-7 跟骨前结节的撕脱骨折

图 13-7 箭头所指为跟骨前结节撕脱骨折的 X 线表现,临床上有损伤病史及局部疼痛;图 13-8 中箭头为跟骨前部跗跟骨,边缘光滑,无损伤相关病史,且临床多无症状。

跟骨骨折主要基于影像学检查进行分型,常用的有 Essex-Lopresti 分型(见图 13-9、图 13-10)和 Sanders 分型(见图 13-11);另外,其他引用频率较高的分型还包括骨折 AO 分类系统(Arbeitsge-meinschaft für Osteosynthesefragen, AO)分型和 Eastwood 分型。特殊类型的跟骨

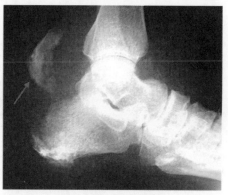

图 13-8 跟骨后结节撕脱性骨折,骨折块被跟腱牵拉向近侧移位

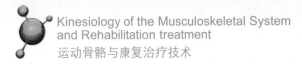

骨折分型还包括 Schmidt-Weiner 儿童跟骨骨折分型和开放性跟骨骨折分型。表 13-1 为
开放性跟骨骨折的 Lawrence 分型。

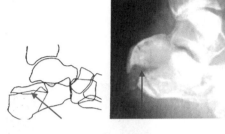

图 13-9　Essex-Lopresti 跟骨关节内
骨折分型（舌型骨折）

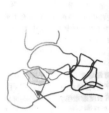
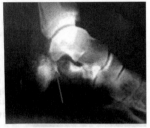

图 13-10　Essex-Lopresti 跟骨关节内
骨折分型（关节压缩型骨折）

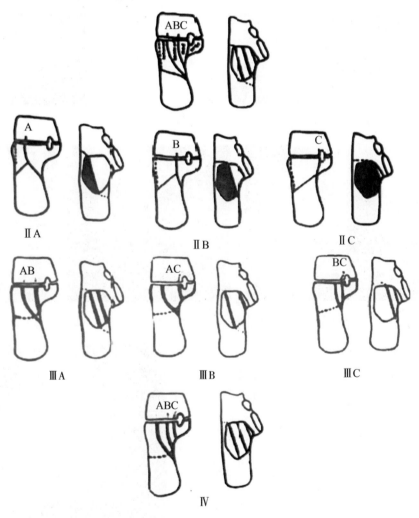

图 13-11　跟骨骨折的 Sanders 分型系统

表 13-1 开放性跟骨骨折的 Lawrence 分型

类型	特征	能量等级
骨性部分		
Ⅰ	轻度移位或关节外骨折	低能量
Ⅱ	舌型骨折;丘部骨折,1 部分/2 部分/3 部分后关节面骨折	中能量
Ⅲ	粉碎性跟骨骨折;骨折脱位	高能量
软组织部分		
A	线性损伤,损伤长度小于 5 cm,无血管神经损伤	
B	伤口超过 5 cm,存在神经或血管损伤,需要软组织或皮瓣移植,跟骨垫脱套伤	

(二)临床表现

临床症状主要表现为后跟疼痛、肿胀,活动受限,不能着地,着地时疼痛加剧,伴有脊柱骨折时则存在胸腰部疼痛,活动受限,应予注意。查体时可见足跟部肿胀,皮下淤斑,足底端平,足跟增宽,呈外翻畸形,跟骨压痛、叩痛,足踝部主动活动受限。当合并肌腱断裂、神经损伤及足骨筋膜室综合征时,可出现足部运动障碍、感觉缺失和肿胀张力异常增高等,合并四肢和脊柱损伤时则存在相应的体征。

(三)影像学检查

1.X 线片检查

常规拍摄双侧跟骨前后位片、侧位片和轴位片,观察跟骨骨折的类型、骨折块位置和数量、关节面的塌陷情况等,测量跟骨的高度、宽度、后跟内外翻的角度、Bohler 角和Gissane 角等。对关节内跟骨骨折,应拍摄双侧跟骨的 Broden 位 X 线片,其中,10°位片可显示后关节面的后部,40°位片可显示后关节面的前部,20°和30°位片可显示后关节面的中间部分。

2.CT 及三维重建

应常规做跟骨 CT 扫描,包括横轴面及冠状面扫描(具体检查方法详见相关章节);有条件者,可行 CT 图像三维重建,它可从空间多个角度直观地显示跟骨骨折块的数目、骨折位移情况、关节面的骨折情况以及跟骨骨折后的各种畸形(如跟骨体变低、变宽,外侧壁外膨等),特别是对跟骨后关节面的破坏程度有更好的显示效果,可为手术治疗提供宝贵的参考依据。

二、疾病的诊断、治疗、康复及预防要点

(一)诊断

根据患者的外伤病史、症状、体征、X 线片和 CT 检查结果不难做出诊断,但全面的诊断还应包括骨折的分型和病情的评估,这对评估骨折的具体情况、指导治疗和评价预后

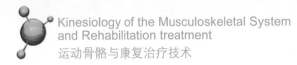
Kinesiology of the Musculoskeletal System
and Rehabilitation treatment
运动骨骼与康复治疗技术

有重要的作用。

(二)治疗

1.非手术治疗

非手术治疗主要适用于以下情况:部分关节外跟骨骨折;年迈不能行走或截瘫患者,关节重建无必要或无意义;没有移位的关节内骨折;有手术禁忌证者,如伴有严重复合伤、严重心血管病、严重糖尿病等;手术治疗前的临时处理等。非手术治疗包括以下方法:

(1)休息并抬高或单纯石膏固定:对跟骨骨折不做复位,仅休息、冰敷并抬高患肢,或仅做单纯石膏固定;但对有移位的骨折已不主张应用这种方法。

(2)闭合复位石膏外固定:主要施行手法使骨折复位,并用石膏外固定以维持骨折的复位。其优点是软组织的医源性损伤比较小,并且可达到一定程度的骨折复位,相对减少骨折畸形愈合的机会;缺点是常不能准确地复位骨折并恢复关节面的正常形态,在部分患者还无法满意地恢复跟骨的外形、后跟轴线。此外,石膏对骨折复位的维持效果不佳,容易发生骨折再移位,固定时间较长,容易造成后足关节僵硬、足跟疼痛。因此,石膏外固定仅适用于部分关节外跟骨骨折、无移位的关节内骨折以及有手术禁忌证患者,也可作为手术治疗前的临时处理。

2.手术治疗

方法包括:①切开复位内固定术。②撬拨复位经皮螺钉或钢钉固定。③骨折复位外固定器固定术。④后足关节融合术。⑤距下关节镜治疗跟骨骨折等(见图 13-12、图 13-13)。

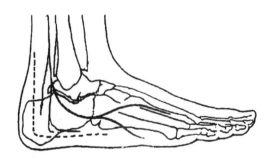

图 13-12 外侧扩大的"L"形切口示意图

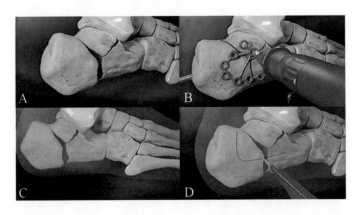

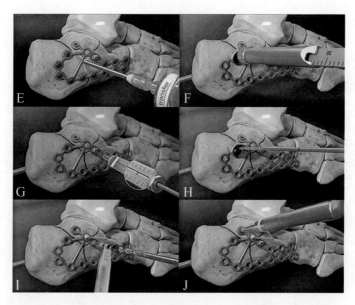

图 13-13　跟骨骨折"L"形入路，放置跟骨解剖板操作步骤演示

（三）康复

（1）术后 1～2 周：患肢抬高、冰敷、电刺激治疗控制水肿。术后 1～3 天，开始主动关节活动度训练及肌力训练，包括髋、膝、跖趾关节和趾间关节的屈伸练习，各平面各方向的直腿抬高训练，下肢俯卧位后伸、侧卧位外展、仰卧位前屈、内收或外展练习，膝关节开链模式下的屈伸练习。另外，可在辅助工具保护下进行无负重的步态练习。

（2）术后 3～4 周：内固定稳定者，去除石膏。进行踝关节的被动和主动关节活动度训练，包括踝关节的屈、伸、内、外翻和旋转，根据患者疼痛和肿胀程度，逐渐加大踝关节活动。

（3）术后 5～8 周：在此期间患者可进行踝关节全范围活动度练习及渐进性可耐受负重练习。通过髋关节开链模式下抗阻训练、保护下的小角度压球下蹲训练下肢肌力，进行踝周围肌群的外翻肌、内翻肌、背伸肌和跖屈肌等长练习和渐进性抗阻练习，进行足内在肌的毛巾抓握、拈石头等肌力训练。开始进行柔韧性维持训练及双侧本体感觉训练，坚持腓肠肌和比目鱼肌的牵伸，在治疗师手法帮助下进行足部软组织和筋膜的放松；通过振动平板、本体感觉平板训练双侧本体感觉。

（4）术后 9～12 周：在此期间患者继续进行踝关节和下肢肌力练习。开始保护下完全下蹲练习、提踵练习和上下台阶练习。通过在本体感觉平板、振动平板、泡沫滚筒上单足站立，在外加干扰或其他模式的动态稳定性练习/多任务练习，抛球练习进行本体感觉训练。通过治疗阶梯训练、步机训练进行肌耐力训练。

（5）术后 12 周以后：患者可增加肌力训练的运动量、阻力和强度，通过跳绳双足跳，交替跳，然后单足跳进行耐力训练。进行本体感觉训练，包括平面上单足站（由稳定到最不稳定），加入外界干扰或其他的动态稳定性练习/多任务练习，在速度和干扰强度变化

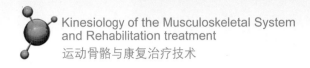
Kinesiology of the Musculoskeletal System
and Rehabilitation treatment
运动骨骼与康复治疗技术

下进行抛球、接球、走、慢跑。进行功能性活动恢复训练,包括单双足跳跃、连续跳、定点跳。

(四)预防

1.踝关节运动前,要注意做好适当的热身运动和适应性训练。

2.存在慢性踝关节不稳时,日常活动中需注意踝关节本体感觉训练,必要时可使用踝关节护具或肌内效贴布支持保护。

三、医工交叉应用的展望

(一)跟骨骨折跗骨窦入路微创治疗

目前比较流行的是采用经皮或小切口微创技术治疗跟骨关节内骨折。最好是在伤后早期(伤后1~2周),软组织条件允许的情况下采用微创技术进行治疗。微创入路包括经跗骨窦入路切开复位内固定,有限切开复位内固定,经皮螺钉固定,关节镜辅助内固定以及最近新提出的跟骨髓内钉固定等。扩大外侧切口伤口并发症的发生率较高,包括感染(20%)和伤口相关并发症(37%)等。微创小切口技术可以降低相关并发症的发生率,缩短手术时间,尤其适用于吸烟以及合并内科疾病的患者,可以减少伤口相关并发症的发生风险。

与扩大外侧切口的治疗目的相同,微创小切口技术同样需要恢复跟骨的形态。首先需要对跟骨的三维解剖形态非常熟悉,这是采用微创入路进行解剖复位内固定的必备前提。

舌型骨折和简单的二部分关节内骨折通常采用经跗骨窦切口进行治疗。但是随着手术医生经验的增加,跗骨窦切口的适用范围也逐渐增大。跗骨窦切口结合经皮固定,对周围软组织损伤较小,可以直视下对跟骨后关节面、跟骨前突以及跟骨的相关角度进行复位固定,有助于恢复跟骨的解剖形态,并改善患者的功能。

一项纳入117例跟骨骨折患者的随机对照研究发现,与扩大的外侧入路相比,经跗骨窦入路具有手术时间短、伤口并发症发生率低,而且足部功能评分高等优点。另外一项纳入112例跟骨骨折患者的研究,也比较了跗骨窦入路和扩大的外侧入路的治疗效果,发现跗骨窦入路可以显著降低伤口相关并发症的发生率,并且再手术率也较低。

杨(Yeo)等通过回顾性研究比较跗骨窦入路和扩大外侧入路治疗Sanders Ⅱ型和Ⅲ型跟骨骨折的效果,同样得出跗骨窦入路可以显著降低伤口并发症的发生率。韦伯(Weber)等比较了扩大的外侧入路和有限切开入路治疗Sanders Ⅱ型或Ⅲ型跟骨骨折的效果,发现两者在解剖复位和功能康复效果方面无明显差异。而使用微创入路可以减少再手术次数,防止血肿、伤口裂开以及腓肠神经损伤等并发症的发生。

(二)跗骨窦切口治疗跟骨骨折的手术技巧

手术时患者取侧卧位,患肢在上,患肢垫防压垫以保护腓总神经。两块小毛巾折叠后置于踝关节的近端,便于术中活动显露距下关节。沿着跟骨结节关节角(Gissane角)做3~4 cm长的小切口。在小咬骨钳和吸引器的辅助下,清理干净跗骨窦周围的脂肪和血肿组织,以便清晰显露术野。骨膜剥离子小心剥离开跟骨外侧面的腓骨肌腱。切开距下关节的外侧关节囊(注意尽量从关节囊里面切开以免损伤腓骨肌腱)。斯氏针固定于跟骨结节的外侧面,2 根克氏针穿过跟骨结节并固定于跟骨内侧壁,固定时注意不要穿过骨折线。

骨膜剥离子撬剥跟骨后关节面的外侧骨块,将骨膜剥离子沿着骨折线由跟骨后关节面的外侧缘插入。在骨膜剥离子的辅助下复位跟骨内侧壁,并将跟骨后关节面的内侧部分进行复位。同时,斯氏针牵拉旋转跟骨以协助复位。复位成功后,置入 2 根克氏针穿过骨折线以维持内侧壁的稳定。

重复以上操作以恢复跟骨的高度和力线。直视下复位内、外侧骨折块,并置入克氏针进行临时固定。跟骨后关节面复位后,开始处理跟骨前突骨折块。通过先前置入的克氏针将跟骨前突与跟骨的后关节面进行复位。分别在直视下和透视下确定骨折块复位良好。将小钢板稳定固定于跟骨的外侧壁。透视下再次确认钢板放置的位置,然后再置入螺钉。

如果是跟骨关节内的压缩骨折,则采用拉力螺钉进行固定。使用钢板固定跟骨后关节面和跟骨前突,恢复跟骨相关的角度,并且维持跟骨的良好复位。单个 4 mm 螺钉从跟骨结节置入以固定跟骨骨折。2 枚螺钉(替代之前的克氏针)固定于跟骨内侧壁,并且维持跟骨的高度和恢复跟骨结节相对于后关节面的力线。

术中注意内侧壁需要进行两点固定,以防发生复位丢失。螺钉自跟骨结节的中间部分进入固定于跟骨前突的前侧和远侧部分,最后使用一枚螺钉自跟骨结节的后侧关节面置入固定于跟骨前突。对于舌型或足底移位的骨折块,可以使用额外的螺钉从跟骨的后上侧向足底方向进行固定。最后再进行透视,将折叠的毛巾从远端移向踝部,使足外翻以便于缝合伤口。患者行可活动的支具固定,术后 7～14 天待伤口稳定后,可以在医师指导下进行康复锻炼。

参考文献

[1]俞光荣,ZWIPP H. 跟骨骨折的基础与临床[M]. 上海:上海科学技术出版社,2008.

[2]岳寿伟,马超,周谋望. 肌肉骨骼康复学[M]. 北京:人民卫生出版社,2018.

[3]励建安,黄晓琳. 康复医学[M]. 北京:人民卫生出版社,2016.

[4]ATHAVALE S A,JOSHI S D,JOSHI S S. Internal architecture of calcaneus: correlations with mechanics and pathoanatomy of calcaneal fractures[J]. Surg Radiol Anat, 2010, 32:1113-1122.

[5] BANERJEE R,SALTZMAN C,ANDERSON RB,et al. Management of calcaneal malunion[J]. J Am Acad Orthop Surg, 2011,19:27-136.

[6]MANASSEH N,CHERIAN V M,ABEL L. Malunited calcaneal fracture fragments causing tarsal tunnel syndrome:A rare cause[J]. Foot Ankle Surg, 2009,15:207-209.

[7]STAPLETON J J,BELCZYK R,ZGONIS T. Surgical treatment of calcaneal fracture malunions and posttraumatic deformities[J]. Clin Podiatr Med Surg, 2009, 26:79-90.

[8]RADNAY C S,CLARE M P,SANDERS R W. Subtalar fusion after displaced

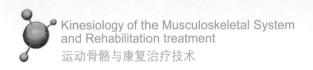

Kinesiology of the Musculoskeletal System
and Rehabilitation treatment
运动骨骼与康复治疗技术

intra-articular calcaneal fractures：Does initial operative treatment matter？ ［J］. J Bone Joint Surg Am，2009，91：541-546.

第二节　马蹄内翻足

1.了解马蹄足的病因及发病机制。
2.熟悉马蹄足的临床表现和诊断方法。
3.熟悉马蹄内翻足相关医工结合的现状及进展。
4.掌握马蹄内翻足的治疗方法。

案例

患者，29岁，农民，患者自出生后出现右足部畸形，曾行康复治疗，未见明显好转。随着年龄增长，患者右足踝部畸形逐渐加重，出现足部马蹄高弓内翻畸形，足外侧着地，溃疡形成，行走疼痛。为求进一步治疗，来我院就诊，门诊以"右足踝部畸形、功能障碍20余年"收住院治疗。

目前情况：1年前右足踝部马蹄内翻足症状逐渐加重，行走跛行，走路时疼痛明显，不能下蹲。就诊于当地医院，考虑为"右足马蹄内翻足"，行康复等治疗，未见明显好转，伴行走困难。我院门诊以"右足马蹄内翻足"收入院，准备手术治疗。

专科检查：跛行步态，双下肢等长，右足马蹄内翻足畸形，足踝部僵硬，外侧压痛，足外侧着地，外侧胼胝形成，局部溃疡，小腿肌肉萎缩（一），肌力减退，踇趾血运可，感觉可（见图13-14）。

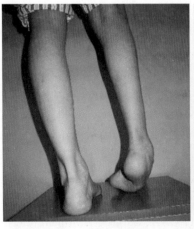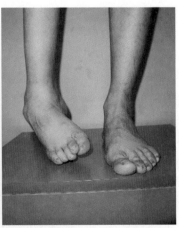

图13-14　右足马蹄内翻畸形

X线检查示：右足踝部马蹄、内翻、高弓畸形（见图13-15）。

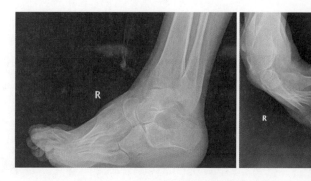

图 13-15　右踝关节正侧位 X 线影像

入院诊断：右足马蹄内翻足。

患者小时候曾尝试多种保守治疗，包括戴护具、康复、外用膏药等，畸形逐渐加重，严重影响日常活动，导致生活质量下降。与患者及家属充分沟通后，决定手术治疗。完善各种术前检查，排除手术禁忌证，于入院 3 天后，在全麻下行右足跖腱膜切断＋跟腱延长＋肌腱转位＋三关节融合＋Ilizarov 外固定架固定术。

手术过程：麻醉成功后，患者取仰卧位，右下肢上气囊止血带，在跟腱内侧做纵向切口，显露跟腱，显露跟腱时要保护跟腱的系膜，矢状面"Z"形切断跟腱，中立型或内翻型马蹄足跟腱止点切内侧，术者缓慢用力背伸踝关节，将足矫正至 0°位，助手维持足的背伸位，采用编制缝合法缝合延长的跟腱，缝合皮肤。背外侧弧形切口，起于距舟关节中间，跨过跟骰关节止于外踝下 2 cm。显露三关节游离切口上下缘的皮瓣，内侧至伸趾总肌肌腱，外侧至腓骨长短肌腱，注意保护足背外侧皮神经，切断距舟和跟距关节韧带，即可清楚显露跟距关节和距舟关节。术者根据足畸形的程度和类型决定三关节切骨的角度和切骨的范围，为了便于显露舟骨的关节面内侧，可先将距骨头切掉，然后依次切跟骰、跟距和舟骨关节面。用骨刀切关节面时尽可能一次切整齐，但距骨要多保留，以避免术后距骨的坏死塌陷。跟距关节切骨处的距骨载突往往遗留，可用尖嘴咬骨钳仔细咬掉。然后跟、距、舟、骰四块骨三个关节依次对齐，将足矫正至中立位，尤其是跟骨内翻必须矫正。以 2 mm 的 3 根克氏针固定三个关节的截骨面。在胫骨、跟骨、距骨分别置入钢针，安装术前组装好合适的 Ilizarov 牵伸器。缝合各切口，术毕。图 13-16 为术外固定器的组装及术中安装。

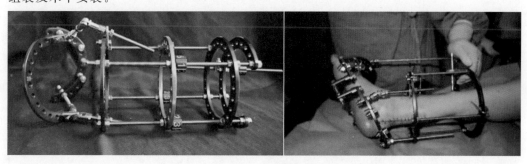

图 13-16　术外固定器的组装及术中安装

Kinesiology of the Musculoskeletal System
and Rehabilitation treatment
运动骨骼与康复治疗技术

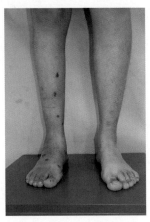

图 13-17 患者拆除外
固定架后，畸形矫正

术后采用 ERAS 理念进行足部功能康复，同时配合康复辅具治疗，术后7天扶拐下地行走，配合消炎止痛药物。患者在功能训练过程中没有明显感觉到疼痛，配合康复师指导下锻炼，能自行大小便。术后第 7 天出院回家。出院后自行调整外固定架，定期门诊复查，直至矫形位置满意，术后 3 个月拆除外固定架（见图 13-17）。

医工结合点：Ilizarov 外固定架解决了传统治疗方法无法解决的医学难题，在骨折不愈合、肢体不等长、畸形等的治疗中发挥了不可或缺的作用，可全方位调节，具有去成角、去旋转、去侧方移位及牵拉加压的作用。术前畸形的测量及术后外固定架支架的调整更多地需要医生的判断。Ilizarov 外固定架比较笨重，需要更加轻便材料的外固定架；需要强度更高、更锋利的固定针，避免对局部骨及软组织的损伤。六轴立体外固定架，可以精准、缓慢、可控地矫正多平面复合畸形，明显简化了外固定装置安装的过程。在具体应用时需结合特殊的计算机软件，术后会给患者一个详细的连杆调整处方表，支撑杆有标号及刻度，极大地提高了依从性，患者可回家后自行调整支架。但现在外固定架进口价格昂贵，并且国内还没有成熟的软件。

思考题

除了上述案例中外固定架的使用，哪些医工结合设计能进一步简化外固定的操作流程，制造更加轻便的外固定架，通过与计算机软件相结合，使治疗方案更加简洁，医生和患者更加方便操作？

一、疾病概述

（一）定义和病理生理

马蹄内翻足是指先天或后天多种病因引起，以足下垂、高弓、内翻和内收为主要表现的足踝畸形病。依据足踝关节僵硬的程度分为柔软型和僵硬型，不同年龄阶段呈现不同的畸形性质。成年人僵硬马蹄内翻足包含成年人因创伤、下肢缺血等原因造成的僵硬性马蹄内翻足，先天性马蹄内翻足延误治疗或既往手术治疗失败发展到成人阶段，年龄在 18 岁以上，踝足关节僵直固定于马蹄内翻位，踝足关节屈背伸活动度＜10°，合并有严重软组织挛缩，并发骨关节结构异常和（或）神经功能障碍者。

病理改变：距骨扁平、颈部变短扭曲、软骨退变及缺损合并后足跖屈（马蹄）、内翻、内旋，舟骨变形脱位合并中高足弓、旋后，前足内收、旋后畸形，跖内侧及后侧皮肤、皮下组织、筋膜、肌腱、关节囊、血管、神经等软组织挛缩，足踝外侧相应的软组织发育不全、松弛或破坏。马蹄内翻足畸形的程度、病程长短、患者年龄以及既往手术矫形史，可影响骨关节畸形的僵硬程度与性质。

（二）病因

病因分为原发性和继发性,如先天性肌肉骨骼畸形、神经肌肉疾病、创伤、感染,包括骨髓炎以及烧伤等。常见病因如下:未经治疗或治疗失败的先天性马蹄内翻足,创伤骨折等原因致小腿骨筋膜室综合征后遗症;足踝部广泛瘢痕、腓总神经损伤、腰骶部脊柱裂、脊髓灰质炎后遗症导致踝关节背伸、外翻肌群瘫痪;少数痉挛型脑瘫足畸形至成年期转化为僵硬型畸形等。异常应力负重是促成僵硬性足踝畸形病理改变的重要因素。

（三）临床表现

轻者足前部内收、下垂,足跖面出现皱褶,背伸外展有弹性阻力。一般分为松软型与僵硬型。松软型畸形较轻,足小,皮肤及肌腱不紧,容易用手法矫正;僵硬型畸形严重,跖面可见一条深的横行皮肤皱褶,跟骨小,跟腱细而紧,呈现严重马蹄内翻、内收畸形,手法矫正困难。小儿学走路后,用足外缘着地,步态不稳、跛行,畸形逐渐加重。足背负重部位产生胼胝及滑囊,胫骨内旋加重。病侧小腿肌肉较健侧明显萎缩。

二、疾病的诊断、治疗、康复及预防要点

（一）诊断

1.病史

询问病史能了解病因、病情、足踝畸形转归,获取患者基本信息和整体情况的第一手资料。

2.体格检查

（1）视诊:从脊柱、骨盆开始检查,最后再检查踝足。如脊柱有无畸形,骨盆有无倾斜,髋关节、大腿、膝关节有无异常,肌肉有无萎缩、下肢负重力线有无改变。然后观察步态,患足畸形的部位、程度。有无胼胝及位置,注意患肢皮肤挛缩程度、血管情况、神经情况等。

马蹄内翻足畸形程度可按"秦泗河马蹄内翻足的分型"描述:Ⅰ度,用足掌的前外侧负重;Ⅱ度,用足的前外缘,即第四、五跖骨部负重;Ⅲ度,足极度内翻、内旋,足趾指向内后方,足心向上,用足的前背侧负重行走。

（2）肌力检查:先行主动肌力检查,然后给予抗阻力检查。了解肌力大小、运动幅度、速度和耐力。检查时要注意正确体位,充分暴露,手法要轻,双侧对比检查。

（3）关节功能的检查:测量主动运动与被动活动,注意髋、膝、踝关节的活动度。

（4）肢体长度测量:下肢的长度为髂前上棘至内踝尖,双下肢全长站立正位 X 线片能准确判定下肢的真性长度。

（5）步态分析:重点观察患足着地、着力部位,跛行状态与步行相,必要时采用步态分析仪记录分析,双下肢等长的马蹄内翻足多表现为长肢步态。

（6）足印检查评价:患者站立位,印下足印,能清晰显示畸形足负重部位和程度。

3.影像学诊断

（1）X 线:X 线片可以清楚显示骨与关节结构、畸形程度、性质及骨质疏松的程度,标准正确的 X 线检查基本能满足临床评价及治疗的需要。术前应拍摄膝关节标准位的小

Kinesiology of the Musculoskeletal System
and Rehabilitation treatment
运动骨骼与康复治疗技术

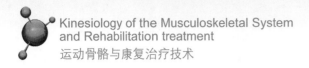

腿全长(包括踝足)正侧位、标准位的踝足正侧位以及站立位双下肢全长 X 线片。在站立位前后位片上测量双下肢长度、膝关节线、距跟角、距骨第一跖骨间角;在最大背伸侧位相上测量距跟角和胫跟角。如果胫骨有畸形,同时测量畸形的成角旋转中心(center of rotation angle,CORA)。

(2)CT 平扫和三维重建:CT 平扫和三维重建对进一步了解畸形有帮助,特别复杂的畸形术前可打印出三维模型。

(3)其他:根据患者原发疾病,选择其他辅助检查。

4.康复评定

(1)三维步态分析:三维步态分析对步行时运动学和动力学的参数进行采集和分析,得出相应的几何曲线和数值,描述出马蹄内翻足步态异常的具体情况,对马蹄内翻足患者的步态异常程度和性质进行评价,为患者行走能力的评估、异常步态的矫正和相关的治疗方式提供重要依据。

(2)Dimeglio 评分:该评分方法是由迪梅廖(Dimeglio)等人在 1995 年提出的马蹄内翻足的分类量表,他们根据严重程度将马蹄内翻足分为 I 级~IV 级四种类型,级别越高,畸形的程度越严重。该量表的每个项目从 0~4 分开始,最高分是 20 分,其中 1~5 分为 I 型,6~10 分为 II 型,13~15 分为 III 型,16~20 分为 IV 型,它们分别代表良性、中度、重度和极重度。

(二)治疗

1.治疗原则

(1)少年儿童患者:由于马蹄内翻畸形基本上为柔软的可复性的(即无跟腱挛缩,膝关节屈曲位用手法可被动矫正足畸形),治疗时宜完全矫正畸形,先施行踝后内侧软组织松解,然后进行肌力平衡等软组织手术予以治疗。应尽量避免截骨,若有骨骼畸形需截骨治疗时,年龄应大于 14 岁,且应避免行关节内截骨,提倡关节外截骨;术中应避免损伤骨骺。

(2)青年或部分小于 30 岁的成年人:如果马蹄内翻畸形也为柔软的可复性的,手术治疗原则同上。

(3)大于 30 岁的成人:术前医者应明确患者足踝部骨骼与关节畸形的类型与程度,根据距骨在踝穴内有无倾斜及其倾斜的程度,踝关节在屈膝位(伸膝位胫距伸屈角度变小)主、被动活动幅度,有无关节的退行性改变,再决定是否做后内侧软组织松解及其松解的范围。如果患者有严重的骨关节畸形改变,且术前踝关节在屈膝位的被动活动很小,后内侧软组织松解的范围仅限于距腱膜松解、跟腱和胫后肌肌腱的有限度延长。如果软组织松解的范围过大,已退变和变形的距骨纳入踝穴内,术后易发生踝关节退行性关节变性疼痛。

2.手术方式

手术方式包括:①软组织松解术。②胫骨后肌、腓骨短肌、半跟腱前移代足背伸肌。③二关节与三关节融合术。④胫骨前肌外移。⑤胫骨后肌外置术加跟骨外翻截骨术。⑥跟骨外翻截骨。⑦Ilizarov 矫正技术等。

（三）康复

给予患者心理评估、心理疏导，外固定护理知识宣教，教会患者自己护理针道及调节螺母。待局部肿胀及疼痛减轻后（一般术后 7～13 天），先将踝关节间隙牵开 5 mm，开始牵伸矫正足踝畸形。遵照"先矫正足内收、内翻畸形，再矫正跖屈畸形"的顺序原则。牵伸速度依据足踝内侧局部软组织情况及患者的感受而定。矫形初期可每天 2～3 mm，速度逐渐减慢。注意保持外固定牵伸器的铰链与足部畸形的 CORA 相对应。

一般术后 7～13 天，患者自行制作和穿戴合适高度的泡沫鞋垫，可与外固定器连接。患者可在医生指导下借助助行器下地部分负重行走，鞋垫的形状随着足踝畸形矫正的情况变化而变化。马蹄足畸形完全矫正后，再继续过度牵伸 5°～10°后停止。带外固定器主动或被动伸屈活动，4～6 周（如有截骨，应保留外固定器至骨愈合）后拆除。拆除外固定器后佩戴踝足矫形支具负重行走。踝足支具维持时间取决于足畸形种类及程度、矫正的程度和方法，一般推荐使用 1～3 个月，必要时采用 3D 打印个性化踝足矫形支具。

（四）预防

马蹄足内翻并不可怕，是小儿的常见病、多发病，婴儿出生后父母仔细观察即可发现。马蹄足内翻可分为柔软型和僵硬型两种类型，前者大部分可通过手法整复矫正治疗，新生儿出生一周后就可进行推拿治疗；后者则常需手术治疗。无论是保守治疗还是手术治疗，早发现早治疗效果最好，不但可恢复足的正常形态，而且能恢复足踝功能，减少后遗症，能正常负重和健康行走。

三、医工交叉应用的展望

近年来，随着工科技术的飞速发展，骨科学进入了医工交叉这个崭新的研究领域，并取得了一系列成果应用于临床工作中。

（一）外固定架

1.Ilizarov 外固定架（见图 13-18）

20 世纪 50 年代末，苏联的骨科医生加夫里尔·A.伊利扎罗夫（Gavriil A.Ilizarov）发现了牵拉成骨（distraction osteogenesis）技术，他创造性地设计了 Ilizarov 环形外固定支架，并经长期的临床研究和基础实验提出了张力-应力定律（law of tension-stress, LTS），即应用持续的在生理限度内的牵张应力刺激，能够刺激机体产生血管生成因子促进血管的形成，导致胚胎发育过程的某些方面在成人组织中再现，激活和保持骨组织与其他组织细胞的再生潜能。这一技术实现了人体依靠组织自我修复和自我再生的能力，可以修复和重建肢体组织的缺损，而这种再生潜力通过生物力的刺激可以被激活。

Ilizarov 外固定器的构型：矫正马蹄内翻足畸形的外固定器构型是在跟骨部件与距骨部件之间、两侧加装铰链和（或）牵伸螺杆。通常在足的内侧安装推拉螺杆，足的前外侧安装带铰链的螺杆，铰链的中心对准踝关节的旋转中心。术后通过延长足内侧及踝关节内侧的螺杆，逐步矫正前足的内收、高弓和内翻畸形，最后调节踝关节跖屈畸形。前后方的牵伸杆加用弹簧，弹力势能可转化为持续牵张力。对前足的旋转畸形，可通过调整足内侧的螺杆来进行矫治。

Kinesiology of the Musculoskeletal System
and Rehabilitation treatment
运动骨骼与康复治疗技术

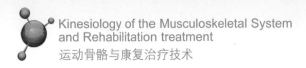

Ilizarov 外固定器的使用要点：外固定器的使用应遵循 Ilizarov 肢体畸形矫正理念，亦即成角旋转中心 CORA 和矫正轴原则，在各个成角畸形的凹侧实施撑开进行组织的牵拉，从而使足踝畸形得到矫正。

2.Tarlor 外固定架（TSF）

随着科学技术的发展，当代矫形外科继承了 Ilizarov 技术的精华，结合计算机技术而诞生了 Tarlor 六轴空间支架。六轴骨外固定器是欧美国家矫形外科中常用的器械，目前临床中最常用的就是 TSF（见图 13-19、图 13-20）。

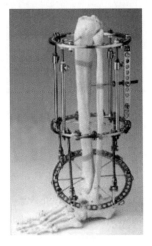

图 13-18　经典的 Ilizarov
外固定架

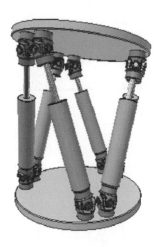

图 13-19　六个并联连杆
单元组成的空间支架系统

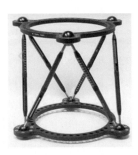
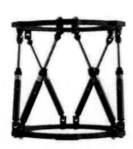
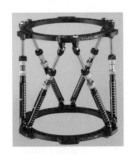

图 13-20　经典的 Tarlor 外固定架

在测量 TSF 畸形参数时也是测量这六轴畸形的具体数值。在进行畸形的几何分析时，泰勒（Taylor）和罗杰斯（Rogers）等提出了原发点和对应点的分析方法，CORA 常被选作原发点。在一些畸形伴有肢体短缩时，以及在其他一些原发点或对应点不明确的情况下，在术前畸形分析时为了测量计算的方便，也可以把 CORA 作为对应点。应用CORAgin 方法时，原发点选择 CORA，与定架相比，具有明显的优势。Ilizarov 支架通过安装轴向铰链，铰链的朝向决定了畸形矫正的方位。因为只能二维矫正，也只能分步进行多平面畸形的矫正。而在矫正多平面畸形时,需要通过改变外架构型,调整铰链方向来矫正另一个平面的畸形,但操作过程比较困难,而且铰链的方向及放置的位置存在很大的误差。但多平面畸形的 CORA 不在同一处时,再精确放置铰链位置也无济于事,此时需要更加复杂的方法来变换外架构型,这对于手术者来讲是一件非常耗时的过程,而且矫形误差仍然较大。

TSF 是矫形外科外固定器械发展的一个飞跃,因为它实现了多平面复合畸形的精确同步矫正。TSF 的功能包括了传统 Ilizarov 环形外固定架的几乎所有功能,使用同样的构型既可以矫正简单畸形,又可以矫正三维复合畸形。TSF 是将六根可以伸缩的泰勒杆连接于近端和远端的环上,连接处可以自由旋转。只要调节其中任意一根泰勒杆的长度,一个环平面位置就会相对于另外一个改变其空间位置。

TSF 外固定器非常坚固,与 Ilizarov 外固定器相比较,其框架的轴向的强度是 1.1 倍,抗弯曲的强度是 2.0 倍,抗扭转强度是 2.3 倍。理论上讲,TSF 计算机在线软件的精准度为 1/100000 英寸和 1/10000°。TSF 的矫形是在两环之间形成了一个虚拟铰链,其与采用普通环形支架矫正畸形时所安装的铰链是一致的。TSF 的虚拟铰链位置取决于术前的畸形分析和手术规划,当准确测量了单畸形参数并决定使用哪种矫形原则之后,虚拟铰链就自动形成了,不需要术者另外去特别考虑。另外,TSF 的优势还体现在,当畸形 CORA 位于干骺端或者干骺端以外时,TSF 无须担心成角畸形矫正轴(angulation correction axis,ACA)的位置问题,因为 TSF 的 ACA 是虚拟的,这正是应用 Ilizarov 外固定支架矫形的一个薄弱之处。在这样的病例中使用 Ilizarov 外固定支架时,铰链只能安装在环的外部,这样就需要很多零件的安装来组配。在实际临床应用中,外固定架的构建极其不方便,而且在生物力学上也有很多不稳定之处。尽管旋转畸形可以通过 CT 双侧对比来测量,但是在临床上主要还是以临床查体测量双侧对比的大腿足部角畸形,所以测量结果常存在误差。但是 TSF 具有重复可调式矫正功能,残留的畸形可随时再做测量后进一步矫形,直到满意为止(见图 13-21)。

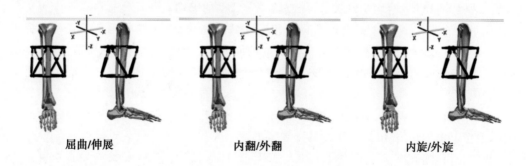

屈曲/伸展　　　　　　　内翻/外翻　　　　　　　内旋/外旋

Kinesiology of the Musculoskeletal System
and Rehabilitation treatment
运动骨骼与康复治疗技术

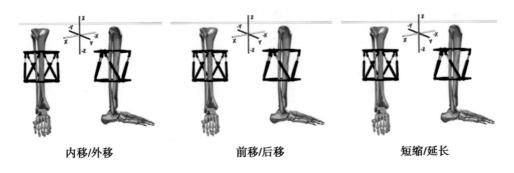

内移/外移　　　　　前移/后移　　　　　短缩/延长

图 13-21　TSF 可以纠正各种畸形

（二）康复辅具的应用

足踝矫形器是以非手术方法解决足踝问题的穿戴器具，可以有效控制足踝位置及运动，减缓关节负载。由于足踝生物力学的复杂性和研究技术的局限性，足踝矫形器的设计目前仍主要依据于经验，产品的治疗或康复效果存在很大争议。随着临床影像学以及测量技术和计算生物力学技术的发展，足踝生物力学研究能够更深入全面提供足踝内部和外部的受力环境，并广泛应用于足踝矫形器的设计和评估中。基于此，辅助以 3D 打印等先进制造技术，足踝矫形器将实现舒适性和功能性兼备的快速个性化定制，在具有良好的矫正效果的同时，其制造周期和成本将大大降低。

多种类型的踝足矫形器被广泛应用于临床实践，因其不同的设计和构成材料，可以实现不同程度脚踝控制。最常见的类型是带有足底屈伸限制装置的静态踝足矫形器（solid AFO，SAFO）、动态踝足矫形器（dynamic AFO，DAFO）、地板反作用矫形器（floor reaction orthosis，FRO）及铰接式踝足矫形器（hinged AFO，HAFO）等。SAF 通过将脚踝限制在一个中性的角度，使踝关节发挥正常功能，不会在行走时偏向某个方向而加重畸形，同时也可以通过地面反作用力限制膝的正常位置。有研究指出，在步态分析的站立位时，SAFO 能提升膝关节屈曲角度，这也意味着对肌肉力量需求及能量消耗的降低。但 SAFO 也有固定踝关节、限制踝关节活动的弊端。DAFO 提供了一个更正常的脚踝动力学模式，即一个更大的踝背屈角度和膝屈曲角度，这样的运动模式可以提供更大的下推力。HAFO 在提升踝关节活动度的同时，也能有效地增大膝关节活动度，提高下肢肌力，有效防止马蹄内翻畸形，同时对下肢肌力也有很好的提升。不同类型矫形器各有优缺点，但总体作用机制为矫正下肢力线，减少能量损耗，提升步态功能。随着医工结合的不断深入，新型材料的不断研发，根据临床需求，矫形师对踝足矫形器不断进行优化，制作出更加轻便、舒适度更高的踝足矫形器。

我们相信，随着科学技术的进步和人工智能的继续发展，医工交叉应用将更好地为患者服务，获得更好的手术和康复治疗效果。

※ 延伸阅读 ※

泰勒空间支架的基本原理和具体使用方法

一、TSF 器械的构造

标准的 TSF 构型是由两个泰勒环和介于两个环之间的 6 根支撑杆构成的。TSF 专用的泰勒环有多种形状,如全环、2/3 开口环、半环、足部专用的 U 形环等。环的厚度均为 8 mm。每种形状的环均有不同规格可供选择,全环内径最小为 105 mm,最大为 300 mm,每个规格相差 25 mm;2/3 环的内径最小的 105 mm,最大的 275 mm,每个环间隔 25 mm。足环只有 155 mm 和 180 mm 两种规格。全环外侧有 6 个凸起(Tab),用于连接泰勒支撑杆。环上布满了圆形孔洞,用于固定全针或半针。泰勒杆也称"支撑杆",杆上有刻度,可以伸缩调节其长度。每 TSF 连接 6 根泰勒杆,通过改变其中任何一根杆的长度,两个环之间的相对空间位置都将发生变化。使用 TSF 矫正畸形或者进行骨折复位就是基于此原理。支撑杆根据伸缩的结构不同分为标准杆及快装杆两种。标准杆分为极短杆、超短杆、短杆、中杆、长杆这 5 种规格,尺寸范围是 59～283 mm。快装杆分为超短杆、短杆、中杆、长杆这 4 种规格,尺寸范围是 91～311 mm。快装杆主要用于骨折的快速手法复位,未锁定时 6 根杆的长度可以自由滑动变化,骨折复位后可以立即拨上锁定装置,杆的长度就会固定。每个泰勒杆的长度也有不同的规格,杆的两端是万向铰链,与环连接后接头处可以自由旋转,以达到三维矫正的目的。

二、TSF 的临床使用方法及步骤

(一)选择原发点、对应点、参照环和参照骨段

进行 TSF 畸形矫正前,须设置参照骨段与参照环。原发点(origin)是在参照骨段上选取的某一点,而对应点(corresponding point)是在移动骨段上选取的与原发点对应的参照点。当进行骨折复位时,骨折复位后原发点与对应点将重合。在传统畸形测量方法中,成角畸形和旋转畸形在测量及描述时都是远端相对于近端而言的,也就是以近端作为参照的。

(二)确定畸形参数、框架参数及安装参数

在使用 TSF 进行畸形矫正时,近端环和远端环均可以作为参照环。一般情况下选取两个骨段中较小的一侧骨段的环作为参考环。当确定了参照环、参照骨段、原发点及对应点之后就可以进行畸形测量了,可以测量得到成角畸形、移位畸形。而旋转畸形在临床上常以查体的方法进行测量,也可以结合 CT 进行综合测量。框架参数包括远近两环的内径和形状,6 根泰勒杆的类型、规格和长度,这是客观的数值,安装后直接读取即可。安装参数是参照环相对于参照骨段上的原发点之间的空间位置,即参照环安装后相对于参照骨段的机械轴在前后位、侧位和轴向三个方位的偏移和轴向的支架的旋转偏移。目前临床上测量 TSF 安装参数的方法有以下三种,分别是术中"C"臂机透视法、术后三维 CT 测量法和术后全长正侧位 X 线片测量法。

Kinesiology of the Musculoskeletal System
and Rehabilitation treatment
运动骨骼与康复治疗技术

(三)应用 TSF 计算机软件

在使用 TSF 进行畸形矫正或者骨折复位时,是依赖于其配套计算机软件的。各参数输入计算机软件后,该软件生成一个电子处方列表,计划好每天如何调节各个连接杆的刻度。在应用 TSF 软件时需要选定合适的矫正模式。目前 TSF 在线软件支持两种矫正模式,即全残留矫正模式和陈旧性畸形矫正模式。在这两者中,全残留模式是临床最常用的矫正模式。全残留畸形矫正模式随时可以实施,并不局限于 TSF 环是否在中立位,而这种模式只需要事先记好每根杆的初始长度,即使环与骨干不垂直也可以使用,因而其适用范围更加广泛,这是目前的首选模式。陈旧性畸形矫正模式是事先模拟已将 TSF 整体安装到骨干上,每个环都需要垂直于各自固定的骨段,然后调整支架恢复到中立位,此时畸形也被矫正。在应用陈旧畸形矫正程序时,不一定先测量畸形参数,在紧急情况下即使没有软件辅助也可以使用。而在实际应用中,很难保证精确地将环安装到骨段上,所以当矫正后仍有残留畸形时,仍需使用全残留畸形矫正模式继续矫正畸形。登录 TSF 在线软件账户(www.spatialframe.com),依次需要七步完成软件操作,第一步是创建新病例,选择操作模式(case Info);第二步是输入畸形参数(deformity);第三步是输入框架参数(frame);第四步是输入安装参数(mount);第五步是输入撑杆初始长度(struct Setting);第六步是矫形时限/风险结构(duration/SAR);第七步是生成处方(prescription)。可以下载 PDF 版本的电子处方进行打印。其中特别要提到的就是矫形时限与风险结构界面,矫形时限是指矫正此畸形持续的时间,而风险结构是指在矫形过程中,预计可能受到牵拉刺激的解剖结构。这些结构主要是神经、血管,也可以是一些脆弱肌肉、皮肤等组织,根据具体情况而定。在畸形矫正过程中,风险结构(SAR)位于畸形的凹侧面。如在膝外翻畸形矫正时,SAR 就是腓骨颈后外侧的腓总神经;在踝内翻矫正时,SAR 就是踝管内的胫神经和血管组织。TSF 软件针对风险结构预设了矫形速度的控制。操作时只需要在软件中输入风险结构相对于原发点的偏于即可,分别是在前后位、侧位和轴向上风险结构相对于原发点的距离。

三、产品图片(见图 13-22)

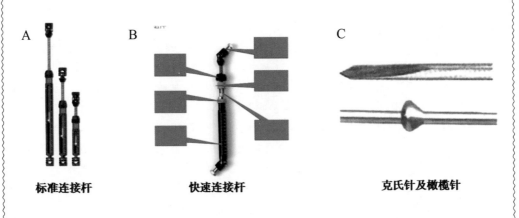

A	B	C
标准连接杆	快速连接杆	克氏针及橄榄针

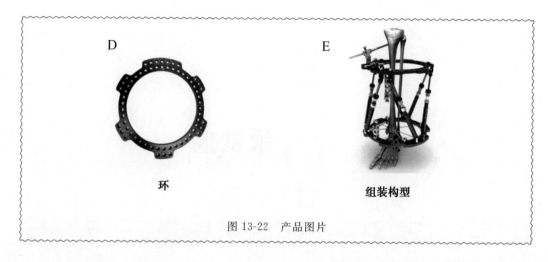

D　环

E　组装构型

图 13-22　产品图片

参考文献

[1]秦泗河,张永红,臧建成,等.Ilizarov 技术治疗成人僵硬型马蹄内翻足临床诊疗专家共识(2019 版)[J].中华骨与关节外科杂志,2019,12(11):841-847.

[2]康庆林,柴益民.Taylor 空间支架原理与应用[M].北京:科学出版社,2016.

[3]刘港,马超,汪乐,等.踝足矫形器改善脑性瘫痪儿童运动功能:12 项随机对照试验证据的 Meta 分析[J].中国组织工程研究,2022,26(8):1299-1304.

[4]秦泗河,郑学建.成年人马蹄内翻足的分型与外科治疗[J].中国矫形外科杂志,1997(6):38-39.

[5]ILIZAROV G A. The tension-stress effect on the genesis and growth of tissues. Part I. The influence of stability of fixation and soft-tissue preservation[J]. Clin Orthop Relat Res,1989,(238):249-281.

[6]DIMéGLIO A,BENSAHEL H,SOUCHET P,et al. Classification of clubfoot [J]. J Pediatr Orthop B,1995,4(2):129-136.

第十四章 颈椎病

学习目的

1.了解颈椎病的定义、病因及发病机制。

2.熟悉颈椎病的分型、临床表现和诊断方法。

3.熟悉颈椎病相关医工结合的现状及进展。

4.掌握颈椎病的治疗方法和预防保护措施。

案例

患者,男,49岁,农民,因"右手伴右下肢麻木无力1年余,加重3个月"来到医院脊柱外科住院治疗。

目前情况:1年前无明显诱因出现右手伴右下肢麻木无力,近3个月症状加重,并且出现左手及左下肢麻木无力。双手精细动作障碍。腹部以下麻木,步态不稳,行走时足底有"踩棉感"。在当地医院就诊,考虑为"脊髓型颈椎病",未予特殊治疗。患者为求治疗来医院门诊就诊,门诊以"脊髓型颈椎病"收入院,拟行手术治疗。

专科检查:步行入院,呈宽基底步态。颈椎活动受限,双手伴双下肢麻木。腹部以下麻木,浅感觉减退。双手握力4级,左侧屈伸肘肌力4级,双侧屈伸髋关节肌力4级,其余肌力正常。双侧肱二头肌反射(＋＋),双侧肱三头肌反射(＋＋),双侧桡骨膜反射(＋＋),双侧膝反射(＋＋),双侧踝反射(＋＋),双侧Hoffman sign(＋),双侧巴宾斯基征(Babinski sign)(－),双侧踝阵挛(－),双侧髌阵挛(－)。左手夹纸试验(＋),双侧直腿抬高试验(－)。

MRI检查:脑内多发缺血及梗死灶;C3/5/6/7椎间盘突出致C4/5/6椎间盘层面椎管狭窄(见图14-1)。

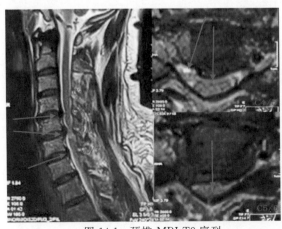

图 14-1　颈椎 MRI T2 序列

入院诊断：脊髓型颈椎病；脑缺血。

患者未曾经过系统的治疗，生活质量逐渐下降。于门诊就诊后同家人商议决定行手术治疗。入院后完善术前检查（见图 14-2、图 14-3），排除手术禁忌，于入院第 3 天，在全麻下行颈椎后路单开门椎管减压内固定术（posterior cervical one-door open laminoplasty）。

术前将患者颈椎 CT 扫描的数据导入 Mimics Research 软件中进行高精度的颈椎三维模型重建，再利用计算机手术系统进行颈椎单开门处理得到开门后的模板，然后设计个性化高度匹配的钛板塑形模板，最后将单开门的颈椎模板及钛板塑形模板导入 3D 打印机，利用光固化技术及选择性激光熔融技术 3D 打印出单开门后的颈椎模型及实体颈椎钛板。

手术过程：麻醉成功后，患者取俯卧位，常规消毒铺巾。取颈后正中切口长约 10 cm，依次切开皮肤、皮下、深筋膜，切除部分钙化的颈韧带。剥离两侧椎旁肌，显露 C3～6 棘突及椎板。球形磨钻于两侧 C3～6 椎板开槽，右侧磨透椎板的外板及内板，左侧保留椎板内板，以右侧为门，左侧为轴，向左侧开门约 1.5 cm，显露硬膜囊，清理硬膜囊后方的结缔组织，见硬膜囊搏动良好，减压彻底。于掀开的 C3～6 椎板处分别植入一枚由 3D 打印的钛板并螺钉固定（见图 14-4）。冲洗止血，放置引流管 1 根，逐层关闭切口。手术顺利，术后患者安返病房。

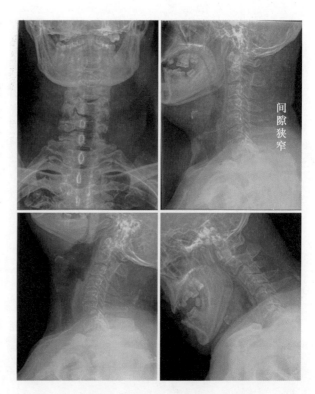

图 14-2　颈椎正侧位及过伸过屈位 X 线影像

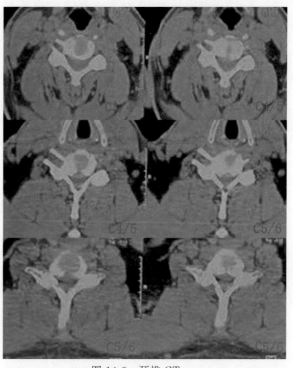

图 14-3　颈椎 CT

Kinesiology of the Musculoskeletal System
and Rehabilitation treatment
运动骨骼与康复治疗技术

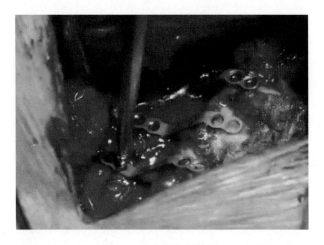

图 14-4　术中放置钛板

术后进行康复训练,应用口服营养神经、镇痛等药物,术后肢体麻木有所减轻,术后第 3 天在颈托保护下下床活动,术后第 5 天出院。

医工结合点:3D 打印技术是一种通过采集数字模型,通过仪器将粉末状原材料逐层打印的方式来构造物体的技术。目前应用于多个临床科室,如骨科、口腔科、整形外科、眼科、耳鼻喉科、胸外科、神经外科等,有助于实现特定专科的个体化、精准化治疗。如采用 3D 打印技术制备病损部位个性化实物模型可帮助医生进行术前诊断、模拟和手术规划;3D 打印个性化手术导板辅助医生精准手术,大大降低了手术操作的难度;3D 打印个性化齿科器械如正畸牙套、临时牙冠、颌面缺损填充物等,相比传统制作工艺可实现数字化快速生产和精准治疗。

思考题

除了 3D 打印技术,还有什么医工结合点可以助力骨科疾病的诊断、治疗及术后康复?

一、疾病概述

(一)定义和病理生理

颈椎病(cervical spondylosis)是指颈椎椎间盘退行性改变及其继发的相邻结构病理改变累及周围组织结构(椎动脉、神经、血管等)并出现与影像学改变相应的临床表现的疾病。仅有颈椎的退行性改变而无相应的临床表现者则称为颈椎退行性改变。由于颈椎运动度最大,因而容易退变,尤其是长期从事屈颈姿态工作和有颈椎外伤或有发育性颈椎椎管狭窄者,较易发生退变。颈椎运动范围大,C5~6 节段易受劳损,最常见。

(二)流行病学

颈椎病是骨科的常见病和多发病,随着生活、工作方式的变化,长期伏案低头者增多,造成颈椎病的发病率不断上升,且发病年龄有年轻化的趋势。

(三)分型及临床表现

临床上颈椎病主要分四型:

1.神经根型颈椎病(cervical spondylotic radiculopathy)

此型在各型中发病率最高,占 60%~70%。突出的颈椎间盘、钩椎关节增生的骨质压迫神经根引起症状,典型表现为与受累神经支配区域一致的放射性疼痛和感觉障碍:肌力减退,肌肉萎缩,以大小鱼际和骨间肌为明显。肱二头肌腱反射(颈 6 神经根)和肱三头肌腱反射(颈 7 神经根)减弱或消失。臂丛神经牵拉试验(Eaton 试验)、压头试验(Spurling 刺激征)阳性。不同神经根受累的临床表现不同,具体见表 14-1。

表 14-1 不同神经根受累的相应临床症状和体征

椎间盘	颈神经根	症状和体征
C2～3	C3	颈后部疼痛及麻木,特别是乳突及耳郭周围。无肌力减弱或反射改变
C3～4	C4	颈后部疼痛及麻木并沿肩胛提肌放射。伴向前胸放射。无肌力减弱或反射改变
C4～5	C5	沿一侧颈部及肩部放射,在三角肌处感麻木,三角肌无力和萎缩,无反射改变
C5～6	C6	沿上臂和前臂外侧向远端放射痛至拇指和示指,拇指尖。手背第一背侧骨间肌处麻木。肱二头肌肌力和肱二头肌反射减弱
C6～7	C7	沿上臂和前臂背侧中央向远端放射痛至中指,亦可至示指和环指。肱三头肌肌力和肱三头肌反射减弱
C14～T1	C8	可引起指屈肌和手部骨间肌的肌力减弱,环指、小指和手掌尺侧的感觉丧失,但无反射的改变

2.脊髓型颈椎病(cervical spondylotic myelopathy)

本型发病占颈椎病的 10%～15%,由于突出的椎间盘,骨化的后纵韧带等压迫脊髓或供应脊髓的血管而出现一系列症状,包括四肢感觉、运动、反射以及大小便功能障碍等。早期出现四肢麻木无力、僵硬、双足踩棉花感,步态不稳,容易跌倒,触觉障碍,有束胸感,双手精细动作笨拙,不能用筷子进餐,双手无力,持物不稳。后期出现大小便功能障碍,如尿频,排尿、排便困难等。检查时可有感觉障碍平面,肌力减退,四肢腱反射活跃或亢进,而腹壁反射、提睾反射和肛门反射减弱或消失。Hoffmann 征、Babinski 征等病理征阳性。目前,日本骨科学会(Japanese Orthopaedic Association,JOA)17 分评分(见表 14-2)可作为临床脊髓功能的评定。脊髓型颈椎病的 MRI 影像学表现见图 14-5。

表 14-2 日本骨科学会(JOA)17 分评分

项目	评分
I.上肢运动功能	0 分:不能用筷子或勺子吃饭
	1 分:能用勺子但不能用筷子吃饭
	2 分:能不完全地用筷子吃饭
	3 分:能用筷子吃饭,但笨拙
	4 分:正常

Kinesiology of the Musculoskeletal System
and Rehabilitation treatment
运动骨骼与康复治疗技术

续表

项目	评分
Ⅱ.下肢运动功能	0分:不能行走
	1分:走平地须用拐杖或搀扶
	2分:仅上下楼梯时须用拐杖或搀扶
	3分:能不扶拐杖行走,但缓慢
	4分:正常
Ⅲ.感觉	
A.上肢	0分:明显感觉丧失
	1分:轻微感觉丧失
	2分:正常
B.下肢	同上肢标准
C.躯干	同上肢标准
Ⅳ.膀胱功能	0分:完全性尿潴留
	1分:严重排尿障碍
	(1)膀胱排空不充分
	(2)排尿费力
	(3)排尿淋漓不尽
	2分:轻度排尿障碍
	(1)尿频
	(2)排尿踌躇
	3分:正常

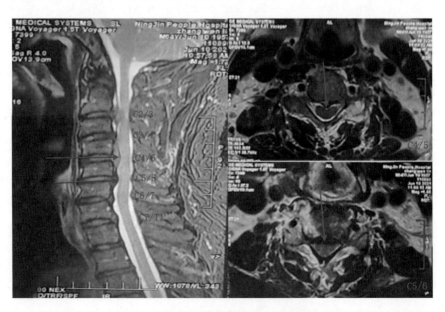

图 14-5　脊髓型颈椎病的 MRI 表现

3.椎动脉型颈椎病(arteria vertebralis type)

椎动脉型颈椎病占颈椎病的 20%~35%,女性多于男性。由于钩椎关节增生退变或颈椎节段性不稳定等导致椎动脉受压迫或刺激,使椎动脉狭窄或痉挛造成椎-基底动脉供血不全,多无颈痛,有眩晕、恶心呕吐、记忆力减退、失神发作、站立不稳、眼球震颤、眼周及面肌抽动、耳鸣、听力减退等。尤其是转动颈椎时出现突发眩晕而猝倒,颈椎恢复正常位置椎动脉恢复通畅后,患者立即就能清醒。因椎动脉周围有大量交感神经的节后纤维可出现自主神经症状,表现为心慌、胃肠功能减退等。

4.交感型颈椎病(sympathetic cervical spondylosis)

交感型颈椎病是由椎间盘突出、颈椎不稳、小关节增生,尤其是颈椎不稳刺激或压迫颈部交感神经纤维而引起的一系列反射性交感神经症状。本型可与神经根型颈椎病合并发生,有交感神经抑制或兴奋的症状,主要表现为眼睑下垂、瞳孔缩小、眼球下陷等交感神经麻痹症状(霍纳氏征),也可表现为视力模糊、瞳孔扩大、眼窝胀痛、流泪;颈项痛,头痛头晕;面部或躯干麻木发凉,痛觉迟钝;感心悸、心动过速或过缓,心律不齐;或情绪激动,烦躁易怒,忽冷忽热等症状。

5.食管型颈椎病(dysphagia type cervical spondylosis)

食管型颈椎病较为少见,主要症状是因颈椎前缘骨质增生或椎间盘向前突出压迫咽后壁或食管而致咽部异物感,吞咽困难。由于症状轻微,极易漏诊、误诊。食管造影显示无黏膜破坏及管壁僵硬,有颈椎增生或椎间盘突出处食管局限性的压迹。

6.混合型颈椎病(mixed cervical spondylosis)

混合型颈椎病是患两种或两种以上的颈椎病类型者,以某型表现突出伴其他类型的部分表现。

二、疾病的诊断、治疗、康复及预防要点

(一)诊断

1.诊断依据

根据颈椎病的症状与体征,再结合 X 线、CT、MRI 等可以做出诊断。临床上不能单独依靠影像学诊断作为诊断颈椎病的依据,必须同时具备下列条件方可确立颈椎病的诊断:①具有颈椎病的临床表现。②影像学检查显示颈椎椎间盘或椎间关节有退行性改变。③有相应的影像学依据,即影像学所见能够解释临床表现。

2.影像学检查

(1)X 线检查:显示颈椎曲度改变,生理前凸减小、消失或反张,椎间隙狭窄和增生性改变。椎体前、后缘骨赘形成,颈椎斜位片可见椎间孔狭窄等。

1)颈椎失稳的测定:在过伸、过屈位侧位摄片,过伸、过屈位片椎体移位大于 3 mm 即为颈椎不稳。

2)颈椎管矢状径测定:颈椎椎体后侧中央至相对椎板连线之最短距离。颈椎矢状径临界值为 13 mm,>13 mm 为正常,<13 mm 为颈椎管狭窄。Pavlov 比值=颈椎管矢状径/颈椎体矢状径,正常值为 1∶1,小于 0.75 则为颈椎管狭窄。

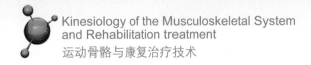

Kinesiology of the Musculoskeletal System
and Rehabilitation treatment
运动骨骼与康复治疗技术

（2）CT 检查：可示颈椎间盘突出，颈椎管矢状径变小，黄韧带骨化，脊髓受压。

（3）MRI 检查：提示椎间盘信号降低，椎间盘突入椎管压迫脊髓或脊髓内出现高信号区。颈椎管狭窄，脊髓为多个突出椎间盘组织压迫．硬膜囊间隙消失及变小，脊髓受压区出现高信号。

3.康复评定

颈椎病的康复评定主要包括疼痛、颈椎活动度、肌力、感觉以及功能障碍等几个部分。其中，功能障碍评估推荐使用颈椎功能障碍指数量表（the neck disability index，NDI）。

该量表由弗农（Vernon H.）等借鉴 Oswestry 功能障碍指数（Oswestry Disability Index，ODI）制订并于 1991 年首次报道，主要用于评定颈椎病对患者生活的影响程度。NDI 包括疼痛强度、自理能力、提物、阅读、头痛状况、注意力集中情况、工作、驾车或乘车、睡眠、娱乐十项内容，每项评分 0～5 分，得分越高表示功能障碍越严重。该量表对于判断患者病情严重程度，选择合理治疗方案具有重要意义。

此外，近年来研究人员开发了越来越多的定量评估系统，如颈椎运动功能监测系统、颈椎多功能评估训练系统等。

（1）颈椎运动功能监测系统：该系统通过记录各种不同的运动特征参数（速度、加速度、速度和加速度积分曲线等），计算患者头部转动的不同特征参数，并通过特征参数的客观对比，反映出患者头部转动的灵活程度和患者控制头部转动的能力。该系统是对颈椎病患者颈椎运动功能监测的一种创新性研究，弥补了传统的主观评估方法的缺陷，客观地反映了颈椎病患者椎体功能状态，可联合其他计算机软件，为颈椎病的诊断提供参考。

（2）颈椎多功能评估训练系统（MCU）：目前国内外已有学者使用 MCU 进行颈椎等长肌力测试，可测定颈椎前屈、后伸、侧屈以及旋转肌力，从而判断颈椎各个方向肌群的肌力大小以及肌力是否对称，对颈椎的最大肌力进行准确评估。

（二）治疗

1.非手术治疗

非手术治疗包括颈椎牵引、颈围颈部制动、颈部理疗、改善不良工作体位和睡眠姿势、调整枕头高度等方法。

（1）颈椎牵引疗法：坐式或卧式牵引。牵引重量 3～5 kg，每次持续时间 20～30 分钟，1 次/天，2 周为一个疗程。

（2）颈围或充气颈围治疗：充气颈围可兼有固定、牵引两种作用。一般固定时间应在3 周左右，以维持和巩固疗效。

（3）理疗：常用的颈部理疗方法有离子导入疗法、超短波、短波、石蜡疗法等。

（4）推拿按摩：次数以 3～5 次为准，不可长期反复推拿按摩。

（5）针灸和穴位封闭：根据经络走行正确取穴，可缓解颈肩痛症状。将丹参、当归等制剂注射于颈夹脊穴、风池、曲池、合谷等是常用的方法。

（6）运动疗法：适度运动有利于颈椎康复，但不提倡使颈椎过度活动的高强度运动。

(7)药物治疗:非甾体抗炎止痛药和肌肉松弛剂、神经营养药、活血化瘀药物等。

2.手术治疗

(1)手术适应证:脊髓或神经根明显受压已致使脊髓变性;病情虽然不很严重但保守治疗半年无效或影响正常生活和工作;或神经根性疼痛剧烈,保守治疗无效;或上肢某些肌肉,尤其是手内在肌无力、萎缩,经保守治疗 4～6 周后仍有发展趋势者,则应采取手术治疗。椎动脉型颈椎病、交感神经型颈椎病,这两种颈椎病在临床实践中很难进行明确的诊断和鉴别诊断,很难有明确有效的手术方法,因此这两种疾病不考虑手术治疗。

(2)颈椎病常用的手术方式:颈椎前路减压融合术;后路减压术;颈椎间盘射频消融技术,椎间盘镜、椎间孔镜、介入技术,低温等离子髓核成形术,复合胶原酶介入治疗,CT引导下以臭氧髓核消融术,经皮颈椎间盘激光汽化减压术,双极射频消融术等微创手术。

(三)康复

本部分主要介绍颈椎术后的康复治疗方法。

各种类型的颈椎病,其治疗的基本原则都是遵循先非手术治疗,无效后再手术治疗这一基本原则。这不仅是由于手术本身所带来的痛苦和易引起损伤及并发症,更为重要的是颈椎病本身绝大多数可以通过非手术疗法使其缓解和停止发展、好转甚至临床痊愈。除非具有明确手术适应证的病例,一般均应先从正规的非手术疗法开始,并持续 3～4 周,一般均可显效。对呈进行性发展者,则需要及早进行手术。手术术式分为颈前路和颈后路手术两种。若选择手术治疗,则康复治疗主要参与术后恢复阶段,包括术后早期预防并发症、促进手术刀口愈合等,以及术后逐步开展的颈椎功能锻炼,以帮助患者尽早恢复颈椎功能,回归正常生活及工作。具体康复治疗方法如下:

1.术后 0～2 周

早期为组织和骨骼愈合的炎症阶段,康复治疗的重点为预防出血的早期并发症,减少炎症、促进手术刀口愈合及避免手术部位的血肿形成,并缓解因组织破坏引起的局部疼痛。恢复上肢关节活动度,并逐步增加步行时间和速度。

2.术后第 3～11 周

本阶段为组织愈合的修复阶段,康复治疗的重点为促进组织修复和编织骨的形成。手术部位应加以保护,直至局部致密结缔组织形成并用以修复创面和重建手术区域的结构连续性;同时,局部出现血肿的形成和机化,进而形成软骨痂。鼓励患者在肩部以下的上肢运动,促进神经的松动和修复。

3.术后 12 周

本阶段为颈椎的重塑阶段,康复治疗中需要强调对融合部位的保护,避免过度活动。此时,瘢痕组织会因应力作用而逐渐增强,同时软骨痂开始钙化形成硬骨痂。鼓励患者通过手术部位的神经滑动以防止形成粘连,逐步增加对软组织和骨骼的应力刺激,改善肢体运动功能。

4.注意事项

术后早期患者佩戴颈托活动,术后 6 周可去除颈托,开始颈椎功能锻炼,包括旋转及屈伸活动,但范围不能太大。12 周后,患者可以逐渐恢复至术前工作状态。颈椎前路椎

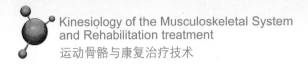

间盘置换术后可佩戴颈托2周。2周后不需要再佩戴颈托了,长时间的固定可使人工椎间盘前方骨痂生长,影响人工颈椎间盘的活动程度。

(四)预防

合乎生理要求的生活和工作体位是防治颈椎病的基本前提,应避免高枕、长时间低头等不良习惯。

1.加强对肩颈肌肉的锻炼,在工作间隙或者是休息时间,做一做两侧上肢的前伸、后伸、旋转等运动。

2.睡觉时,不要选择较高的枕头和较矮的枕头,高枕让头部向前伸,从而增加下面的颈椎的牵引力,而矮枕让颈椎下塌,会增加肩颈的牵引,这两种情况都容易让颈椎更快发生退变。最好是让颈椎保持一个合适的、符合生理结构的弯曲度。

3.注意防寒保暖,避免炎热夏季长期处于空调房中,易冷气吹袭,导致气血凝滞。秋冬季,尤其深冬时节,必须做好颈部保暖工作。

4.防止颈部受伤,尽量避免急性损伤,如抬重物、闪伤、挫伤等。

5.实际生活工作中,必须保持良好的坐姿,若是看书或是玩手机则必须在适当的时间变换体位,尤其是看电视、玩电脑时要抬头挺胸坐直,周期性地站起身进行运动调整。

6.针对久坐办公群体应掌握科学的颈椎操手法,长时间在电脑前办公群体,要在空闲期多转动颈部,可以尝试活动颈椎,向上、下做抬头,左、右做转头运动。向左右转头时对侧手要放在转头同侧的肩膀上。保持30秒即一组动作完成,日常做时以4组为一个周期。

7.适当体育锻炼,无论是任何年龄段人群,日常生活工作期间必须养成长期且持续的运动锻炼习惯,大部分运动项目有明显锻炼颈椎的效果,最常见的有羽毛球、篮球等。

三、医工交叉应用的展望

近年来,随着工科的飞速发展,骨科学进入了一个崭新的研究领域——医工交叉。由于颈椎病的诊断及手术方案制定过程较为复杂,且在较大程度上依赖影像学资料,容易造成临床医师与患者之间沟通减少,降低了患者临床信息收集的全面性,同时不利于对患者的人文关怀。因此,人工智能、3D打印、骨科手术机器人将有助于辅助临床医师对颈椎疾病进行诊断及制定手术方案,以提高临床医师的工作效率及对患者的医疗质量。

(一)疾病诊断

脊柱的解剖结构和疾病症状较为复杂,脊柱外科的诊断需要丰富的临床经验,由于颈椎病的诊断与影像学密切相关,目前已有许多学者开始使用以机器深度学习和神经网络模型为代表的人工智能技术与脊柱外科交叉融合研究,对颈椎各结构特征进行特征提取并辅助疾病诊断。将颈椎病的典型影像学特征进行提取,利用深度学习模型可为颈椎病患者的脊髓病变区域提供精准定位,在颈椎 MRI 检查图像上利用卷积神经网络模型自动检测并标记椎体序列,准确率达到 99% 以上,敏感度达到 99.1%～99.8%。由于颈椎病的影像学表现有很多种,该方法难以满足不同类型的颈椎病诊断,通过进一步优化人工智能的特征提取过程,并通过比较多种不同模型对于脊髓型颈椎病患者 MRI 的表现与预后情况进行学习和分析,发现利用高斯核函数的支持向量机(RBF-SVM)法能够显著提高磁共振弥散当量成像的 MRI 脊髓特征分析,而基于该模型的疾病诊断及预后分析的准确率与敏感性分别达到了 85.0% 与 92.4%。

（二）疾病治疗及预防

在手术方面,人工智能发挥着不可替代的作用,脊柱手术中螺钉的置入要求非常精确,否则有损伤脊髓血管的风险。

1.快速成型导航模板

个体化椎弓根导航模板主要通过计算机影像处理、3D 打印及快速成型技术来重建出完全贴合患者脊柱解剖形态的导航模板。术前对颈椎进行 CT 扫描后行三维重建,将三维 CT 信息导入逆向工程软件后模拟出椎弓根螺钉钉道,再通过 3D 打印技术打印椎体模型。在术中将模板充分贴合于患者脊柱,并沿术前测量并设计好的进钉通道来置入椎弓根螺钉。该方法术前即可根据患者脊柱解剖学特点重建出导航模板,一定程度上缩短了手术时间,减少了置钉失误的概率。该技术的成熟需要模型加工精度的进一步提高。

2.3D 打印颈椎椎管系统

这种由厂家提供的内固定器械形态不能与患者个体解剖形态良好匹配,内植物与机体骨骼表面贴合度差,不能有效分散应力效应,甚至会引起固定位应力集中,影响固定的安全有效性和术后愈合效果。而根据患者自身特点和实际需要定制个体化、符合解剖特性、生物力学特性的内植物是亟待解决的问题。不好的匹配可能造成患者术后恢复效果不佳,增加术后翻修概率等问题。3D 打印的颈椎椎板成形钛板系统较传统椎板钛板最大优势是真正做到"量体裁衣",具有良好的解剖形态匹配,更加个性化,使得在颈椎椎板成形手术中与椎板更加贴合匹配,不需要在术中预弯塑形钛板,可以大大减少手术时间、减少出血、减少手术风险,并且 3D 打印的与椎板高度匹配的钛板更加符合力学原理,更好地达到开门的效果,降低术后椎板塌陷、再关门等风险。而且该系统能够打印出与植入物一体的仿生骨小梁微孔结构,从而有利于骨长入,实现真正意义的个体化和精准化治疗(见图 14-6)。

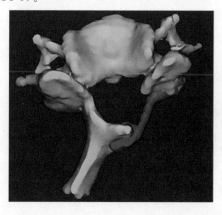
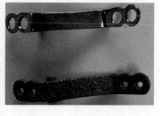

图 14-6　3D 打印颈椎椎管系统

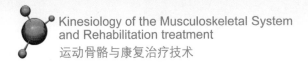
Kinesiology of the Musculoskeletal System
and Rehabilitation treatment
运动骨骼与康复治疗技术

3.3D 打印可动人工颈椎椎体

颈椎前路椎体次全切植骨融合是一种经典术式,但其对于颈椎活动度会造成影响,如果能保留手术节段椎体的运动功能,则会给患者带来更好的手术效果,提高患者的生活质量。当下,人工关节置换已经较好地兼顾了关节稳定性和运动功能。为了重建椎体次全切除后的颈椎运动功能,贺西京团队在前期研究的基础上创新性提出了可动人工颈椎椎体置入重建椎体运动单位功能的理念,并应用仿生学原理设计出一种既能保留颈椎稳定性又可重建椎间运动的非融合假体,即可动人工颈椎椎体。其由 3D 打印精密制造,主要包含上下终板部件、椎体部件及 4 枚固定螺钉,椎体部分为微孔结构,便于骨骼长入,两端是 2 个球窝结构的人工椎间盘,保证了其在稳定固定的基础上具有可动功能;椎间盘关节面经过"表面陶瓷化"处理确保其具备了更加光滑、耐摩擦的优异性能。该团队对该假体在体内体外进行了多组反复的生物学安全性、组织相容性、生物力学稳定性、摩擦学特性等研究,结果表明,可动人工颈椎椎体能够在重建颈椎稳定性的基础上保留椎间活动功能。

4.骨科机器人

骨科机器人早在 1992 年就应用于全髋关节置换术。随后,机器人手术也广泛应用在膝关节置换术中,骨科机器人能实现手术的精确性,而机器人手术的精确性主要取决于导航系统、操作环境及操作技术。骨科机器人在使用相同导航系统的情况下,避免了因疲劳和情绪等因素所造成的人为失误等。机器人辅助置钉具有精准、稳定的优点,明显避免置钉失误导致的神经、血管损伤。SpineAssist 机器人作为世界上唯一通过美国 FDA 和欧盟 CE 认证批准的脊柱外科机器人,目前已完成 2500 余例手术,辅助置钉 15000 枚,未发生永久性神经损伤的报道。骨科机器人手术具有高精准、操作灵活、稳定等优点,在与虚拟现实技术结合后,这一领域未来将拥有巨大的发展前景。

5.人工智能的穿戴式颈椎病预防系统

预防颈椎病比治疗颈椎病更重要,人工智能在预防颈椎病方面具有广阔的前景。为了实现预防颈椎病的目标,需从头颈部运动监测与头颈部有效运动识别两个方面同时开展工作。李思雨等学者报道了人工智能的穿戴式颈椎病预防系统,其包括头颈部运动采集模块和头颈部有效运动识别模块两部分,其中头颈部运动采集模块主要通过加速度传感器实现,放置于头部常见饰品、附件,如眼镜等上面,不影响患者日常生活。头颈部有效运动识别模块采用了基于人工智能的信号处理方案,可以对头颈部的长时间固定状态进行识别、报警,以及指导使用者完成有效的头颈部运动,通过运动疗法实现对颈椎病的预防。加速度传感器是头颈部运动采集模块的核心部分,其记录了因头颈部运动而产生的加速度信号,对头颈部所处的姿势进行识别上传分析。

在日常使用时,智能手机与头颈部运动采集模块通过蓝牙连接,当监测到头颈部保持固定姿态超过 30 分钟时,系统通过手机向使用者报警,并在智能手机上进行显示,指导使用者按照提示完成一系列头颈部有效运动。头颈部运动识别模块实时处理使用者头颈部的运动信号,当使用者完成头颈部有效运动超过 5 分钟后,结束此次运动指导,返回至头颈部固定姿态识别功能;如果再次识别到头颈部维持一个固定姿势超过 30 分钟,则通过手机提醒使用者做颈椎相关运动,缓解颈椎周围肌肉。该系统可以有效防止使用者的头颈部长时间保持一个姿势,如低头状态,及时提醒使用者做颈部的运动,从而达到预防颈椎病的效果(见图 14-7)。

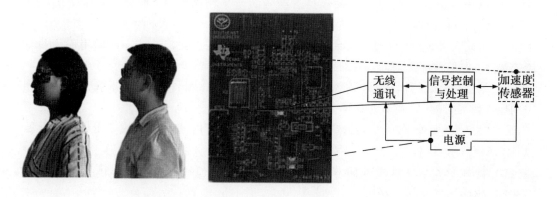

图 14-7   穿戴式颈椎病预防系统使用图(左)及头颈部运动采集模块框图(右)

※ 延伸阅读 ※

曾经,外科手术机器人的生产和制造为美国、以色列以及欧洲的一些国家所包揽,其进口至国内时价格昂贵,调试及维修成本高昂。但由于复杂手术只能依赖于这类进口机器人,我们只能受制于人。随着中国对尖端科技产业的重视和大力投入,国内也开始自主研发机器人。经过科研人员的多年积累,国内自主研发的机器人一经问世,便达到了世界领先水平。

"天玑"骨科手术机器人由北京积水潭医院、北京航空航天大学、中关村天智航医疗科技三方联合研发,是北京积水潭医院院长、脊柱外科田伟教授带领的科研团队,经过 12 年刻苦攻关,自主研发的心血结晶,拥有完全的自主知识产权,是真正意义上的中国"智造"产品。"天玑"骨科手术机器人是目前国际上唯一能够开展脊柱全节段(颈椎、胸椎、腰椎、骶椎)、骨盆以及四肢骨科手术的骨科机器人系统。"天玑"所取得的成就,一方面体现了中国在该领域的创新已处于世界前列,另一方面也体现了国家科技惠民的施政理念。"天玑"机器人研发团队一直以来倡导的开放、创造、责任、分享理念与国家的创新、协调、绿色、开放、共享的新发展理念如出一辙。政策优势加之创新热情,会让手术领域的"中国智造"引领世界。

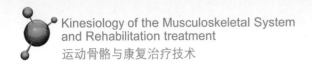
Kinesiology of the Musculoskeletal System
and Rehabilitation treatment
运动骨骼与康复治疗技术

参考文献

[1]郭天旻.浅谈颈椎病的预防及治疗[N].上海中医药报,2021,10:3.

[2]赵栩锐.颈椎保健操对颈椎病患者的预防及治疗作用[J].世界最新医学信息文摘,2018,18(A1):317.

[3]欧阳汉强,姜亮,刘晓光,等.人工智能在脊柱外科诊断与治疗中的应用现状和发展趋势[J].中华骨科杂志,2019(24):1543-1548.

[4]施强慧,张子凡,胡博,等.深度学习与人工智能在颈腰椎退变性疾病诊断及治疗中的应用研究进展[J].解放军医学志,2021,46(10):1034-1039.

[5]李欣宸,姬烨,陈光华,等.导航技术在椎弓根螺钉内固定术中的应用现状与进展[J].脊柱外科杂志,2020,18(5):352-356.

[6]蔡璇,秦杰.3D打印可动人工颈椎假体置入治疗脊髓型颈椎病:国际首例报道[J].中国组织工程研究,2021,25(36):5810.

[7]李思雨,周平,肖文锦,等.基于人工智能的穿戴式颈椎病预防系统[J].中国医疗器械杂志,2020,44(1):33-37.

[8]李建洲.X线平片、CT、MRI诊断颈椎病的临床应用研究价值[J].影像研究与医学应用,2021,5(4):169-170.

[9]王莹,董丽娜,钟志伟,等.肌电图在颈椎病诊断中的临床价值[J].中国实验诊断学,2018,22(4):746-748.

[10]JITIN B. Cervical spondylosis and atypical symptoms[J]. Neurol India,2021,69(3):602-603.

[11]KANE S F, ABADIE K V, WILLSON A. Degenerative cervical myelopathy:Recognition and management[J]. Am Fam Physician,2020,102(12):740-750.

[12]TAO Y,GALBUSERA F,NIEMEYER F,et al. Radiographic cervical spine degenerative findings:A study on a large population from age 18 to 97 years[J]. Eur Spine J,2021,30(2):431-443.

[13]ZHAI J L,GUO S G,NIE L,et al. Comparison of the anterior and posterior approach in treating four-level cervical spondylotic myelopathy[J]. Chin Med J(Engl),2020,133(23):2816-2821.

[14]LEE J B, PARK J H, LEE J J,et al. Influence of dynamic neck motion on the clinical usefulness of multi-positional MRI in cervical degenerative spondylosis[J]. Eur Spine J, 2021,30(6):1542-1550.

[15]ZHONG W,WANG L,HUANG T,et al. Risk factors for rapid progressive neurological deterioration in patients with cervical spondylotic myelopathy[J]. J Orthop Surg Res,2021,16(1):75.

[16]CUI Y,ZHOU Y,LIU J,et al. ACDF plus uncovertebrectomy versus ACDF alone for the treatment of cervical spondylotic radiculopathy:Minimum 5-year follow-up[J]. J Neurol Surg A Cent Eur Neurosurg,2021,82(2):154-160.

第十五章　腰椎疾患

学习目的

1.了解脊柱疾患的种类、病因及发病机制。
2.熟悉腰椎疾患的临床表现和诊断方法。
3.熟悉腰椎疾患相关医工结合的现状及进展。
4.掌握腰椎疾患的治疗方法和预防措施。

案例

患者,男,59 岁,中学体育老师,工作及训练时运动量较大,退休后迷恋上了电脑游戏,长期久坐于电脑前,活动较少,因"腰部疼痛伴双侧小腿麻木无力 1 年加重 2 个月"来到医院脊柱外科住院治疗。

目前情况:1 年前无明显诱因出现腰部疼痛及双小腿麻木无力,以小腿后外侧为重,活动后加重,休息后减轻。就诊于当地医院,诊断为"腰椎椎管狭窄症",给予安康信口服治疗,并嘱其休息,辅以中医理疗,症状有所减轻。2 个月前患者自觉疼痛症状逐渐加重,并出现跛行,再次前往当地医院就诊,建议其行手术治疗。门诊以"腰椎椎管狭窄症,腰椎滑脱"收入院,准备手术治疗。

专科检查:外科检查呈跛行步态,L4～5 节段可触及台阶感,伴有压痛叩痛,无向下肢放射。双侧直腿抬高试验(一),加强试验(一),左侧屈髋、屈膝肌力Ⅳ级,余下肢感觉及肌力基本正常。

影像学检查:L4 椎体前滑脱(见图 15-1、图 15-2)。

入院诊断:腰椎椎管狭窄症。

患者系腰椎椎管狭窄症,腰痛及下肢症状明显,影响生活质量,与家属充分沟通后,决定手术治疗。入院后患者完善各种术前检查,排除手术禁忌证,于入院 3 天后,在全麻下行机器人辅助下腰椎后路微创经皮置钉椎管减压植骨融合内固定术(RA-MIS-TLIF)。

Kinesiology of the Musculoskeletal System
and Rehabilitation treatment
运动骨骼与康复治疗技术

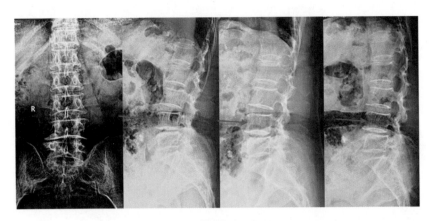

图 15-1　腰椎 X 线影像

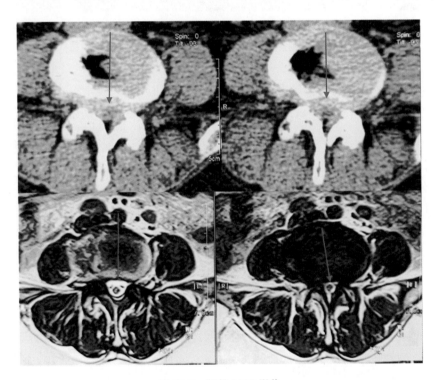

图 15-2　腰椎 MRI 影像

　　手术过程：麻醉成功后患者俯卧，常规消毒铺巾。于 L2 棘突水平做长约 2 cm 切口，显露 L2 棘突，安装棘突夹及追踪器。行 3D-CT 扫描后将图像导入"天玑"机器人工作站，规划 L4、L5 椎弓根螺钉。于机器人引导下经导向器依次置入 L4、L5 椎弓根导针，透视确认导针位置准确（见图 15-3）。于右侧 2 枚导针间做长约 4 cm 切口，依次切口，自多裂肌外侧肌间隙分离显露 L4/5 关节突关节，安装微创拉钩。切除 L4 下关节突、L5 部分上关节突及部分椎板，打开椎间孔，显露椎间盘及硬膜囊，彻底减压硬膜囊，刮除软骨终板，冲洗椎间隙。将自体骨粒植于椎间隙前方，再将自体骨粒填于 11 号笼（cage）内，自右侧打入椎间隙,透视见 cage 位置满意。沿导针依次置入空心螺钉,量取长度合适的连接棒,装棒后锁紧系统。冲洗刀口,刀口内留置引流条一根,逐层关闭切口。手术过程顺利,术中出血约 100 mL,未输血,术前及术中应用抗生素各一次,术后患者安返病房。

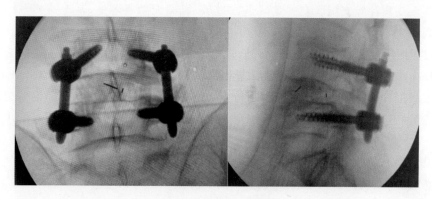

图 15-3　术中透视影像

医工结合点:机器人辅助技术是目前脊柱手术微创化的重要手段,是一种通过人工智能算法规划螺钉路径后并辅助机械进行置入螺钉辅助的方法,根据术中扫描的三维结构个体特征,选择适当的螺钉轨迹,增加手术的安全性和螺钉放置轨迹的合理性,以获取更佳的手术效果。

思考题
机器人辅助进行脊柱外科手术,体现了哪些医工交叉的特点?

一、疾病概述

(一)腰椎间盘突出症
腰椎间盘突出症(lumbar disc herniation,LDH)是骨科的常见病和多发病,是腰腿痛最常见的原因。本病好发于20~50岁的青壮年,男性和重体力劳动者多见。

(二)腰椎椎管狭窄症
腰椎椎管狭窄症是指腰椎椎管、神经根管及椎间孔变性或狭窄,并引起腰腿痛、间歇性跛行等临床症状的一种疾病。该病多发于 40 岁以上中年人,尤其是体力劳动者。

二、诊断、治疗、康复及预防要点

(一)诊断
1.腰椎间盘突出症
(1)诊断依据
1)有腰部外伤、慢性劳损史。大部分患者发病前有慢性腰痛史。
2)腰痛并向臀部和下肢放射,腹压增加疼痛加剧(如咳嗽、喷嚏时),可有间歇性跛

Kinesiology of the Musculoskeletal System
and Rehabilitation treatment
运动骨骼与康复治疗技术

行,并局限于特殊体位以缓解疼痛,少数患者有大小便功能障碍。

3)脊柱活动受限,并有侧弯,腰椎生理前凸减少或消失,病变部位棘突旁压痛并向下肢放射,表现为典型的跛行步态,需扶拐行走,甚至不能行走。

4)下肢受累神经支配区有感觉减退或过敏,肌肉无力或萎缩,甚至瘫痪,膝、跟腱反射减弱或消失,偶有二便失控或鞍区麻痹。

5)直腿抬高和加强试验阳性,起坐屈膝试验阳性,抬头屈颈试验阳性、健腿抬高试验阳性(根腋型),屈髋屈膝试验阳性,仰卧挺腹试验阳性。股神经牵拉试验阳性(L2~3,L3~4)。

6)X线摄片检查见脊柱侧弯、腰生理前凸消失,病变椎间隙变窄,相邻椎体边缘有骨赘增生,碘油造影摄片准确率为70%~90%,CT和MRI检查可确诊椎间盘脱出的部位和程度。

(2)分型

1)旁侧型:多数为一侧突出,少数为双侧突出。

①肩上型:髓核突出位于神经根的外前方,将神经根压向后内侧,临床表现为根性放射痛,脊柱多向健侧弯曲,向患侧突起,患侧椎旁压痛及放射痛。

②腋下型:髓核突出位于神经根前方,将神经根向后挤压,临床表现为严重根性放射痛,脊柱生理前凸消失,前后活动均受限,多无侧弯畸形,椎旁压痛及放射痛明显。

2)中央型:髓核从椎间盘后方中央突出。

①偏中央型:髓核突出位于椎间盘后方中央偏于一侧,主要压迫一侧神经根及马尾神经,或两侧均受压,但一侧较轻而另一侧较重。

②正中央型:髓核突出位于椎间盘后方正中央,一般突出范围较大,主要表现为广泛瘫痪及鞍区感觉障碍,二便功能障碍,并无神经根刺激或压迫症状。

2.腰椎椎管狭窄症

(1)诊断依据

1)患者常有慢性下腰痛病史,部分患者有创伤病史。

2)多发于40岁以上中年患者,体力劳动者多见。

3)长期反复的腰腿痛和间歇性跛行。站立或走路过久症状加重,躺下或蹲位以及骑自行车症状可减轻或消失,前屈时减轻,后伸时加重。大多数患者在走路或锻炼时出现单侧或双侧下肢麻木、沉重、疼痛、乏力,休息或下蹲后好转。偶有尿频或排尿困难。

4)脊柱可有侧弯,生理前突减小,可有下肢感觉障碍,腱反射迟钝以及肌力减弱或肌肉萎缩。

5)直腿抬高试验阳性,腰部过伸试验阳性。

6)X线摄片可以帮助诊断,CT及MRI能进一步确定并定性。

(2)分型

1)中央椎管狭窄:腰腿疼痛,双下肢麻木、跛行,可一侧轻,一侧重。重者有鞍区感觉减退,排尿功能障碍,下肢感觉与肌力减退范围也较大。

2)侧隐窝狭窄:体征较局限,常有明显的腰肌紧张及相应的椎旁压痛点,相应神经根支配区功能减退或障碍。

3)神经根管狭窄:也是压迫单一神经根,症状和体征与侧隐窝狭窄相似,主要表现为神经根痛,而无明显的间歇性跛行。临床上很难与单纯后外方椎间盘突出症相鉴别,前者症状较重。

4)混合型狭窄:兼有以上两个或三个原因,症状与体征更严重。

3.康复评定

(1)肌电图:肌电图是一种使用电子感应仪器记录肌肉静止、收缩情况下电活动的诊断方法。其可作为临床明确神经元、周围神经、肌肉自身、神经肌肉接头等电生理状态的判定依据,是临床客观检测、诊断神经肌肉疾病的主要方法,是定位、定性诊断神经系统疾病的延伸。肌电图通过检查结果显示的电生理数据变化,能掌握患者腰椎间盘突出症功能状态,从而对患者腰骶神经根受压程度进行了解,故在临床诊断腰椎间盘突出症方面具有一定价值,能定量、定性地对腰骶神经受压程度进行诊断,弥补常规检查方法的不足。肌电图检查对 LDH 疾病具有较高的诊断价值,能为临床诊治提供参考。

(2)红外热成像图像:红外热成像技术是一种通过探测成像来检测人体生物红外辐射能量所反映的表面温度的方法。与其他成像技术相比,它具有方便、快速、直观、无损伤、无辐射的特点。红外热成像不仅能够显示全身各个部分的不同温度表现,还能明确显示出人体各部分细微的温度变化。所以,医护人员可以通过红外热成像技术判断患者的患病位置,辨别患者病程,分析病变性质及其代谢变化。正常情况下人体皮肤温度从头面到四肢左右两侧是对称的,所呈现的红外热图色彩也呈对称分布。但腰椎间盘突出症患者的红外热图呈现不对称分布,健侧和患侧显示的温度差异较大,红外热图像不仅可判定患者局部温度不平衡,还可在一定程度上反映患者的疼痛程度。与CT/MRI 诊断方法比较,该方法具有费用较低、易操作等优点,可作为腰椎间盘突出症早期诊断方法。

(3)磁共振弥散张量成像:核磁共振弥散张量成像是活体上测量水分子弥散运动与磁共振成像的影像学方法,是在 DWI 基础上发展而来的新技术,应用于腰椎间盘纤维环的初步研究,发现磁共振弥散张量成像能够无创直观地显示椎间盘纤维环的形态以及完整性,并可以发现纤维环的断裂情况。所扫腰椎间盘行轴位磁共振弥散张量成像,后处理成为各向异性分数图、平均弥散系数图以及纤维环示踪图,通过研究发现磁共振弥散张量成像技术可使早期发现腰椎间盘突出症成为可能,并对疾病监控以及预后有一定的帮助,将成为今后研究的一个热点方向。

(4)三维步态分析:步态分析首先找出正常人步态周期中的有关时空间、运动学和动力学等正常参数值和曲线,然后在此基础上分析腰椎管狭窄症和腰椎滑脱症患者的异常参数值和曲线,从而为腰椎管狭窄症和腰椎滑脱症患者的行走功能评定、手术方案的制定提供客观真实的证据。此外,将患者治疗前后的步态分析结果进行对比,对长期随访的腰椎管狭窄症和腰椎滑脱症患者进行步态分析,也能为评价治疗后效果、康复治疗方法的选择及调整提供切实可行的依据。

(5)康复评定量表

1)ODI 问卷表:由 10 个问题组成,包括疼痛的强度、生活自理、提物、步行、坐位、站

Kinesiology of the Musculoskeletal System
and Rehabilitation treatment
运动骨骼与康复治疗技术

立、干扰睡眠、性生活、社会生活、旅游等 10 个方面的情况，每个问题有 6 个选项；每个问题的最高得分为 5 分，选择第一个选项得分为 0 分，依次选择最后一个选项得分为 5 分；假如 10 个问题都做了问答，记分方法是：实际得分/50（最高可能得分）×100%；假如有一个问题没有回答，则记分方法是：实际得分/45（最高可能得分）×100%，如越高表明功能障碍越严重。

2）Roland-Morris 功能障碍调查表（Roland-Morris disability questionaire，RMDQ）：RMDQ 由英国学者 Roland 和 Morris 设计，于 1983 年发布。RMDQ 是从疾病影响量表（sickness impact profile，SIP）的 136 个条目中选择出的 24 个与腰痛密切相关的问题构成。为了区分其他原因导致的功能障碍，每个问题都有"由于腰痛"加以限制，使腰痛患者易于选择。RMDQ 用于评价腰痛患者测试前 24 h 内的状况。这些问题包括行走、站立、弯腰、卧床、穿衣、睡眠、生活自理、日常活动等 8 个方面。每个问题的回答为"是"（1 分）或"否"（0 分），各问题总分即为实际得分；最低 0 分，最高 24 分，分值越高表示功能障碍越严重。RMDQ 一般只需要 5 分钟就可以完成。Roland 等认为 RMDQ 适用于评价腰背痛治疗前后的短期变化。

3）魁北克腰痛障碍评分量表（Quebec back pain disability scale ，QBPDS）：QBPDS 由加拿大科佩克（Kopec）等人开发，于 1995 年发布。QBPDS 由 20 个问题构成，主要是评估腰痛患者在日常生活活动时，每项活动的困难程度。QBPDS 的 20 个问题分为以下 6 个方面：床上/休息（问题 1～3）、坐/站（问题 4～6）、行走（问题 7～9）、运动（问题 10～12）、弯腰（问题 13～16）和处理重物（问题 17～20）。QBPDS 每个问题有 6 个选项，记 0～5 分，0 分表示没有困难，5 分表示无法完成，分值越高表示功能障碍越差，总分 100 分。分值计算简便，可由受试者自我完成评价。

（二）治疗

1.腰椎间盘突出症

（1）物理治疗：牵引可以拉宽椎间隙，扩大椎间孔和神经根管，促使突出物回纳和减轻对神经根的压迫。常用骨盆牵引，每侧牵引重量 10～20 kg，每次牵拉 30 min，隔日 1 次，10 次为一疗程。

（2）封闭治疗：常用痛点、神经根封闭，封闭液为醋酸泼尼松 2 mL 加 0.5% 普鲁卡因 4 mL，也可采用硬脊膜外腔激素封闭。

（3）手术治疗：手术治疗包括经皮椎间盘射频臭氧消融术、开窗手术、经皮内镜下髓核摘除术、腰椎后路椎管减压椎骨融合内固定术等。

2.腰椎椎管狭窄症

（1）物理治疗：常用物理治疗方法为骨盆牵引，目的在于放松腰部肌肉，减轻压迫症状，每日 1 次，每次 30 min，10 天为一疗程。

（2）手术治疗：腰椎管的骨纤维性狭窄一般不会自行解除，故有持续压迫而症状较重者宜采用手术治疗。

1）全椎板切除术：适用于中央椎管狭窄。手术选用脊柱后正中切口，显露出定位椎板。先将欲切除椎板的棘突咬除，再切除两椎板间黄韧带，用咬骨钳将椎板的中央部分咬除,可在直视下向两侧扩大,咬除椎板及黄韧带,直至小关节突附近。仔细检查硬膜和神经根压迫的狭窄因素,切除造成狭窄的骨纤维结构。全椎板切除术显露好,视野清楚,但对术后脊柱的稳定性有一定的影响。

2)半椎板切除术:适应于单侧的侧隐窝狭窄、神经根管狭窄及关节突肥大。沿棘突做直皮肤切口,显露术侧的椎板及小关节,切除患部椎板及黄韧带,进入椎管,然后逐步向上咬除,直至上一个椎板间隙,需要时也可切除上一节段及下一节段的部分半椎板。直视下切除上、下小关节突的内侧半,探查侧窝及神经根,彻底解除压迫。此法对脊柱的稳定性影响很小。

3)椎板间扩大开窗术:对诊断明确的单一侧隐窝狭窄可用此术式。其方法是先切除椎板间的黄韧带,再向上、下咬除部分上下椎板缘,即可显露椎管,方法与半椎板入路相同。

4)腰椎后路椎板减压植骨融合内固定术:适用于减压范围广合并节段不稳。

(3)药物治疗:可应用肌肉松弛剂、神经脱水药物、神经营养药物、非甾体抗炎药进行保守治疗。

(三)康复

亚急性腰痛患者很有可能自发缓解时,实施自我护理干预和患者教育可能就已足够。若患者的症状更严重且有慢性化危险因素或未能自我改善,则可考虑短期干预,如浅层热疗、按摩、运动治疗、脊柱推拿术或针刺治疗。这些疗法的选择也取决于患者偏好、花费和有无条件实施。

1.卧床休息

急性发作期,应短时间卧床休息,一般以 2～3 天为宜。绝对卧床最好不超过 1 周,不主张长期卧床。

2.腰围制动

佩戴腰围可以限制腰椎的运动,以保证损伤组织可以局部充分休息。腰围佩戴时间一般不超过 1 个月,每天佩戴时间不超过 8 小时,睡觉时解除。在佩带期间,做一定强度的腰腹部肌力训练。

3.腰椎牵引

腰椎牵引是治疗腰椎间盘突出症的有效方法。根据牵引力的大小和作用时间的长短,将牵引分为慢速牵引和快速牵引。

(1)慢速牵引:慢速牵引即小重量持续牵引,对缓解腰背部肌肉痉挛有明显效果。慢速牵引包括自体牵引(重力牵引)、骨盆牵引、双下肢皮牵引等。

(2)快速牵引:快速牵引用于治疗轻中度的腰椎间盘突出症。常用的是三维多功能牵引,该牵引器由计算机控制,在治疗时可完成三个基本动作:水平牵引、腰椎屈曲或伸展、腰椎旋转。牵引时定牵引距离,不定牵引重量,牵引作用时间短,0.5～2 s,多在牵引的同时加中医的正骨手法。

牵引后为减轻牵引的疼痛加剧反应和促进病情的好转,可行骶裂孔注射,并口服非甾体抗炎药。腰腿痛重者静脉快速滴注甘露醇以减轻神经根水肿。牵引后 3 天可加推

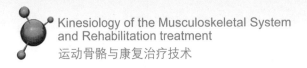

Kinesiology of the Musculoskeletal System
and Rehabilitation treatment
运动骨骼与康复治疗技术

拿、理疗、针灸等治疗。

4.物理因子治疗

根据患者的症状、体征、病程等特点选用高频电疗、低中频电疗、直流电药物离子导入、光疗、蜡疗、磁疗等治疗。

5.药物治疗

常用的药物有非甾体抗炎止痛药、营养神经药物(如谷维素、维生素 B_1、维生素 B_{12})、肌肉松弛剂及各类中药等。

6.经皮阻滞疗法

常用骶裂孔注射阻滞疗法,该疗法是将药液经骶裂孔注射至硬膜外腔,药液在椎管内上行至患部神经根处发挥治疗作用。所用药物包括维生素 B_1、维生素 B_{12}、利多卡因、地塞米松和生理盐水,30~50 mL,每 5~7 日一次,一般注射 1~3 次。

7.中医传统治疗

(1)推拿治疗:常用的治疗手法有肌松类、牵伸类、被动整复类。应根据病情轻重、病变部位、病程、体质等选择适宜的手法,并确定其施用顺序、力量大小、动作缓急等。

(2)针灸治疗:针灸常用穴为肾俞、环跳、承扶、殷门、委中、阳陵泉等。备用穴为腰夹脊、承山、昆仑、悬钟、阿是穴等,每日或隔日 1 次。以疏导经气、通经活络为治疗原则。

8.运动疗法

腰椎间盘突出症患者应积极配合运动治疗,以提高腰背肌肉和腹肌张力,改变和纠正异常力线,增强韧带弹性,活动椎间关节,增强脊柱稳定性。急性期常用腰背肌和腹肌等长收缩练习;恢复期可应用等张运动,如采用 Williams 体操和脊柱伸展体操等。

(1)早期训练方法:可采用四点支撑法、桥式等训练方法。

(2)恢复期训练方法:可采用体前屈/后伸练习、体侧弯练习、弓步行走、后伸腿练习、蹬足练习、伸腰练习、悬腰练习等训练方法。

9.手法治疗

手法治疗是治疗腰痛的常用方法。手法的主要作用为缓解疼痛,改善脊柱的活动度。各种手法治疗都自成体系,有独特的操作方法。以 Maitland 脊柱关节松动术和 McKenzie 脊柱力学治疗法最为常用。

(四)预防

减少腰痛的发生,预防应重于治疗。预防包括良好的姿势、减少背负重物,不让腰椎及附近组织承受过多重力压迫,可预防肌肉、韧带、肌腱等软组织受伤。预防腰背痛要注意以下几点:

1.健康教育

在腰痛的急性发作期就应开始对患者进行健康教育,告知患者腰痛不是一种严重疾病,多数腰痛预后良好,指导患者保持活动,逐渐增加运动量,尽早恢复工作。早期指导患者克服恐惧心理及病态行为,能够减少慢性腰痛的发病率。

2.建立良好的生活习惯

(1)避免久坐,若需久坐时应以靠垫支撑下背,并使用高背座椅,且坐时姿势要端正。站立时应维持适当的腰椎前弯角度,久站应该经常换脚,或者利用踏脚凳调整重心。不要长时间维持同一姿势。

(2)平躺时脊椎所受的压力最小。卧床休息时腰部自然伸直,可于膝下垫一个枕头。

(3)打喷嚏、咳嗽时,很容易拉伤背肌及增加腰椎间盘的压力,此时将膝盖、髋关节稍微弯曲,可以避免腰椎受伤。

(4)日常生活中注意保护背部,如取物品时应将两脚分开约45 cm,一脚在前,另一脚稍微在后,膝盖弯曲蹲下,保持背部平直,物品尽量靠近身体,两腿用力站直,将物品举起。避免急速前弯及旋转、身体过度向后仰等可能会伤害背部的动作。转身时,不要只扭转上半身,应尽量整个身体旋转。

(5)适当的运动可以改善及预防腰痛的症状。例如游泳、举哑铃、步行、慢跑等运动。

(6)避免身体过重。减重5～10 kg即可有效地减轻腰痛。

(7)避免风寒、潮湿。夏天要注意避免风扇,特别是空调直接吹向腰部。出汗后不要直接吹冷风,或在凉席上睡觉。注意腰背部的保暖。

三、医工交叉应用的展望

(一)脊柱外科与人工智能

脊柱疾病在现代社会中的发病率之高,为治疗其所花费的资源及对医保所带来的压力十分显著。但由于脊柱及邻近结构较为精细,各结构排列较为紧密,导致脊柱疾病的诊断和治疗有一定难度。我国脊柱退变疾病患者数量巨大,但基层医院由于诊断设备和医生经验的限制,尤其是偏远地区的乡镇医院,对脊柱疾病的诊断效率低,存在误诊和漏诊等现象,所以如何将大型医院脊柱专家的诊断经验运用到基层医院的诊疗中去,是一个亟待解决的问题。2017年7月国务院颁布的《新一代人工智能发展规划》中指出,人工智能(artificial intelligence,AI)将成为国际竞争和国内发展的新焦点。随着医院信息系统的升级优化,利用医院影像系统构建大数据样本成为可能,也为将大型医院脊柱诊疗经验下沉推广提供了机会。

目前,针对脊柱疾病的智能诊断及深度学习算法参与的影像及预后分析模型研究不断丰富,机器学习算法的改进和与医疗结合的运用为脊柱退行性疾病的诊断提供了新的理念和底层基础。智能算法参与的脊柱影像图形分割模型进一步得到开发,已初步具有相对完备的框架,将深度学习模型和已有的图形分割算法相结合,整体运用在脊柱退行性疾病的诊疗中。图15-4是人工智能算法模型。

Kinesiology of the Musculoskeletal System
and Rehabilitation treatment
运动骨骼与康复治疗技术

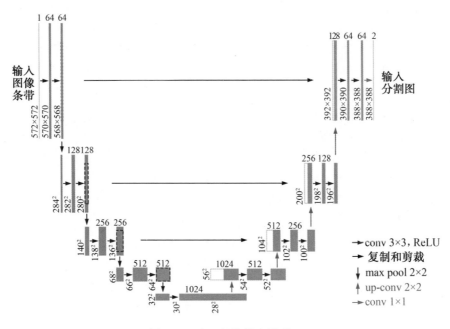

图 15-4　人工智能算法模型

其原理基于机器学习,机器学习(machine learning,ML)是 AI 的子领域,定义为基于一组算法的计算系统,该算法通过使用多层分析使得计算机可以识别并进行智能判断。ML 是使用最广泛用于处理大数据的 AI 技术之一。其为一个自适应系统,提供了一种通过自身学习不断完善算法精度的分析模式,并提供可供指导的新数据和经验。近年来,对于机器学习算法的研究不断增加,特别是基于 ML 新发展的深度学习技术(deep learning,DL)取得极大进展,特别是在图像分类和识别领域取得突破。DL 的产生使很多行业将兴趣和努力投入到与 AI 结合的研究中。DL 又称"深神经学习"或"卷积神经网络"(CNN),是一种利用多层数据(如多层图像处理)从图像中获取更高层次特征的机器学习算法。其受人脑神经网络的启发,模拟人脑在处理数据和建立决策模式中的功能,并可以在数据的监督下学习。

人工智能在脊柱外科领域的应用主要有以下几点:

1.脊柱结构的定位和标记

ML 方法已被用于从平面 X 线、CT 和磁共振等放射学图像中提取信息,如椎体、椎间盘和脊柱的定位,在图像数据集中定位解剖结构通常是发展全自动特征检测和分类方法或建立预测模型的基础。

早期的脊柱定位多采用较为简单的算法模型,多为概率性预测。施密特(Schmidt)用一个分类树来生成 MRI 扫描中每个椎间盘中心位置的概率图,然后用概率图模型来推断最可能的位置,结果,相对于人工创建的参考,平均定位误差为 6.2 mm。奥克塔伊(Oktay)和阿古尔(Akgul)训练了一个基于特征描述符的椎间盘定位算法,根据椎间盘水平获得了 2.6～3.6 mm 的平均定位误差。该方法基于一个滑动窗口,其是一个矩形区域,在原始图像序列上滑动,对于窗口的每个位置,计算特征描述相符的值,并将其作为输入传递给算法,以确定当前窗口是否包含椎间盘。当计算出一组最可能的椎间盘位置时,将使用图形模型来推断每个特定椎间盘的位置。作者扩展并改进了该方法,对椎体也进行了定位,平均误差降低 4 mm。图 15-5 是一种早期用于定位椎体质心的算法。

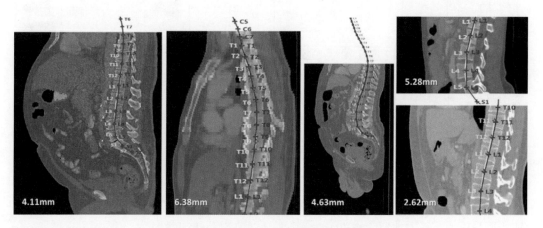

图 15-5　一种早期用于定位椎体质心的算法

近年来,随着人工神经网络和深度学习的发展,神经网络学习模型被用于脊柱结构的定位。陈(Chen)等人使用了一种混合方法,其中包括一个随机分类器,该分类器执行用于驱动深层神经网络的初筛,该方法与以前的技术相比有很大的改进,椎间盘中心的平均定位误差为 $1.6\sim2.19$ mm。

2.脊柱图形分割

影像分析的一个关键问题是了解影像的内容,即在像素层面将图像细分为区域,使每个像素属于特定区域,这一过程被称为语义分割,可以手动或自动进行。有大量文献针对脊柱的图形分割进行研究,因为它是计算机视觉和自动识别等应用的基础。在医学成像中,除了识别像素是否属于椎间盘外,分割算法还会确定像素属于哪个特定节段(例如,L1~L2 或 L2~L3)。这种类型的分割是命名分段,也是脊柱研究中最相关的。很多文献中介绍了不需要 ML 算法参与的脊柱图形分割方法,但这些方式往往需要人工参与进行辅助操作,随着深度学习的发展,脊柱自动分割的算法也已被开发出来。Chen 等人使用包含三维卷积层的深 CNN 生成在像素水平属于某一节段的概率,再采用阈值化和平滑等后处理技术对该算法进行了改进分割。莱斯曼(Lessmann)引入了一个具有存储组件的 3D CNN 模型,以便记住哪些椎体已经被分类。为了能够处理大型数据集,该技术采用三维滑动窗口方法,首先确定窗口包含整个椎体的位置,然后用深度分类器进行像素级分割,尽管其方法具有优秀的精确度,脊柱解剖结构的分割仍有较大的改进空间。图 15-6 是一种脊柱影像自动分割算法。

Kinesiology of the Musculoskeletal System
and Rehabilitation treatment
运动骨骼与康复治疗技术

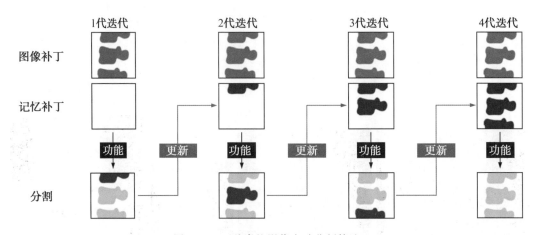

图 15-6　一种脊柱影像自动分割算法

3.脊柱疾病的辅助诊断

脊柱疾病的辅助诊断算法开始于 20 世纪 80 年代,但直到近年来,还有很多研究是通过非 ML 或浅人工神经网络进行的,很多早期研究使用了支持向量机(support vector machine,SVM)分类算法,其在诊断椎间盘退变的精度达到 80%～94%。大多数研究使用的训练数据集仅为百例左右,也有研究者使用大规模数据集训练 CNN,其可以不进行人工图形分割标注直接进行分类,但在诊断椎间盘退变方面的精度上仅为 70.1%,虽然与普通年资影像科医生精确度相当,但仍有巨大的提升空间。图 15-7 描述了 AI 如何诊断椎间盘退变。

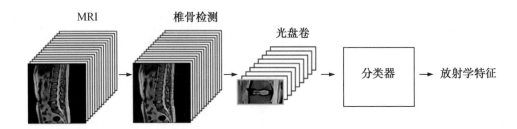

图 15-7　AI 诊断椎间盘退变

除了对椎间盘退变等退行性疾病进行辅助诊断外,对脊柱畸形的辅助检测也是 AI 研究的活跃领域。拉米雷斯(Ramirez)等通过支持向量机、决策树将脊柱侧凸患者的体表影像分为三类,即轻度、中度和重度,使用 SVM 获得了 85% 的准确率,比其他分类器的准确率要高,但仍为早期的统计策略为主开发的算法。AI 还可参与对侧凸的预测,近年来,科梅尔(Komeili)等人优化了侧凸进展评估的算法模型,将患者分为轻度、中度和重度侧凸,并确定曲线位置(胸-腰弯、近端胸弯或腰弯),以确定侧凸进展的风险,该模型能检出 85.7% 的进展性侧凸和 71.6% 的非进展性侧凸。通过影像资料(X 线为主)对侧凸患者的 Cobb 角准确测量也是近期研究的热门。吴(Wu)和加尔布塞拉(Galbusera)等人利用 X 线照片中包含的三维信息对侧凸角度进行全面的评估,而宋(Thong)等人尝试使用无监督聚类方法获得一种新的青少年特发性脊柱侧凸分类方案,有效地描述了受试者之间侧凸的变异性。其基于 915 张双平面 X 线照片,根据主弯的位置不同,特别是顶椎的位置以及后凸和前凸的聚类,定义了 11 个新的侧凸分类。图 15-8 描述了基于 AI 算法对侧凸的新分类。

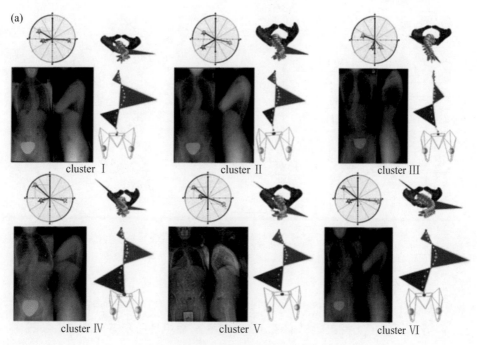

cluster Ⅰ　　　　cluster Ⅱ　　　　cluster Ⅲ

cluster Ⅳ　　　　cluster Ⅴ　　　　cluster Ⅵ

图 15-8　基于 AI 算法对侧凸的新分类

4.预后分析和临床决策支持

研究者早期就对预测分析进行了研究,因为它在改善患者诊疗流程方面具有巨大的潜力,还可对住院费优化管理。预测性分析在其中的应用包括不良临床结局的风险评估和慢性病患者从治疗中获益的预估,可据此制定个性化的药物使用和手术方案。在过去的十年中,研究者们提出了一些模型,旨在预测脊柱手术的预后。基姆(Kim)等人使用 Logistic 回归和 Shallow 人工神经网络对接受脊柱融合术的患者四种主要并发症的发生进行预测,即心血管并发症、切口并发症、静脉血栓和死亡率,取得了良好的效果。一项大型回顾性研究提出了一组决策树对成人脊柱畸形术主要术中或围手术期并发症进行预测,总体准确率为 87.6%。杜兰德(Durand)等人研究了成人脊柱畸形术后输血的必要性,使用单一决策树和随机森林预测也获得了很好的效果。图 15-9 为脊柱融合术预后预测模型。

Kinesiology of the Musculoskeletal System
and Rehabilitation treatment
运动骨骼与康复治疗技术

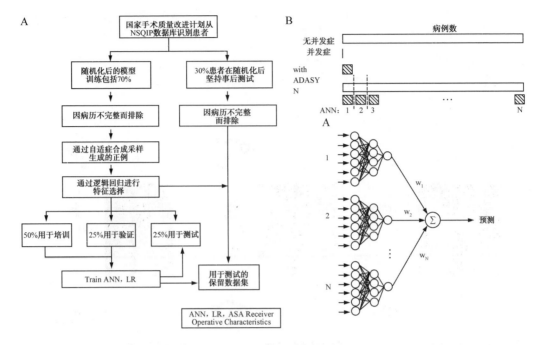

图 15-9　脊柱融合术预后预测模型

5.运动和步态分析

该领域与脊柱疾病相关的研究较少,但仍有部分研究者进行了探索。哈亚西(Hayashi)等人训练了支持向量机来区分腰椎管狭窄症患者的步态模式与 L4、L5 神经根病变的关系,准确率达到 80.4%。

(二)智能康复

腰椎康复机器人可协助患者进行步态训练,给患者下肢肌肉更大的刺激负荷,并采用实时生物反馈和视觉反馈模块提高积极性,根据患者个体情况调节减重力和阻力达到最佳训练效果,操作较简单便捷,仅需一名治疗师就可完成整个治疗过程,具有较好的康复效果;同时可以减少老年患者术后长期卧床并发症的发生机会,对于进行腰椎椎板开窗椎间盘髓核摘除术的老年患者的术后康复治疗有较好的效果,值得在临床推广应用。

※ 延伸阅读 ※

2011～2016 年,得益于多个研究团队及软件公司在医学影像和 AI 领域的突破,AI 与医疗的结合获得了前所未有的关注。2017 年,国务院发布了《新一代人工智能发展规划》,将智能医疗纳入国家发展战略,并提出了培育高水平人工智能创新人才和团队、加大高端人工智能人才引进力度、建设人工智能学科的要求。自此以来,在市场新兴、政策落地等环境下，医疗行业也迎来了探索的新机遇，医疗行业的需求从某种程度上讲，也正在从就医流程的优化转向对资源配置不平衡的调整。一些利用AI技术解决医学科学问题的项目也如雨后春笋般出现。

AI是一种用计算机来构造复杂的、拥有与人类智慧同样本质特性的机器的概念；机器学习指的是利用算法帮助决策判断完成智能任务的方法，是实现人工智能的一种方法；而深度学习则是近些年得益于大数据的积累发展而出的，依靠神经网络模型的一种实现机器学习的技术。

其实AI理论的提出已有半个世纪之久，机器学习的想法也可追溯至20世纪80年代，而深度学习的真正飞速发展，还是从2010年以来的各个开源的标注图像数据资料建立开始的。目前深度学习主要包含计算机视觉和自然语言处理。本文旨在介绍AI在骨科应用的现状和前景，一定程度上也是对计算机视觉和医疗影像技术、人工神经网络在骨科的应用前景进行介绍。

一、AI在医学领域发展中的困境

实现机器学习的基础在于大量优质的、经过标记的样本，正所谓大量的"人工"才有"智能"，如此训练出的模型，可以快速、准确、低成本地进行判断，应用到医学领域则可以帮助医生进行分析及决策。目前在自然图像识别领域，已经公开了百万级的图像数据库帮助训练识别生活中的常见物品。想要从中训练一个优异的模型只需要筛选样本即可。

然而，当我们沿着同样的道路把目光转向医学领域时，样本的获取以及质与量的维持，则相对更加困难。首先，医学图像包涵患者敏感信息，而且只能由医疗机构获取，对知情权的告知获准，数据的脱敏、收集、整理过程都有着严格要求。也正因为此，一个千级或万级的数据库在医疗行业就已经称得上是"大数据"。同时，样本并不仅仅是指图像本身，还包含人工标注，即对图像内容的分类诊断。众所周知，目前的医学影像诊断还是更多地依赖医生个人经验。因此最适合做标注工作的应该是该领域专家，而他们的时间又是有限的。这样就对诊断标准的客观一致性和标注人员的严格培训提出了更高的要求，以降低观察者间因主观性产生的偏倚。另外，体系的构建也是人工智能在医学领域发展的关键，包括人才、团队乃至学科建设，市场的成熟，以及相关法律约束和政府相关机构的监管和质控，相信这些都会在将来逐渐完善成熟。

数据的质与量直接决定着预测模型的准确性，AI学界一直在尝试利用算法研究和技术更新弥补样本不足带来的问题。比如利用迁移学习提高训练效率，利用半监督学习应对标注人员不足的问题等。总的来讲，虽然算法成果可以帮助智能医疗克服种种问题，但医疗数据样本的收集整理仍然是限制智能医疗发展的最大瓶颈。

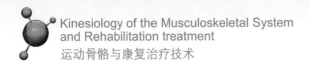

Kinesiology of the Musculoskeletal System
and Rehabilitation treatment
运动骨骼与康复治疗技术

二、AI 在骨科领域的应用现状

由于骨科的诊断和预后需要依靠医学图像的阅读,AI 在骨科中的应用则主要集中在对这些图像的深度学习上。深度学习可以自主分析医学图像,从而提高诊断的准确性和速度,优先标记紧急患者,减少由于疲劳和(或)缺乏经验而造成的人为错误,减轻工作人员的负担和压力,并一定程度上改善骨科的诊治。此外,根据有经验医生的专业知识进行的深度学习方法培训,可以将这些经验分享到较小的医疗机构和较偏远的地区。

在骨科影像资料中,我们主要针对的问题包括骨折,脊柱退变、畸形,关节疾患等。而这些问题中大部分特征明显,非常适合应用 AI。例如,对骨折的判断,正常的骨骼骨质连续,而对于海量影像中骨骼图像信号的学习,可以赋予模型快速发现骨折的能力,甚至对于容易漏诊的微小的骨折征象,模型都能在数秒中筛查出来。在 2018 年一项汇集 13 万张肢体骨骼平片的模型开发实验中,骨折诊断的敏感性在智能辅助组中达到了 80.8%。

关节方面,来自斯坦福大学的研究人员开发的 MRNet 囊括了 1370 例 MRI 检查资料,可以显著提高放射科医生诊断前交叉韧带撕裂、半月板损伤的敏感性和特异性。2019 年一项囊括了 9024 例患者的研究中,诊断模型在诊断髌骨骨折方面同样表现优异。近期,AI 更是被用来预测患者若干年内接受全膝关节置换的可能性。

除了创伤和关节领域的尝试,脊柱疾患的 AI 研究也是热点之一。脊柱疾病诊断的第一步是需要 AI 具备识别椎体的能力,即定位能力。早在 2012 年,格洛克尔(Glocker)等人构建的 AI 识别、定位椎体的准确率已达到 81%。对于脊柱畸形如脊柱侧弯的研究,也有一种基于 3D 表征的形态分析方法,用以辅助脊柱畸形诊断。而贾马鲁丁(Jamaludin)等于 2017 开发的针对多项腰椎疾患的诊断模型,覆盖了腰椎间盘退变、腰椎管狭窄、终板异常等诊断参数,上万的数据量提高了其诊断功能的可靠性。

影像分割不仅仅在诊断中发挥作用,在手术规划中也是如此。深度学习最重要的场景之一便是在影像资料中对骨骼关节进行分割和识别,并且基于识别的关键点进行径线测量,并辅助制定手术方案。通过图像分割技术识别影像资料中的骨骼肌,在辅助创伤手术中可以获得不错的效果;而在关节假体置换手术中,经过分割和测量的髋臼和股骨头配合智能的径线测量,可以为假体的选择和安装提供准确的参数。康奈尔大学的研究人员基于 4 万余例重大住院卒中术后患者的数据所开发的 AI 系统,可以实现对 9 种术后并发症的预测,从而完善外科手术决策。也有研究综合患者本人的性别、年龄、慢性病史、吸烟饮酒史等参数对患者椎间融合术术后并发症与死亡率进行预测,发现年龄、糖尿病史、BMI 对患者术后并发症和死亡率影响明显。这类研究也为 AI 预测骨科患者预后指明了方向。另外,随着传感器的普及和数据积累,术后康复训练也可以由 AI 介入评估指导。

三、展望

AI作为数字资产,其可复制性可以保证骨科领域的智慧资源以一种更低成本、更客观辅助的特点普及到基层医疗设施之间,然而骨科领域深度学习的实施并非没有局限性。深度学习的过程及其决策方式往往难以解释。在医疗行为中,可解释性至关重要。在不了解深度学习算法工作原理的情况下,就不可能建立起信任并集成到日常骨科诊疗中。因此,使深度学习算法具有可解释性,既有利于计算机科学领域开发改进AI算法,也有利于医学领域实现新的医学发现。可以说深度学习算法目前被视为无法解释的黑盒方法,为了增加医学界对这些算法的信任,AI可视化就显得尤为重要,这种技术将人工智能的关注区域标示出来,从而帮助我们建立信任。

综上所述,"智能"来自"人工",高质量和庞大的数据库为其表现奠定了基础。因此,既往数据的再挖掘,前瞻性数据收集的标准化以及开放合作通道的建设,将会帮助研究者、医疗团体乃至国家,步入智能医疗的快车道。接下来,如何建设骨科AI数据平台,将会是真正开启智能骨科时代的敲门砖。

参考文献

[1]赵玉沛,陈孝平.外科学[M].北京:人民卫生出版社,2015.

[2]胥少汀,葛宝丰.实用骨科学[M].北京:人民军医出版社,2012.

[3]张在田,张绪华,卫志华,等.机器人在脊柱外科手术的研究与应用进展[J].中国矫形外科杂志,2021,29(18):1677-1679.

[4]张劢.红外热成像在腰椎间盘突出症诊断中的应用[J].中国卫生标准管理,2019,10(1):123-124.

[5]郗璐璐,张进,林斌,等.腰椎间盘突出症的影像学诊断研究现状[J].中华临床医师杂志(电子版),2015,9(9):196-199.

[6]魏伟,孟冰,张扬,等.步态分析在腰椎管狭窄症中的应用进展[J].中国矫形外科杂志,2019,27(20):1887-1891.

[7]岳寿伟.肌肉骨骼康复学[M].北京.人民卫生出版社,2018.

第十六章　脊柱骨折

学习目的

1.了解脊柱骨折的定义、病因及发病机制。

2.熟悉脊柱骨折的临床表现和诊断方法。

3.熟悉脊柱骨折相关医工结合的现状及进展。

4.掌握脊柱骨折的治疗方法。

案例

患者,男,28 岁,建筑工人,因"高处坠落后腰部疼痛 3 小时"来到医院急诊。

目前情况:3 小时前工作时,患者自 5 米高处跌落致伤,伤后感腰部疼痛,下肢可主动活动,无肢体麻木感,无胸闷、憋气、腹痛、腹胀、恶心、呕吐不适。伤后未排尿、排便。由"120"转送医院急诊,行腰椎 X 片、CT、腰椎 MRI 检查。急诊以"腰 1 压缩骨折"收入院,准备手术治疗。

专科检查:痛苦貌,腰背部压痛,局部可见皮肤挫伤,下肢肌力 5 级,肌张力正常,足背动脉搏动良好,肢体末梢血运正常,鞍区无感觉障碍,肛门括约肌张力正常。膝、踝反射(＋)。

X 线检查:腰 1 椎体压缩骨折(见图 16-1)。

CT 检查:腰 1 椎体压缩骨折累及前、中柱(见图 16-2)。

MRI 检查:腰 1 椎体压缩骨折累及前、中柱,后侧复合体未见损伤表现(见图 16-3)。

入院诊断:腰 1 椎体压缩骨折。

完善各种术前评估检查,排除手

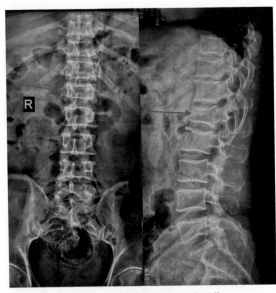

图 16-1　腰椎正侧位 X 线影像

术禁忌证,于入院当日在全麻下行经皮椎弓根螺钉腰椎骨折闭合复位内固定术。因为患者腰椎压缩骨折未合并脊髓损伤表现,决定采用机器人辅助下手术治疗。

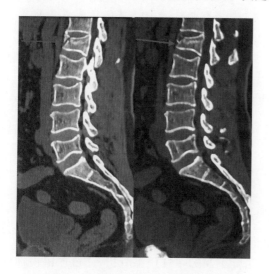

图 16-2　腰椎 CT 影像

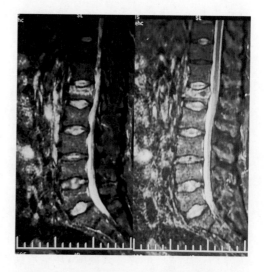

图 16-3　腰椎矢状位 T2WI MRI 影像

　　手术过程:麻醉成功后患者俯卧,常规消毒铺巾。首先做 T9 棘突水平正中切口长约 1.5 cm,剥离显露 T9 棘突,将棘突夹牢固定于 T9 棘突上,安装示踪器。行 3D-CT 扫描后将影像导入天玑机器人(见图 16-4),规划 T12、L2 双侧椎弓根螺钉位置后,依次在机器臂引导下于 T12、L2 双侧置入导针。透视 L2 左侧导针明显偏移,拔除导针,于透视引导下将穿刺针置入 L2 左侧椎弓根,透视确认穿刺针位置满意后,置入导针。沿导针依次置入螺钉,量取长度合适的连接棒,装棒后适度撑开复位后锁紧系统。透视见螺钉位置满意(见图 16-5),冲洗刀口,逐层关闭切口。手术过程顺利,术中出血约 50 mL,未输血,术前及术中应用抗生素各一次,术后患者安返病房。

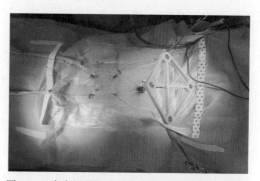

图 16-4　术中机器人应用规划椎弓根螺钉植入路径

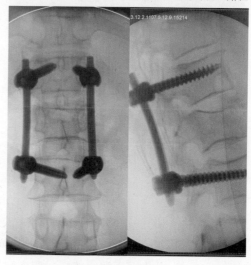

　　采用机器人辅助下经皮椎弓根螺钉固定技术,植钉精准,创伤小,术后佩戴订制胸腰固定支具可早期离床站立、行走。

图 16-5　术中透视

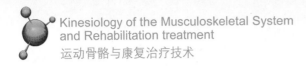

医工结合点：数字医学是医学与工程数字化技术结合的，覆盖多学科的新兴医工交叉学科。数字医学技术在临床医疗领域不断深入和发展，与脊柱外科技术理念结合，提高脊柱手术操作的精确性、微创性及个体化特点，是目前脊柱外科领域迅速发展的重要方向之一。

思考题

除了上述案例中机器人技术的使用，还有哪些医工结合的进展给脊柱骨折患者带来了益处？

一、疾病概述

(一)定义和病理生理

脊柱骨折多见于青壮年男性，多由间接外力引起，由高处跌落时臀部或足着地、冲击性外力向上传至胸腰段发生骨折；少数由直接外力引起，如房子倒塌压伤、汽车压撞伤或火器伤。病情严重者可致截瘫，甚至危及生命，治疗不当的单纯压缩骨折，亦可遗留慢性腰痛。

(二)临床表现

(1)患者有明显的外伤史，如车祸、高处坠落、躯干部挤压等。

(2)检查时脊柱可有畸形，脊柱棘突骨折可见皮下淤血。伤处局部疼痛，如颈痛、胸背痛、腰痛或下肢痛。棘突有明显浅压痛，脊背部肌肉痉挛，骨折部有压痛和叩击痛。颈椎骨折时，屈伸运动或颈部回旋运动受限。胸椎骨折躯干活动受限，合并肋骨骨折时可出现呼吸受限。腰椎骨折时腰部有明显压痛，屈伸下肢感腰痛。

(3)常合并脊髓损伤，可有不全或完全瘫痪的表现。如感觉、运动功能丧失，大小便障碍等。

二、疾病的诊断、治疗、康复及预防要点

(一)诊断方法

1.病史

首先患者存在受伤史，可表现为高能量损伤和低能量损伤。对于青壮年患者多存在高处坠落、车祸致伤等因素，老年患者存在骨质疏松基础疾病，多为站立位摔倒所致。

2.症状

脊柱损伤区域的疼痛，如合并脊髓损伤，表现为损伤水平以远的感觉、运动、排尿、排便异常。

3.体格检查

体格检查时，脊柱和四肢必须充分显露，但要注意保暖。

(1)体位：观察患者能否站立行走，是否为强迫体位。

(2)压痛：从上至下逐个按压或叩击棘突，如发现位于中线部位的局部肿胀和明显的

局部压痛,提示后柱已有损伤。

(3)畸形:胸腰段脊柱骨折常可看见或扪及后凸畸形。

(4)感觉:检查躯干和四肢的痛觉、触觉、温度觉,并注明是"正常、减退、消失或过敏",注意检查会阴部感觉。

(5)肌力:徒手肌力测定分为 6 级,即 0～5 级。

(6)反射:膝、踝反射,病理反射,肛门反射和球海绵体反射等。

4.实验室检查

实验室检查对脊柱骨折诊断意义不大,系围手术期准备,如血常规、血沉和出凝血时间等。

5.影像学诊断

(1)X 线:拍摄压痛区域的正、侧位片,必要时加摄斜位片或张口位片,在斜位片上可以了解有无椎弓峡部骨折。

(2)CT:压痛区域的 CT 及三维重建;必要时可拍摄脊柱全长 CT 三维重建。

(3)MRI:疑有脊髓、神经损伤或椎间盘与韧带损伤时应作脊柱相应部位的磁共振检查。

6.分类

(1)压缩骨折:临床上最为多见。前柱在压力下崩溃,后柱受到牵张,中柱作为活动枢纽,椎体后缘的高度保持不变。弗格森(Ferguson)把侧屈压缩型另列为独立的一类。他又提出把屈曲压缩骨折分为三类:Ⅰ类为单纯椎体前方楔形变,压缩不超过 50%,中柱与后柱均完好。Ⅱ类是椎体楔形变伴椎后韧带复合结构破裂,并有棘突间距离加宽、关节突骨折或半脱位等。Ⅲ类为前、中、后三柱均破裂,椎体后壁虽不受压缩,但椎体后上缘骨折,折片旋转进入椎管,侧位 X 线照片上可见到此折片位于上椎与骨折椎的椎弓根之间。

(2)爆裂型骨折(burst fracture):此为垂直压缩暴力所致,受伤的瞬间脊柱处于直立位。伤椎前柱与中柱均崩溃,椎体后壁之高度降低并向四周裂开,两侧椎弓根的距离加大,椎体后壁骨片膨出或倾斜进入椎管,常致硬脊膜前方受压,但后纵韧带有时仍完整。其后柱亦可受累,椎板发生纵行骨折。爆裂型骨折可表现为一个椎体的全面破碎,或只是椎体的上半部或下半部粉碎,也可能合并旋转移位,或表现为椎体一侧严重压缩。

(3)屈曲牵张型损伤:此类损伤见于乘坐高速汽车腰系安全带,在撞车的瞬间患者躯体上部急剧向前移动并前屈,以前柱为枢纽,后柱与中柱受到牵张力而破裂张开。此即为典型的屈曲牵张性骨折(Chance 骨折)。折线横行经过伤椎棘突、椎板、椎弓根与椎体,折线后方裂开;亦可能是经过韧带结构破裂,即棘上、棘间韧带与黄韧带断裂,关节突分离,椎间盘后部破裂。此型损伤亦见于高处坠落者。

(4)屈曲旋转型骨折脱位:较常见,其前柱受到压缩力与旋转力,中柱与后柱受到牵张力与旋转力,常致关节突骨折或脱位。下一椎体的上缘常有薄片骨折随上椎体向前移位,前纵韧带从下椎体前面剥离,后纵韧带亦常破裂,椎体后方骨折片可进入椎管。此型骨折极不稳定,几乎均伴有脊髓或马尾损伤,常发生进行性畸形加重。

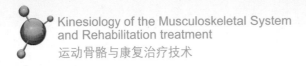

(5)剪力型脱位:或称"平移性损伤",椎体可向前、后或侧方移位。患者常因过伸使前纵韧带断裂,椎间盘前方撕裂,发生脱位而无明显椎体骨折。移位超过 25% 则脊椎的所有韧带均断裂,常有硬脊膜撕裂和瘫痪。

7.康复评定

(1)三维步态分析:脊柱骨折导致脊髓损伤的患者在步行时需要消耗更多的能量,以使上肢和躯干肌群做功并带动双下肢向前迈步。有研究发现,高位脊髓损伤患者穿戴矫形器进行步行训练时步速相对较慢,且步态生理强度相对较高。我们可通过三维步态分析,研究患者的步行规律,通过生物力学和运动学手段,揭示步态异常的关键环节及影响因素,有助于临床诊断、疗效评估及机理研究等,对制定有效的治疗方案和判断治疗效果具有十分重要的意义。

(2)康复评定量表

1)VAS 疼痛评分量表:脊柱骨折患者常常会有疼痛症状,准确、及时地对疼痛进行评估可以给临床治疗提供必要的指导和帮助,是有效治疗疼痛的关键。疼痛评估中 VAS 是最常用的。

2)美国脊柱损伤协会(ASIA)制定的脊髓损伤残损分级标准(见图 16-6):

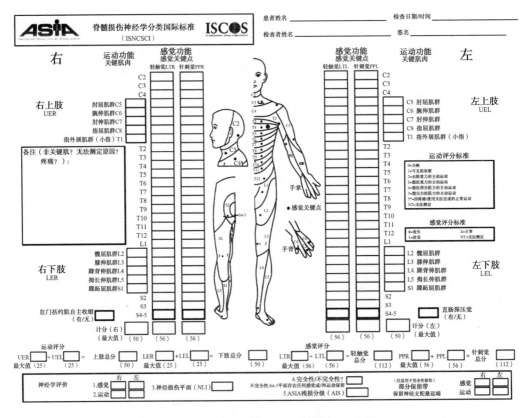

图 16-6　ASIA 脊髓损伤神经学分类国际标准

A 级——完全性损害：在骶段 S4～S5 无任何感觉和运动功能保留。

B 级——不完全性损害：在神经平面以下包括 S4～S5 存在感觉功能，但无运动功能。

C 级——不完全性损害：在神经平面以下存在运动功能，且平面以下至少一半以上的关键肌肌力小于 3 级。

D 级——不完全性损害：在神经平面以下存在运动功能，且平面以下至少一半以上的关键肌肌力大于或等于 3 级。

E 级——正常：感觉和运动功能正常。

3）肌张力评定量表：脊髓损伤平面以下可出现不同程度的肌张力增高。临床上评定肌张力常采用 Ashworth 痉挛量表和改良 Ashworth 量表（Modified Ashworth Scale，MAS），两者具有良好的效度和信度。

4）Barthel 指数量表：应用 Barthel 指数量表对患者日常生活活动的功能状态进行测量，个体得分取决于对一系列独立行为的测量。

（二）治疗

1.颈椎骨折的治疗

（1）对稳定性颈椎骨折，如轻度压缩性骨折可采用颌枕带卧位牵引复位，佩戴颈托或颈胸椎矫形器。压缩明显、C1 前后弓骨折和双侧椎间关节脱位者可以采用持续颅骨牵引复位再以头颈胸石膏固定，经摄 X 线片复查，如已复位，可于牵引 2～3 周后用头颈胸石膏固定，固定时间约 3 个月。有四肢瘫痪者和牵引失败者须行手术复位。

（2）单侧小关节脱位者，如没有神经损伤症状，可以先用持续骨牵引复位，牵引重量逐渐增加，从 1.5 kg 开始，最多不能超过 10 kg，牵引时间约 8 小时。在牵引过程中不宜手法复位，以免加重神经损伤，复位困难者以手术治疗为宜。

（3）对爆裂型骨折有神经损伤者，原则上应该早期手术，对有严重并发伤者，必要时需待情况稳定后手术。

（4）对过伸性损伤，大都采用非手术治疗，及早采用颅骨或颌枕吊带行持续牵引。牵引力线略向前屈，一般为 5°～10°，切勿仰伸。有移位者应手术治疗。有椎管狭窄或脊髓受压者一般在伤后 2～3 周时做椎管减压术。

2.胸腰椎骨折的治疗

（1）稳定性骨折的治疗

1）卧床休息：稳定性骨折的处理比较简单，以卧床休息、镇痛为主，并加强背伸肌锻炼，不需手术治疗。偶尔也可因棘突骨折移位明显，必须手术切开复位或切除。6～8 周后即可起床活动，活动后不会加重压缩畸形，而且轻度畸形不影响以后的功能。

2）过伸复位：对于屈曲型压缩骨折，其中柱完整，属于稳定性损伤，但可有一定程度的脊椎畸形，有可能引起慢性腰背痛，因此采用过伸位复位是必需的。其方法如下：采用一次性过伸复位，患者取俯卧位，胸腰椎呈过伸位，使前纵韧带紧张，达到压缩骨折复位的目的。复位前 1 小时，适量应用镇静剂与镇痛剂（吗啡等药），必要时可在骨折周围组织（棘突、椎板周围的肌肉组织）内浸润注射 0.5％普鲁卡因，以减轻患者疼痛，并减轻肌痉挛。

Kinesiology of the Musculoskeletal System
and Rehabilitation treatment
运动骨骼与康复治疗技术

3)缓慢复位:患者仰卧于硬床上,胸腰部骨折处垫枕,逐步加高,数日内加高到 10~20 cm,使呈过伸位,并鼓励患者做背伸肌锻炼。但多数患者难以坚持,往往感到疼痛不能忍受,尤其是翻身侧卧位时,理论上亦应维持过伸位,事实上难以实现。因此,可令患者俯卧于硬床上,并鼓励患者做背伸肌锻炼,首先抬起头及上胸部,以后再将两足同时抬高,最后一步头、上胸及两下肢同时抬起,如此可形成过伸位。必须说明,缓慢复位法多数患者可以接受,医务人员必须向患者说明其必要性,使患者充分配合,坚持锻炼。至于少数患者体质较差,年龄较大且压缩骨折程度较轻者,不一定必须坚持过伸复位方法。

(2)不稳定性骨折的治疗:不稳定性骨折是指该节段的稳定因素造成严重破坏,如不经过完善固定,即有移位倾向,有可能加重脊椎畸形或造成脊髓和马尾神经损害。但是不稳定性胸腰椎的处理方法仍然是有争议的。

1)传统方法:采用体位复位,用支架或石膏背心固定。优点是可以避免手术痛苦,缺点是治疗时间长,石膏背心必须穿戴 3~4 个月,复位不一定满意,仍可能残留脊椎畸形,而且可能出现或加重神经损害。

2)切开复位内固定:1953 年,霍尔兹沃思(Holdsworth)提出,对所有不稳定性骨折应采取早期切开复位,双钢板内固定,及早恢复并维持正常对位,预防神经损伤或脊椎畸形,便于护理和预防各种并发症。1974 年,路易斯(Lewis)治疗不稳定性胸腰椎骨折合并截瘫,发现保守治疗和切开复位内固定治疗两组的神经恢复并无明显差别,仅见保守治疗组晚期背痛的发病率较高。1980 年,戴维斯(Davis)分析保守治疗胸腰椎骨折合并神经损伤的疗效,认为闭合复位日后脊椎畸形虽有加重,但并不加重神经损伤,与切开复位相比具有无手术并发症及手术危险的优点,但住院期较长。近年来,多数作者主张强调骨折治疗的早期活动、早期康复的重要性,均主张采用坚强内固定,保证脊椎具有足够的稳定性,尽早起床活动。丹尼斯(Denis)主张对无神经损伤的爆裂骨折作预防性内固定和融合手术,从晚期神经功能、背痛、畸形及工作能力进行评价,手术治疗有明显优越性。随着内固定技术和内固定器械的发展,目前切开复位内固定治疗不稳定性胸腰椎骨折已被多数骨科医师认为是合理的有效方法。

3.手术治疗目的

(1)重建脊柱稳定性,防止脊髓或马尾损伤。

(2)重建脊柱序列,防止后凸畸形。

(3)减少卧床时间,降低保守治疗的医疗成本。

4.机器人辅助下经皮脊柱椎弓根螺钉内固定术基本手术步骤

(1)连接并启动 Tirobot 外科机器人定位系统:连接机器人系统和主控台车电源线、机器人-主控台车数据线,以及主控台车"C"形臂 DICOM 网线;启动系统;进入 3D 规划软件系统,测试系统连接是否正常。应注意,机器人系统完全启动后,工作站和机器人的连接方能成功;确保机器人系统的电源线和连接线连接牢固,防止误被绊断。

(2)患者麻醉及体位固定:患者全麻后,将患者(俯卧位)牢固固定在手术床上,注意软组织保护。

(3)定位椎体节段:正侧位透视下,定位椎体节段,并用注射器针头标记。

（4）消毒铺巾：常规消毒铺巾，并在目标手术区域贴外科敷巾膜。

（5）安装患者示踪器：通过棘突夹，将患者示踪器牢固固定在手术节段上一节段或下一节段棘突末端。注意：检查示踪器（包括反光球）是否有明显损坏迹象，以便及时更换；检查示踪器连接件是否拧紧，防止出现松动迹象；棘突夹向下垂直（或稍倾斜）牢固挟持在棘突根部（注意施力，防止棘突被夹断）；也可通过锚钉将患者示踪器固定在背侧髂骨上。

（6）安装机器人无菌套和脊柱导向器基座：机器人运行至右侧展开位；将无菌套非开口一角与无菌套卡扣连接，并剪去角；术者一手握持导向器基座，辅助人员持开口边缘，通过第六关节套在机器人和机身上；旋紧导向器基座。注意：导向器基座必须安装到位，并旋紧固定螺母；在旋紧无菌套卡扣时，注意勿损伤无菌套（见图 16-7）。

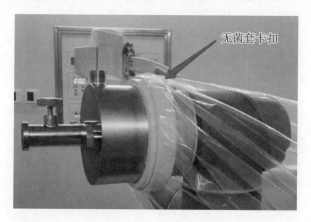

图 16-7　无菌套卡扣

（7）安装机器人示踪器：将机器人示踪器与导向器基座上的卡座连接，旋紧（见图 16-8）。

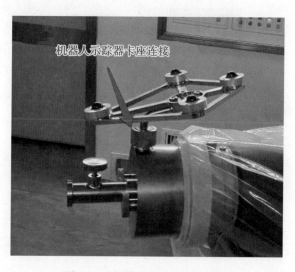

图 16-8　机器人示踪器卡座连接

Kinesiology of the Musculoskeletal System
and Rehabilitation treatment
运动骨骼与康复治疗技术

（8）机器人摆位及手术室布局：参考图 16-9、图 16-10 及图 16-11。

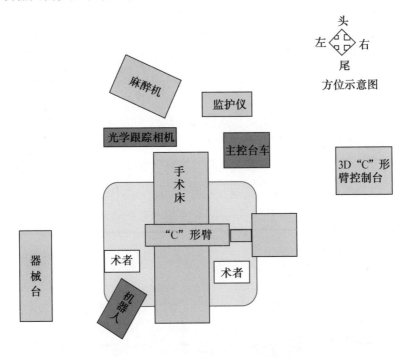

图 16-9　机器人摆位示意图（"C"形臂对侧摆位）

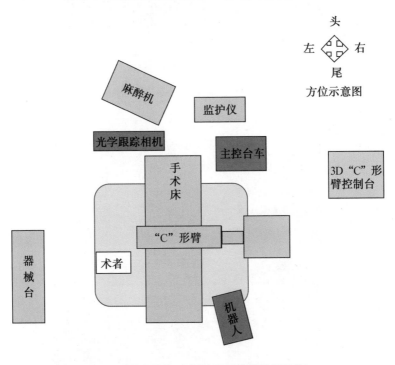

图 16-10　机器人摆位示意图（"C"形臂同侧摆位）

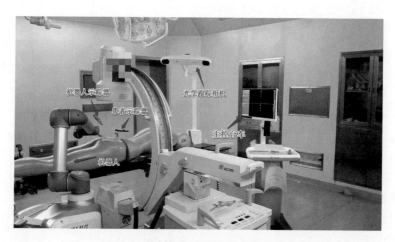

图 16-11 手术室布局示意图

机器人摆位要点:①机器人摆放在手术床左侧或右侧(患者尾端)。②机器人基座中轴与手术床缘距离为 20～30 cm。③机器人基座中轴与手术骨质距离为 60～70 cm(范围 50～90 cm)。④3D "C"形臂摆放在机器人对侧,旋转 C 轨道,确保机器人机体不妨碍 C 轨道运行。⑤基于以上,以基座中轴为轴,机身摆位与手术床垂直、倾斜或水平均可,以增加术区操作空间且不影响无菌环境为合适摆位。⑥拖拽机器人末端执行器至术野范围,模拟置钉路径,验证机器人摆位可达工作空间。⑦确定合适位置后,固定地脚。

光学跟踪相机摆位要点:①相机基座放在距离患者示踪器大约 1.5 m 的位置,朝向患者示踪器;②通过示踪器位置示意图调整相机头位置,尽可能使机器人示踪器和患者示踪器位置满足:俯视和侧视下均接近中心,并且靠近第一条线(见图 16-12)。

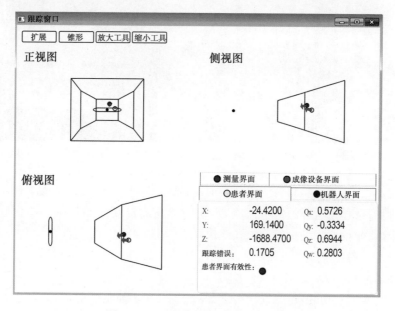

图 16-12 光学跟踪相机摆位示意图

Kinesiology of the Musculoskeletal System
and Rehabilitation treatment
运动骨骼与康复治疗技术

（9）采集 CBCT 定位图像：安装标尺到位；拖持机器人使标尺尽可能靠近手术节段对应的背部皮肤，但不可贴紧皮肤；使用"C"形臂进行正侧位透视，合格的图像须满足手术节段全部椎体均在视野内，标尺标记点正位像上居于目标椎体靠正中位置，侧位像上标记点均可见；启动 CBCT 扫描程序（设定起始位为$-95°$，终止位为$+95°$）；CBCT 扫描成功后，通过"C"形臂软件发送 Dicom 数据至 Tirobot 工作站。注意：尽可能不将棘突夹或其他金属工具放在透视视野内，以降低金属造成的伪影。

（10）自动标记点配准：启动导航；进行矩阵计算和自动配准；判断配准误差是否在接受范围内。注意：可通过探针点取标记点位置来验证配准精度。

（11）规划椎弓根螺钉路径和添加植入物：矢状位上选择规划节段；横断位上，确定规划平面，选择入钉位置；在横断位和矢状位上，分别旋转定位"十"字线，使对应"十"字线位于椎弓根内合适位置（椎弓根中轴）；添加植入物：选择合适螺钉直径和长度；按以上步骤规划其他螺钉路径；在沿针切面上，逐层验证螺钉路径。注意：螺钉路径的规划可按左侧和右侧区分，以提高规划速度；规划完每根螺钉后，须锁定螺钉，以防止误操作改变螺钉路径（见图 16-13）。

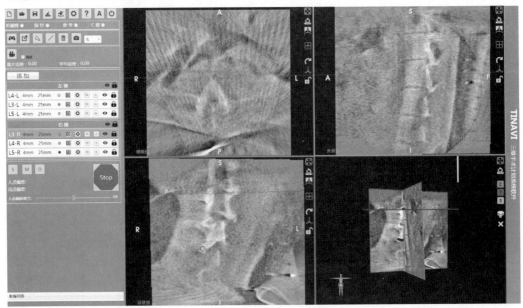

图 16-13　螺钉路径规划界面

（12）机器人运行至规划路径：安装导向器；拖动机器人至预置钉姿态，使机器人示踪器被相机所见；选择预运行的螺钉路径，设定沿导向器沿规划路径轴线与皮肤的最长距离和最短距离；使机器人先运行到最长距离位置，再逐步接近最短距离位置。注意：为提高定位准确性，可暂停呼吸，以使机器人微调至最佳路径；根据虚拟探针与规划路径的偏差来微调机器人路径。

（13）安装套筒和切皮：将套筒放置在导向器中；在套筒尖端对应位置，做 $2\sim3$ cm 小切口。

（14）置入导针：将套筒末端顶在入钉点骨面；将 1.5 mm 导针插入套筒中；通过导航系统，判断置入路径是否与规划路径一致，根据需要调整；电钻钻入导针一定深度。注意：外科动作应尽可能轻柔，以防止反复定位不准情况的出现；导针在置入时，可能会因陡峭的进钉骨质发生向一侧滑，此时需要先用铣钻磨取进针点骨质（见图 16-14）。

（15）验证并调整导针路径：正侧位透视验证导针路径是否与规划一致；根据需要调整路径。

（16）置入并验证剩余导针：按照步骤（11）～（14），依次置入剩余椎弓根螺钉导针；CBCT 验证导针路径，通过图像融合与规划路径进行比较。注意：为便于术后进行图像融合，可在"C"形臂机头安装示踪器（见图 16-15）。

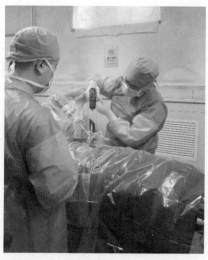

图 16-14　动物实验中置入导针的示意图

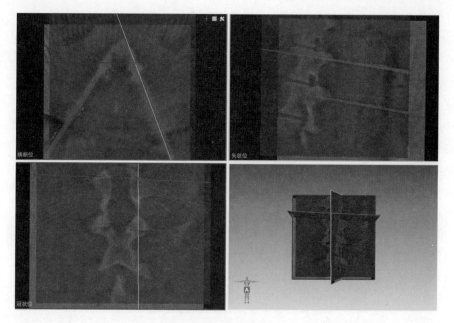

图 16-15　图像融合示意图

注：绿色为术前规划图像，绿色轴线为规划导针轴线，红色为导针置入后采集图像。

（17）机器人导航结束：置入所有导针，并验证路径满足手术需求后，表明机器人导航手术结束；撤离机器人系统；卸除患者示踪器。

（18）置入并验证螺钉：依据软件测定的椎弓根直径和长度，选择合适钉棒系统；置入螺钉和连接棒；透视/CBCT 验证，根据需要调整。

（19）冲洗缝皮。

（20）手术结束。

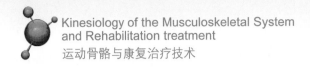

Kinesiology of the Musculoskeletal System
and Rehabilitation treatment
运动骨骼与康复治疗技术

医工结合点：脊柱骨折患者的手术治疗过程中存在着多处医工交叉点。脊柱导航辅助机器人领域是一个由软件设计、硬件设计、用户界面设计、影像学兼容性设计等领域相互结合、相互合作而产生的医疗尖端领域，完成这样精细的脊柱导航辅助机器人要求以上各个领域的相互合作，但是脊柱导航辅助机器人的最终使用者是医生，也只有医生知道需要导航辅助机器人在手术中起到什么作用，所以这就要求医生与上述各个领域的专家相互交流，相互促进。医学、计算机技术以及机械工业的发展促进了脊柱导航辅助机器人的发展，相信未来将会有更多脊柱导航辅助机器人出现。

（三）康复

脊柱损伤患者经非手术或手术治疗后病情稳定者，应尽早开始康复治疗。

1.单纯椎体骨折无脊髓及周围神经损伤者

对单纯椎体骨折无脊髓及周围神经损伤者，采取非固定部位功能锻炼，包括四肢和手部等的主动运动和抗阻练习，以保持肢体正常的关节活动度，增强肌力。

2.伴周围神经（如颈、腰丛）损伤者

对伴周围神经（如颈、腰丛）损伤者，应按周围神经损伤原则康复。

3.物理因子治疗和按摩治疗

给予患者物理因子治疗和按摩治疗等。

4.核心肌群训练

核心肌群训练对稳定脊柱及周围的结构十分有效。核心肌群训练指的是针对人体躯干部位的核心肌群，利用心理控制生理的技巧，运用徒手或搭配器械的训练方式，强调动作控制及身心平衡的一种功能性训练。在骨折早期，应在保证脊柱严格制动下进行核心肌群训练，如仰卧位腹肌等长收缩练习和背伸肌练习。定期影像学检查以确定骨折情况及制定下一步治疗方案。开始坐、站训练应以患者无明显不适为原则，逐步进行。

5.伴有脊髓损伤者

对伴有脊髓损伤者按脊髓损伤患者康复程序治疗和功能锻炼，具体治疗如下：

（1）药物治疗：可应用必要的神经营养药物促进损伤脊髓恢复。

（2）物理治疗：目标聚焦在患者功能的恢复、现有保留功能的增强和预防并发症。康复的核心要素是力量的训练、心血管专项训练、呼吸调节训练、转移或移动训练和牵伸防止肌肉挛缩训练（此处主要指肌肉的永久性萎缩）。

（3）减重步态训练：在辅助设备以及治疗师的帮助下，通过动态支持患者体重，使患者能够尝试在跑步机上或开阔地带运动。此训练可以改善患者的辅助移动能力、心肺功能，有效防止压疮和关节相关并发症。

（4）作业治疗：目标聚焦在将自适应性设备融入个人的日常生活，使患者能够在居家和工作环境下最大限度地发挥功能独立性。

（5）功能性电刺激：使用低频脉冲电流刺激肌肉，已成功应用于辅助上肢完成进食、抓握和书写的动作；下肢动作的应用，已与轮式助行器和固定的自行车相连接；还可通过外科手术,将电极植入骶前神经根,辅助患者控制肠道或膀胱功能。

(6)矫形器及康复辅具治疗

1)各项康复治疗,尤其在转移和运动训练时,患者仍需佩戴胸腰矫形器以加强脊柱稳定性。为方便患者日后运动治疗中使用,可考虑应用轻便的热塑板材定制,或使用轻便的成品矫形器。

2)根据患者损伤及恢复情况,在各方面条件具备时可考虑配置适当的下肢辅具以实现一定的站立行走功能,患者可能需要同时使用胸腰矫形器、步行架或拐杖。

3)远距离移动时使用轮椅。

(7)中医传统治疗:中医传统治疗包括针灸治疗、推拿治疗、中药治疗等。

(8)并发症防治:脊髓损伤后各阶段都有可能发生并发症,如压疮、呼吸系统、泌尿系统、心血管系统及代谢紊乱等,是导致患者死亡的重要因素。因此,要采取综合性防治措施。

三、医工交叉应用的展望

(一)导航系统

计算机辅助手术导航系统是医学影像学技术与计算机的完美结合。通过影像学资料在显示器上虚拟成形,显示手术器械和手术部位的解剖关系,辅助术者准确完成手术预案及操作。传统的椎弓螺钉固定技术是在"C"形臂透视下进行的,传统的影像只能提供二维定位,不能进行椎弓根钉的三维定位。20世纪90年代,美国医师斯坦曼(Steinmann)等最先将计算机辅助导航技术用于脊柱外科。临床实践已证实脊柱导航系统可以明显改进椎弓根螺钉置入的精确性和安全性。随着导航设备的不断改进以及医生操作的不断熟练,现已经扩展到包括颈椎和胸椎在内的整个脊柱,应用病种也从最早的脊柱骨折扩展到脊柱退行性疾病、畸形、肿瘤等,从原先的标准后路手术扩展到前路等各个方面。豪滕(Houten)等通过对比传统透视与"O"形臂导航两种方式下进行腰椎经皮螺钉手术,结果显示椎弓根的穿孔率分别为"O"形臂导航组3%、传统透视组12%。范德(Vande)等评估在"O"形臂导航下腰椎或骶椎置入1740根椎弓根螺钉,结果显示置钉准确率为97%。拉贾斯卡兰(Rajasekaran)等进行了一项31例(242颗螺钉)胸椎骨折患者的随机临床研究,结果显示导航下每颗椎弓根螺钉置入时间较之徒手技术的(4.61±1.05)min减少到(2.37±0.72)min。与此同时,导航下置钉的准确率较之徒手技术由84%增加到了99.2%。除了用于胸椎、腰椎手术外,导航近年来也广泛地应用于颈椎手术中。邹(Zou)等将ISO-C 3D导航系统运用于21例齿状突骨折前路空芯螺钉内固定术,术后随访中无骨折不愈合及其他并发症。目前,计算机辅助导航技术已经应用到了创伤、关节、脊柱等方面的手术,与传统技术相比,其具有更高的精度以及安全性。虽然当今计算机辅助导航技术已应用于骨科许多手术,但是其应用范围并不广。就国内而言,仅仅是少数医院拥有计算机导航的相关设备。尽管如此,随着外科医生对计算机辅助导航技术的进一步了解及熟悉,计算机辅助导航技术应用前景将越来越广。

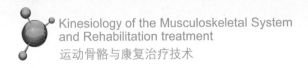

Kinesiology of the Musculoskeletal System
and Rehabilitation treatment
运动骨骼与康复治疗技术

(二)手术机器人

目前,外科手术机器人被认为是人工智能技术最具有代表性的技术之一,并且其在外科手术中的应用也被认为是未来外科手术发展的趋势。集成多种先进医疗技术,类似达·芬奇之类的外科手术机器人已广泛用于普外科手术,用于脊柱外科领域的机器人也已经更新迭代。这些机器人不仅为外科医生提供更高的精度,还可以消除人为操作错误,提高手术效率,减少术后并发症。孛洛米丘克(Solomiichuk V)等学者发现,与传统透视辅助置钉技术相比,在胸腰椎手术中脊柱手术机器人置入螺钉的精确性和有效性是有保障的。但脊柱外科手术机器人的应用仍处于起步阶段,尚缺乏比较机器人技术与图像引导之间差异的研究,也没有大规模的直接比较机器人和图像引导放置椎弓根螺钉的研究。但大多数已发表文章仍广泛认为脊柱手术机器人技术未来应用前景光明。无论在横向领域还是在纵向领域,脊柱手术机器人均具有巨大的应用价值,尽管尚无数据定论。

(三)康复机器人

机器人技术贯穿康复医学、生物力学、机械学、电子学、材料学、计算机科学等诸多领域,国内外社会发展(尤其是老年人和功能障碍者)对服务机器人不断增长的需求,不仅促进了康复医学的发展,也带动了相关领域的新技术和新理论的发展。步行障碍是脊髓损伤及其他神经系统损伤性疾患的主要表现,步行能力的丧失严重影响患者的日常生活活动能力,使患者的社会、职业、休闲娱乐活动参与能力不同程度下降。因此,提高肌肉骨骼系统的运动控制、恢复步行功能是脊髓损伤康复的重要研究内容之一。近年来,随着医学科技的发展,下肢康复机器人逐渐应用于神经损伤如脑卒中、脊髓损伤的康复治疗中。

计算机手术导航、手术机器人、3D打印个体化导板、步态分析系统、柔性电极传感系统、康复机器人等技术的使用为骨科及康复科治疗领域趋向"智能化""微创化""个性化"注入了新活力,也为专科发展提供了有力的武器。本着专病专治、精益求精的"匠人"精神,积极引进医工交叉新技术、新方法,为患者解除病痛保驾护航,是所有患者的福音。我们相信,随着科学技术的进步和人工智能的继续发展,医工交叉应用将更好地为患者服务,获得更好的手术和康复治疗效果。

※ 延伸阅读 ※

外科手术机器人定位系统(TiRobot)产品机理

一、系统组成

本产品由机器人、空间标定组件、手术计划与机器人控制软件、光学跟踪系统、主控台车和配套工具组成。

机器人包括移动平台、稳定支撑系统、机械臂、控制机箱、电源模块、主机通讯模块、连接线缆。

空间标定组件包括三维标定专用标定器、双平面标定专用标定器。

手术计划与机器人控制软件包括主控软件、光学跟踪控制模块、空间多坐标系标定模块、三维图像手术规划模块、二维透视图像手术规划模块、机器人控制与交互模块、术中患者跟踪与随动控制模块、手术数据管理模块、通讯模块。

光学跟踪系统包括光学跟踪相机、连接线缆与电源、相机支架。

主控台车包括移动操作平台、计算机系统、机器人控制面板。

配套工具包括患者跟踪支架、机器人跟踪支架、反光标记物、反光标记物固定立柱、导向器。

二、工作原理

手术机器人定位包括空间映射、手术规划、手术路径定位三个方面：

1.空间映射

空间映射，即利用某种空间坐标映射算法，计算出手术目标的空间位置。

2.手术规划与引导

手术规划与引导显示映射关系准确的术前或术中图像，由医生在图像上或者重建的三维模型上规划手术路径。

3.手术路径定位

手术路径定位控制机器人准确将引导器摆放到预定方位，保证手术路径的精度，以引导医生完成手术操作（见图 16-16、图 16-17）。

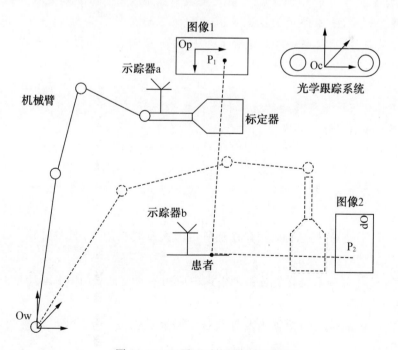

图 16-16　双平面透视图标定原理图

Kinesiology of the Musculoskeletal System
and Rehabilitation treatment
运动骨骼与康复治疗技术

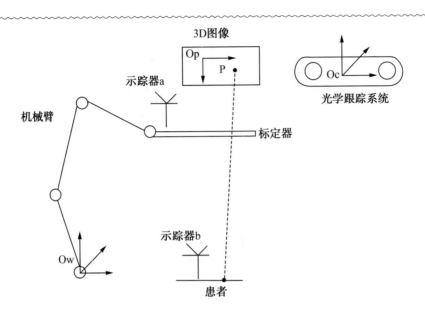

图 16-17　术中三维扫描标定原理图

　　本产品空间定位的基本原理如上两张图所示。以机械臂基座坐标系为世界坐标系,根据手术路径确定入针点 P(或出针点):当采用双平面标定专用标定器时,在两个不同方向上获取 X 线透视图像,计算出 P 点的世界坐标;当采用三维标定专用标定器时,获取包含标定器术中三维图像,计算出 P 点的世界坐标。分别确定了入针点和出针点的世界坐标后,手术路径的空间坐标也即被表达为世界坐标系中的一条直线。计算出手术路径后,可以控制机械臂精确运动,使与其末端相连的导向器指向此手术路径。

　　具有实时跟踪功能的光学跟踪系统实时监控患者的移动,并计算出移动的方向和大小。机械臂可以根据移动的方向和大小数据进行自身运动的修正,从而保证导向器与规划手术路径精确一致。

参考文献

[1]宗路杰,干旻峰,杨惠林,等.脊柱外科机器人及其临床应用进展[J].中国脊柱脊髓杂志,2021,31(8):754-758.

[2]齐鹏,崔赓.导航系统在脊柱微创手术中应用的研究进展[J].中国骨与关节杂志,2018,7(10):767-772.

[3]赵燕鹏,唐佩福.骨科机器人及导航技术研究进展[J].中国矫形外科杂志,2016,24(3):242-246.

[4]朱荔,白玉树,李明.脊柱外科手术导航的应用现状及研究进展[J].脊柱外科杂

志,2014,12(2):123-125.

[5]郭乃铭,周跃.计算机辅助手术导航系统在脊柱外科手术中的应用进展[J].中国矫形外科杂志,2013,21(8):787-789.

[6]王满宜,王军强.计算机辅助导航骨科手术及医用机器人技术在创伤骨科的应用[J].中华创伤骨科杂志,2005,7(11):1004-1009.

[7]肖湘,梁国穗.计算机辅助导航在创伤骨科的应用与研究进展[J].中华骨科杂志,2005,25(12):744-749.

[8]张建政,李放.计算机辅助脊柱手术导航及其应用进展[J].中国脊柱脊髓杂志,2004,14(11):694-695.

[9]宋哲明,倪斌.计算机辅助影像导航技术在脊柱外科中的应用与进展[J].中华临床医药杂志,2002,3(15):55-57.

[10]姚嘉欣,李哲.下肢康复机器人在脊髓损伤康复中的应用[J].中国现代医生,2020,58(35):187-192.

第十七章 脊柱侧凸

学习目的

1.了解脊柱侧凸的定义、病因及发病机制。

2.熟悉脊柱侧凸的临床表现和诊断方法。

3.熟悉脊柱侧凸诊治过程中的相关医工结合的现状及进展。

4.掌握脊柱侧凸的治疗方法和保守治疗措施。

案例

患者,女,15岁,高一学生,平时上课时多久坐,没有其他不良嗜好和不良生活习惯,因"发现双肩不等高2年"来到医院脊柱外科住院治疗。

目前情况:两年前发现双肩不等高,自述久坐及劳累后有腰痛症状,休息后减轻,无下肢麻木、无力等不适。就诊于当地医院,考虑为"青少年特发性脊柱侧凸(adolescent-idiopathic scoliosis, AIS)",给予佩戴支具治疗,并嘱其平素多进行腰背肌肉锻炼,定期随诊,至少半年就医并拍摄脊柱全长X线影像。近来患者自觉双肩不等高、身体倾斜加重,来医院就诊。门诊以"青少年特发性脊柱侧凸"收入院,准备进一步评估。

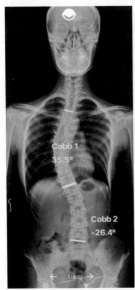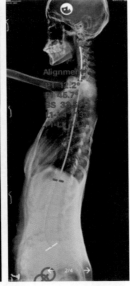

图17-1 脊柱全长正侧位X线影像

专科检查:患者背不平,右侧高于左侧,双肩不等高,右侧高于左侧约3 cm,双下肢基本等长,双下肢感觉肌力均无明显异常。

X线检查:患者胸腰段脊柱明显向右侧突出(见图17-1)。

入院诊断:青少年特发性脊柱侧凸。

患者曾在当地医院的建议下行佩戴

支具等保守治疗，但侧凸症状仍然有所加重，并严重影响外观，导致生活质量下降。拟进行手术治疗，与患者及家属充分沟通后，决定手术治疗。患者完善各种术前检查，排除手术禁忌证，于入院 4 天后，在全麻下行脊柱侧凸截骨矫形植骨融合内固定术。因为患者年龄较小，侧凸较为严重，需要进行长节段的截骨并置入椎弓根螺钉固定融合，为了更精准地进行螺钉的放置，尽可能保证手术安全性并减少手术并发症，决定采用导航下手术。

手术过程：麻醉成功后患者俯卧，常规消毒铺巾，取后正中切口长约 30 cm，依次切开皮肤、皮下组织，剥离双侧椎旁肌，显露 T5～L1 棘突椎板，见脊柱成 S 形，胸腰段向右侧弯曲严重。安装机器人系统（见图 17-2），在机器人辅助下规划 T6～T12 右侧及 T6、T7～L1 左侧椎弓根螺钉位置，依次置入导针，透视确定导针位置满意后沿导针置入螺钉，于 T6 左侧、T5 及 L1 双侧各徒手打入椎弓根螺钉一枚，透视见各螺钉位置满意。于 T8～T12 行 PCO 截骨：切除上位节段双侧下关节突及部分椎板，切除下位节段双侧部分上关节突，切除双侧黄韧带，打开椎间孔，量取长度合适的连接棒装棒后行凹侧撑开、凸侧适当压缩进行矫形，透视见矫形效果满意，锁紧系统。冲洗刀口，彻底止血，自体异体混合骨粒骨条植于后方椎板间。刀口内留置引流管一根，逐层关闭切口。手术过程顺利，术中出血约 500 mL，输自体血 200 mL、RBC 2U、血浆 200 mL。术中应用抗生素 2 次，术后查患者下肢运动良好，安返病房，术中全程行脊髓保护，体感诱发电位及运动诱发电位均可正常引出。

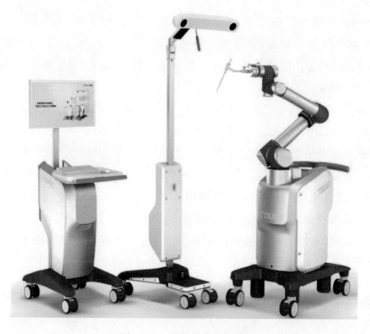

图 17-2　导航设备及组件

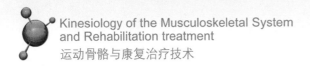

Kinesiology of the Musculoskeletal System
and Rehabilitation treatment
运动骨骼与康复治疗技术

一、疾病概述

(一)定义和病理生理

脊柱侧凸定义为冠状面上脊柱的侧方弯曲,常伴有不同程度的脊柱旋转。按照惯例,以弯曲大于等于 10°来界定脊柱侧凸。Cobb 角小于 10°的弯曲在脊柱不对称的正常范围内,这种弯曲并无远期临床意义。脊柱侧凸的弯曲方向(向左或向右)由侧弯的凸面确定。侧凸的位置由顶椎(偏离中线最远、旋转程度最大的椎体)来确定。与神经肌肉型脊柱侧凸、先天性脊柱侧凸或综合征性脊柱侧凸不同,特发性脊柱侧凸并无明确病因。根据患者的发病年龄,将特发性脊柱侧凸分为三个亚类:①婴儿型 0~3 岁;②少儿型 4~9 岁;③青少年型大于等于 10 岁。婴儿型和少儿型特发性脊柱侧凸有时统称为"早发型"特发性脊柱侧凸;根据该命名法,AIS 称为"晚发型"特发性脊柱侧凸,是最常见的特发性脊柱侧凸,占所有病例的 80%~85%。

(二)发病率

Cobb 角大于等于 10°的 AIS 患病率约为 3%,但仅有 10%的 AIS 青少年患者需要治疗(占全部青少年人口的 0.3%)。男女发病比例相当。然而,女性患者发生脊柱侧凸进展(以及因此需要治疗)的风险为男性患者的 10 倍。

(三)病因

AIS 的病因尚不清楚。双生子和家族史研究支持 AIS 有遗传因素的作用。家族性 AIS 可能为 X 染色体连锁遗传,具有显性遗传模式。AIS 的其他遗传基因位点位于 8、9、17 和 19 号染色体,但遗传模式不明。其可能呈多基因模式,也可能呈显性主基因双列杂交模式并伴有性别和年龄依赖性的不完全外显。人们已提出在 AIS 发病机制中发挥一定作用,但尚未确切证实的其他因素包括生长激素分泌异常、结缔组织结构异常、脊旁肌肉组织异常、前庭功能(影响轴向姿势)异常、褪黑激素分泌(影响生长)异常和血小板显微结构(其收缩系统与骨骼肌相似)异常。

(四)临床表现

AIS 患者通常会因自己或其父母发现或学校脊柱侧凸筛查时发现躯干不对称而就诊,或也可因体格检查或者胸片或其他影像学检查时偶然发现躯干不对称就诊。严重胸弯(Cobb 角≥70°)患者可能存在限制性肺疾病,但这种严重程度的弯曲通常在 10 岁前发病(即婴儿型或少儿型特发性脊柱侧凸)。AIS 患者还可能存在阻塞性肺疾病。

二、疾病的诊断、治疗、康复及预防要点

(一)诊断

1.病史

病史询问应着重于确定基础病因和进展风险(基于对剩余身高生长潜能的估计)。病史的几个重要方面包括:

(1)首次发现这种畸形的时间,谁发现的? 患者家属发现的侧凸往往比初级保健医

护人员发现或学校筛查时检测到的侧凸更严重。

（2）侧凸的进展速度如何？侧凸迅速进展提示存在基础病因。

（3）患者是否存在严重背痛？若患者存在严重疼痛，则存在基础病因的可能性增加。

（4）对于疼痛严重的患者，尤其是存在神经系统症状或体征和（或）左胸弯的患者，可能需要进行额外评估。

（5）是否存在提示神经肌肉疾病的症状（如肌无力、大小便问题、头痛和颈痛）？存在神经系统症状的患者更可能有基础病因，需要额外评估神经系统症状。

（6）患者是否存在呼吸急促或呼吸困难？严重胸椎侧凸可能影响肺功能。

（7）患者的生长轨迹曲线如何，青春期生长突增是否已开始？这些信息有助于评估剩余身高生长和侧凸进展风险。

（8）患者是否已进入青春期？

（9）对于女性患者，是否已发生月经初潮？如果是，何时发生的？女孩身高生长速度高峰通常出现在月经初潮前半年左右。

（10）对于男性患者，是否已开始刮胡子？男孩每天都刮胡子或应该每天都刮胡子时，其骨骼生长已完成。

2.体格检查

（1）视诊：脊柱侧凸检查的第1步为简单视诊。医生从后方视诊站立的患者时，脊柱侧凸的表现可能包括：

1）脊柱弯曲伴胸部或腰部不对称；左胸弯与非特发性病因有关，可能需要进行额外评估（参见下文"放射影像学评估"）。

2）双肩或双侧肩胛骨的高度存在差异。

3）腰线不对称。

4）双臂自然下垂时与躯干间的距离不对称。

5）头偏向一侧且没有位于骶骨上方中央，有时称为躯干偏移（在无躯干偏移的患者中，发自第7颈椎棘突的铅垂线应通过臀沟）。

6）从侧面观察时，特发性脊柱侧凸患者的胸椎后凸有所减小。胸椎后凸增加可能提示存在其他病因。

（2）Adams前屈试验：进行 Adams 前屈试验时，嘱患者双足并拢、双膝伸直、双臂自然下垂，向前弯腰直至脊柱与水平面平行，然后检查者从背后观察患者。一侧胸部（肋骨）或腰部隆起为脊柱侧凸的体征（见图17-3）。

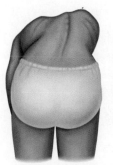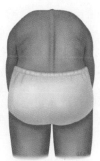

3.实验室检查

全身状况多属正常，如有怀疑与遗传相关，可进行家系基因检测。

图 17-3　Adams 前屈实验

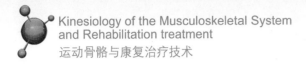
Kinesiology of the Musculoskeletal System
and Rehabilitation treatment
运动骨骼与康复治疗技术

4.影像学诊断

需要行脊柱全长(正侧位)X线摄影,以明确脊柱侧凸的诊断、评估脊柱侧凸的病因(先天性、神经肌肉型或特发性)、确定侧凸类型并测定侧凸的幅度(Cobb角)以及评估骨骼发育成熟度(以确定侧凸进展的风险)。脊柱侧凸的初始影像学评估应包括站立位的全脊柱后前位(posteroanterior,PA)和侧位片(C7到骶骨和髂嵴)。侧位片可从矢状面评估脊柱的弯曲情况,可发现椎弓峡部裂和脊椎滑脱等异常。

(1)AIS患者的胸椎后凸通常有所减小;胸椎后凸增加可能提示存在一定基础病变。如果最初的X线片仅显示处于正常范围的脊柱弯曲表现(如腰椎前凸和处于标准范围内的胸椎后凸),则随后就诊时无须复查。

(2)AIS中的典型侧凸是由右胸弯和左腰弯组成的双弯,但也存在很多其他侧凸构型。侧凸的方向(向右或向左)取决于其凸面的方向。侧凸的位置取决于偏离中线最远、旋转程度最大的椎体(即顶椎):颈段:C2~C6;颈胸段:C7~T1;胸段:T2~T11;胸腰段:T12~L1;腰段:L2~L4;腰骶段:L5或以下。

(3)Cobb角是定量监测脊柱侧凸的参考标准。Cobb角是在一个特定侧凸中,由一条平行于侧凸最头侧椎体上端平面的直线与一条平行于侧凸最尾侧椎体下端平面的直线相交所成的角。

治疗脊柱侧凸患儿的临床医生必须接受过Cobb角测定方面的训练且具有一定经验,还应拥有具测量功能的数字系统、可以获得传统的打印X线片或者至少可以获得高质量的纸质打印版数字图像供手动测量Cobb角。

(4)脊柱畸形患者三维打印模型:一些伴有严重畸形的患者可以通过CT重建对脊柱侧凸节段的三维影像进行3D打印重建,方便医生对病情的判断,并用于手术过程中的引导(见图17-4)。

(5)骨骼发育的成熟度:评估骨骼发育成熟度以确定侧凸进展风险。

Risser sign:Risser sign是一种对髂嵴骺板的骨化和融合程度进行的可视化分级,可用于评估后前位脊柱X线摄影检查中骨骼发育的成熟度。髂嵴骺板沿髂嵴从前外侧向后内侧呈阶梯式骨化。Risser分级如下:

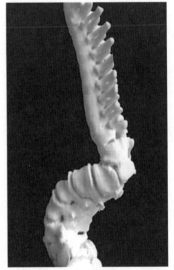

图17-4　3D打印脊柱畸形患者骨骼模型

0级:无骨化。

1级:小于等于25%的骨化。

2级:26%~50%的骨化。

3级:51%~75%的骨化。

4级:大于76%的骨化。

5级:髂嵴骺板完全骨性融合。

Risser分级越低意味着剩余生长潜能越大,侧凸进展的风险也越高。然而,Risser 1

级通常发生在身高生长速度高峰后,不应将其作为评估骨骼发育成熟度的唯一指标。

拓展:近年来有研究团队使用人工智能技术,通过对患者背部照片的自动识别进行脊柱侧凸的筛查。

5.康复评定

(1)脊柱侧凸研究协会22项(SRS-22):脊柱侧凸生活质量评估通常使用脊柱侧凸研究协会22项(SRS-22)进行评估。SRS-22问卷是针对AIS患者的多维量表,该问卷主要评估患者的功能活动、疼痛、自我形象、心理状况及对治疗的满意程度等健康相关的生活质量,是目前国际上最常用的评价AIS患者健康相关生存质量的问卷。

(2)Barthel指数量表:脊柱侧凸会对患者日常生活活动能力产生一定影响,应用Barthel指数量表对患者日常生活活动的功能状态进行测量,个体得分取决于对一系列独立行为的测量。

(3)汉密尔顿焦虑量表:脊柱侧凸患者由于身体畸形及功能障碍,可使个体活动受限、工作能力和生存质量下降,患者还可能有严重的心理障碍。心理功能评定可采用汉密尔顿焦虑量表。

(二)治疗

可供选择的疗法包括监测、支具治疗和手术治疗:

1.观察

推荐对Cobb角小于20°的AIS患者进行观察,Cobb角为20°～40°的患者也可选择观察。在骨骼成熟或侧凸发展至需要支具治疗或手术前,接受观察的患者需行临床和(或)放射影像学随访。临床和影像学随访的频率取决于病情严重程度和剩余生长潜能。

2.支具治疗

在骨骼未成熟的AIS患者中,支具治疗可降低侧凸在骨骼成熟时进展至少≥50°的风险。支具治疗的效果与每日佩戴支具的小时数直接相关。建议对以下患者进行支具治疗:就诊时Cobb角为30°～39°的骨骼未成熟(Risser征为0～2级)患者,以及Cobb角为20°～29°且在观察期间出现Cobb角于6～9个月内进展至少5°的骨骼未成熟患者。

(1)监测:接受支具治疗的患者应在首次适配后立即就诊,以确保支具合身。本专题的作者通常在4周后首次进行佩戴支具的X线摄影,以确定侧凸矫正情况,但目前尚无公认的时间标准。一些外科医生倾向于在首次适配后的数日内进行第一次佩戴支具的X线摄影。如果患者佩戴支具时的Cobb角比佩戴前的Cobb角至少减少20%,则支具治疗成功的可能性升高。

完成首次佩戴支具的X线摄影后,我们会为支具治疗的患者进行每6个月一次的临床和放射影像学监测。应在这些随访中评估支具是否合适,并以X线摄影(佩戴或不佩戴支具)来评估侧凸的进展情况。患者佩戴支具时,尚无公认的脊柱侧凸最佳监测方法。如果需要进行未佩戴支具的X线摄影,我们通常会让患者在检查前夜取下支具,但目前尚无公认的标准。一项小型观察性研究发现,脱下支具至少120分钟后,Cobb角才出现最大变化。

Cobb角在充分的支具治疗后仍进展至少5°提示预后不良,可能需要手术。侧凸明

Kinesiology of the Musculoskeletal System
and Rehabilitation treatment
运动骨骼与康复治疗技术

显进展时,应仔细评估支具是否仍然合身,并确认患者有无按医嘱佩戴支具。

(2)停用:应持续使用支具至生长结束,对女孩而言是初潮后 1～2 年且 Risser 征为 4～5 级,对男孩而言是 Risser 征 5 级。一些医生将支具使用减少为仅夜间(睡眠)佩戴,而另一些医生则直接停用支具。本专题的作者建议患者以 6 个月为期限逐渐停用支具,但患者通常自行停用支具。患者一般在停用支具后 6 个月时接受临床和放射学随访,随后每年一次持续数年。侧凸通常会在刚停用支具后的几个月内增加几度,之后迅速稳定。但 Cobb 角进展至大于等于 50°时可能需要手术。

脊柱侧凸支具如图 17-5 所示。

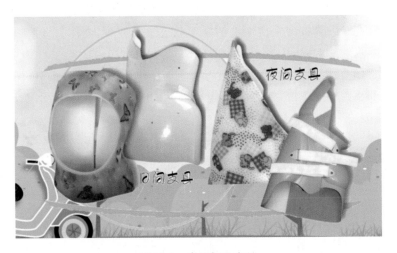

图 17-5　脊柱侧凸支具

3.手术

AIS 手术治疗的主要目标是通过脊柱融合防止侧凸进展,但有关于这一结局的证据有限。95%以上的病例都可成功融合。

指征:需要手术矫正的患者包括 Cobb 角至少 50°的骨骼未成熟患者、部分 Cobb 角为 40°～50°的骨骼未成熟患者及 Cobb 角至少 50°的骨骼成熟患者。腰椎侧凸伴显著躯干偏移的患者可能也需要手术。

手术技术:矫正脊柱侧凸的手术操作包括前路或后路脊柱融合。手术中最重要的环节是实现骨融合,可采用自体移植或异体移植。一般来说不需要超适应证使用骨形成蛋白(一组可刺激骨生长的纯化蛋白)来代替自体移植或异体移植。

(1)脊柱后路融合与内固定和植骨:通过内固定和植骨进行脊柱后路融合(posterior spinal fusion,PSF)是最常见的 AIS 手术。对于侧凸非常僵硬的年龄较大患者,有时需要在 PSF 手术之前进行前间软组织松解。此松解术有时可以通过胸腔镜完成。图 17-6 是脊柱侧凸截骨矫形植骨融合内固定手术。

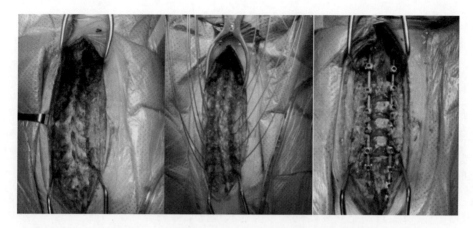

图 17-6 脊柱侧凸截骨矫形植骨融合内固定手术

目前用于 PSF 的植入物为"节段性"材料：使用各种钩子、螺钉和金属线在多个椎骨（或称"节段"）处将柔性成型杆（contoured rod）连接至脊柱。最初用于 PSF 的植入物是不锈钢直棒，利用简单的钩子连接于脊柱的头侧和尾侧区域（Harrington 棒）。节段性内固定装置可使外科医生更好地控制脊柱位置和旋转。节段性内固定装置稳定性更好，因此患者可以早期活动，在术后第 1 日离床活动时无须外部支持（如躯干石膏或支具）。

（2）脊柱前路融合和内固定：胸腰段和腰段脊柱侧凸可通过脊柱前路融合（anterior spinal fusion，ASF）和内固定治疗。通过开胸和（或）腹膜后入路，从前方（常在普通外科医生的帮助下）暴露脊柱凸侧。通过缩短畸形的凸侧来矫正侧凸。

前路可能的优点包括失血量更少、神经损伤的风险更低（因为通过短缩而不是撑开获得矫正），以及不干扰椎旁肌。缺点主要是手术复杂程度增加，如果手术时进入了胸腔和（或）打开了横膈，还会导致肺功能下降。

随着 PSF 器械和技术的进步，单纯 ASF 仅剩少数适应证，而且已很少使用。一项回顾性比较研究显示，用后路内固定融合治疗腰椎侧凸的患者比前路内固定融合治疗的患者结局更好，并且住院时间更短。

（3）胸腔镜下 ASF：经胸腔镜对胸椎进行前路内固定与采用胸椎弓根螺钉的胸椎后路融合相比，电视辅助胸腔镜下 ASF 的潜在优势包括失血量更少、总融合节段减少以及使尾侧融合位置提高近一个节段。缺点包括手术时间延长以及肺功能改善程度略微降低。胸腔镜前路固定的技术要求高，仅适用于少数侧凸。该操作的使用似乎正在减少。

ASF 和 PSF-Y 形软骨未闭合的患者有时既需要 ASF 也需要 PSF，以防出现"曲轴现象"，即前方脊柱在 PSF 后继续生长，造成严重旋转以及矢状面失衡畸形。不过，一些证据表明，使用现代的节段式固定系统后，不必进行前路融合。

（4）生长调节技术：椎体 U 形钉（vertebral body stapling）或椎弓根螺钉栓系（vertebral body tethering）等生长调节技术旨在通过减缓凸侧的生长来逐渐纠正脊柱侧凸。这些都属于微创技术，可以保留脊柱活动能力，失败时也不妨碍脊柱融合术。美国 FDA 批准了一款椎弓根螺钉栓系器械用于纠正保守疗法（如支具）无效的特发性脊柱侧凸。

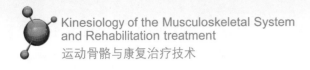
Kinesiology of the Musculoskeletal System
and Rehabilitation treatment
运动骨骼与康复治疗技术

(三)康复

常用的康复治疗方法包括医疗体操、手法治疗等。治疗方案主要根据脊柱侧凸Cobb角的大小及进展风险的高低选择，另外，还应考虑其进展情况和发展趋势。

1.医疗体操

脊柱侧凸医疗体操主要分为常规体操训练及特定性医疗体操。常规体操训练内容主要包括牵伸和力量训练，常见的方法有瑜伽、普拉提、平衡球等；特定性脊柱侧凸医疗体操（physiotherapeutic scoliosis-specific exercises，PSSE）主要是为了区别常规体操训练来说的。特定性运动疗法会根据脊柱侧凸分型设定出相应的训练方法，一般都包括以下内容：

（1）姿势训练：目的是减少腰椎和颈椎前凸程度来伸长脊柱。

1）骨盆倾斜训练：通过骨盆倾斜运动减少腰椎前凸。通过腹肌收缩使骨盆前壁部上提，同时臀部肌和大腿后肌群收缩使后壁部下降。训练时患者仰卧，髋膝屈曲，卜腰部贴紧治疗床面，并维持在此位置；然后平稳而有节奏地从床面提起臀部，同时注意下腰部不离开床面。当患者掌握了上述方法后，继续伸直双下肢，直至双髋和双膝完全伸直。

2）姿势对称性训练：患者可在镜前对照练习，也可通过意识控制，保持坐、立位躯干姿势挺拔和对称；可在直立位做上肢外展、高举前屈，腰背部前屈、后伸，双足交互抬起，以及进一步在俯卧位锻炼腰背肌、在仰卧位锻炼腹肌及下肢肌。

（2）矫正侧凸：让患者有意识地加强锻炼凸侧肌肉，减轻凹侧肌肉所产生的拮抗肌收缩反应。训练时可让患者取仰卧位，对胸段侧凸的患者，让患者凸侧的手提1～2 kg的重物，在身体的一侧做上举活动。对腰段侧凸的患者，则让患者凸侧的下肢在踝部负荷1～2 kg沙袋，做直腿抬高运动。卧位下运动可以消除脊柱的纵向重力负荷，放松脊柱各关节，增加脊柱活动度。进行矫正体操练习时，要求动作平稳缓慢，充分用力，准确到位，并至少保持5秒，每项练习重复10次，每日坚持训练2～3组。逐渐增强凸侧椎旁肌，从而使两侧椎旁肌达到新的平衡。矫正体操应与矫形支具结合以提高疗效。但在佩戴矫形器或进行其他治疗期间都不能中断做操（如在佩戴矫形器期间，每日有1小时可卸下，此时即可重点进行矫正体操）。

（3）改善呼吸运动：胸椎侧凸达50°以上且合并椎体旋转时，常会出现呼吸困难。呼吸练习应贯穿在所有运动练习中。可按下列步骤指导患者进行胸腹式呼吸：①患者仰卧，屈髋屈膝。②指导患者有意识地限制胸廓活动。③患者吸气时腹部应隆起，可用视觉或用手去检查，而且在腹部加上一沙袋可加强这种腹部隆起。④患者呼气时腹部尽量回缩。⑤逐渐把胸腹式呼吸相结合，缓慢的腹式吸气后（腹部隆起），胸廓完全扩张，随着呼气过程，腹部回缩，胸廓回复。⑥进行慢吸气和慢呼气锻炼，呼气时间为吸气的2倍。⑦进行胸腹式呼吸锻炼，先在仰卧位进行，然后在坐位下进行，最后在立位下进行。

2.手法矫正

利用脊椎的棘突和横突作为杠杆来进行脊椎矫正。通过临床医学检查，结合患者的实际情况，找到脊柱侧凸的原发部位及矫正的关键点，运用力学原理，对侧凸加以适度的矫正，调整脊椎的生物力学失衡。给患者制定康复治疗方案时，可根据患者的脊柱侧凸 Cobb 角大小、进展情况和发展趋势等状况,结合使用医疗体操、矫形支具治疗、牵引疗法和手法矫正等治疗方法。在治疗过程中,应设定好治疗方法的运用顺序,如 Cobb 为 25°的侧凸患者,先使用手法矫正治疗,放松肌肉及矫正关节;然后使用医疗体操以激活相关肌群等;最后穿戴上矫形支具以维持前面治疗产生的疗效,以此获得更好的治疗效果。

(四)预防

在脊柱侧凸形成和发展的过程中,因很少有疼痛或不适等而容易被忽略,因此早期筛查尤其重要。要强调早期发现,因生长发育阶段恰恰是侧凸进展最快的时期,要防止畸形在青春期骤然加剧,如能在学龄期和脊柱改变的初期及时发现并早期进行康复训练和治疗,就能较好控制和矫正畸形,防止畸形的加重,减少患者对远期手术的需要。要教育父母重视和关心孩子的脊柱发育情况,注意观察是否有:①两肩不平。②两侧肩胛骨不等高。③腰不对称。④髋上提。⑤前弯时两侧背部不对称。如果这五个征象中有任何一个,就应该立即就医。

三、医工交叉应用的展望

(一)机器人辅助手术治疗

1.骨科手术机器人种类

(1) Mazor SpineAssist®:马佐尔机器人公司(Mazor Robotics Ltd.,Caesarea, Israel)的 Mazor SpineAssist® 是第一个被美国食品与药品监管局(FDA)批准在美国用于脊柱外科,也是目前被 CE 认证用于临床脊柱外科的脊柱机器人系统(见图 17-7)。该系统具有自由度半自主机器系统 6 个,具有直径 5 cm 的底座、高度 8 cm 以及 250 g 的质量。该系统可以从棘突夹固定至棘突以上,并可以通过 Hover-T 将其固定至骨性标志物上,可以与手术床装置系统进行 连接,并将另一端固定于脊柱之上。Mazor Renaissance® 是 Mazor 的第二代脊柱机器人,在 2011 年取代了 SpineAssist。虽然两者都具有相似的机械臂,但是 Renaissance® 包括软件和硬件改进,如升级图像识别算法,并对工具进行改进。2016 年在北美脊柱学会(NASS)的年会上,Mazor 公司发布了最新的 Mazor X®。与之前的型号类似,Mazor X® 包括工作站和机械手术臂。然而,与以前的型号不同的是,机械臂包括一个集成的线性光学相机,允许机器人对工作环境进行体积评估,从而自我检测其位置,避免术中碰撞。此外,Mazor X® 允许每个椎体独立注册,提升了准确性。另一个优势是 Mazor X® 机器人提供的是串行而不是并行的机械臂,这增加了系统的活动范围,显著提升工作效能。研究表明,与 Mazor Renaissance® 系统相比,Mazor X® 在 S2 髂翼(sacral-alar-iliac,S2AI)螺钉精度提高近 8 倍,可靠性提高近 10 倍。

Kinesiology of the Musculoskeletal System
and Rehabilitation treatment
运动骨骼与康复治疗技术

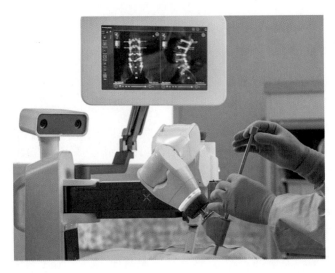

图 17-7　Mazor 脊柱手术机器人

（2）ROSA® SPINE：捷迈邦美公司（Zimmer Biomet，Warsaw，IN，USA）的 ROSA® SPINE 于 2016 年获得 FDA 批准。ROSA® SPINE 使用机械臂和立体导航摄像头，优化引导椎弓根进入点和轨迹（见图 17-8）。立体相机可用于导航，解决了以前机器人在脊柱术中辅助的不足。但该机器人研发公司早期主要研究脑外科机器人，在脊柱术中的应用尚不广泛。

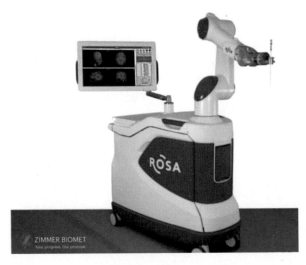

图 17-8　ROSA 脊柱手术机器人

（3）Excelsius GPS®：格罗布斯医疗公司（Globus Medical，Inc. Audubon，PA，USA）的手术机器人 Excelsius GPS® 于 2017 年获得 FDA 批准，在脊柱外科领域具有巨大潜力。其在术中可实时成像，自动补偿用于患者移动，并可直接置入螺钉（见图 17-9）。亨茨曼（Huntsman）等采用 Excelsius GPS® 对 55 例患者行单位置外侧腰椎椎间融合

（single- position lateral lumbar interbody fusion，SP-LLIF），机器人共置钉 328 枚，准确率为 98％，无置钉相关并发症。

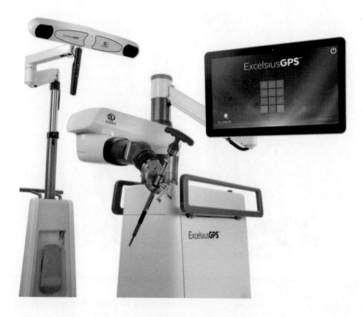

图 17-9　Excelsius GPS 手术机器人

（4）Da Vinci Surgical System®：直觉外科公司（ Intuitive Surgical，Sunnyvale，California，USA）的 Da Vinci Surgical System® 于 2000 年 获 FDA 批准，用于腹腔镜。Da Vinci Surgical System® 可采用远程外科手术，外科医生通过远程控制模块，进行远程手术操作。此机器人有 3D 视觉屏幕，提供卓越可视化效果和放大倍率。在脊柱手术中，Da Vinci Surgical System® 主要用于脊柱前路手术，包括前路腰椎椎间盘突出症融合术（ALIF），胸腰神经纤维瘤切除术，切除椎旁神经鞘瘤，和经口齿状突手术。

（5）天玑机器人：由北京天智航公司开发的骨科手术导航定位机器人已研发至第三代（见图 17-10）。其中，第三代产品 TiRobot（又名"天玑"）骨科手术导航定位机器人于 2016 年 11 月完成注册并上市。相比前两代产品（GDA 和 GD-2000/GD-S），天玑骨科手术导航定位机器人的临床应用范围更广，能够覆盖骨盆、髋臼、四肢等部位的创伤手术及全节段脊柱外科手术，并且在产品适应证覆盖率大幅提升的同时，还实现了对使用便捷性、定位功能和软件友好性的优化。田伟等对 12 例患者采用 5G 网络遥控天玑机器人进行脊柱手术，置入椎弓钉 62 枚，术后所有患者症状都得到了实质性的缓解，按 Gertzbein-Rob-bins 的标准，置钉 A 级 59 例，B 级 3 例，未发现术中不良事件。这表明 5G 远程机器人辅助脊柱手术准确可靠。

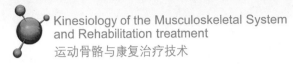

Kinesiology of the Musculoskeletal System
and Rehabilitation treatment
运动骨骼与康复治疗技术

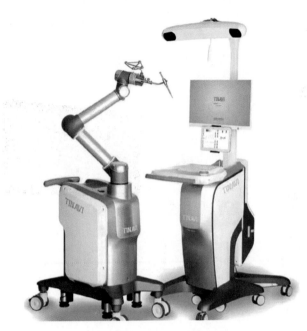

图 17-10　国产天玑骨科手术机器人

2.骨科手术机器人的优势

机器人与传统脊柱外科手术对比,优点主要体现在以下几点:

(1)精确度和准确度高:传统治疗中通过徒手将椎弓根螺钉置入具有较高的失误率,而据相关文献记载,通过机器人系统置入的螺钉,超出 2 mm 的发生率仅为 1.7%左右,远远低于传统徒手置入螺钉失误发生率。

(2)稳定性:传统术中,因手术治疗的时间较长,操作复杂、繁琐,容易使操作人员产生疲劳,而机器人系统不会产生疲劳。

(3)并发症发生率低:机器人系统在治疗后发生螺钉位置不良、椎弓根爆裂、定位错误、神经损伤等相关并发症概率低。而传统手术中,以上并发症发生率较高。

(4)X 线暴露量较少:在手术的治疗中,无论是患者还是操作者,X 线暴露可导致各种并发症;技术相对较低的操作医生,所接受的剂量会相对更多,而脊柱机器人系统中,可以减少 X 线暴露的量。

(5)恢复快:因机器人系统中手术的切口较小,可相对减少术中失血量,因此对患者的损伤减小,为患者的尽快康复打下了坚实基础。

(6)灵活性:在传统手术中操作困难的解剖位置,机器人操作更灵活、便捷。

(7)远程遥控:脊柱靶心机器人系统具有遥控的操作功能,但是直至目前,机器人远程操作在脊柱外科中的运用未见报道。

骨科手术机器人的应用也存在一些不足:

(1)普及率低:机器人系统每台的售价高达 50 万美元(约人民币 340 万元)以上,而根据机器人的功能和具有的特性,该种价格会增加至 150 万美元(约人民币 1000 万元),因此很多基层医院无法负担,故普及率较低。

　　(2)"漂移"现象:大多数机器人系统均通过导航系统实施定位,应用的时间较长后,会产生"漂移",故会出现误差。

　　(3)曲线不一:每种机器人系统,操作的难易程度不同,而大多数的学习曲线较长,手术的操作者要经过较长时间的学习和训练后,才能对其充分掌握。

　　(4)触觉反馈缺乏:在脊柱外科手术中,操作者可以通过触觉反馈,对手术所有的操作进行准确、及时的判断,特别在软组织的操作中,体现得更加明显,而机器人系统,却无该方面的功能。

　　(5)局限性:目前,机器人系统在脊柱外科的手术中只能做一些简单易操作的内容,对于复杂操作无能为力,因此,对复杂的外科手术,具有一定的局限性。

　　图 17-11 是齐鲁医院骨科团队使用骨科手术机器人辅助手术。

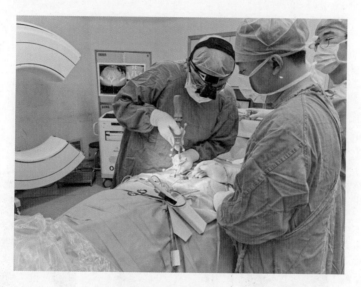

图 17-11　齐鲁医院骨科团队机器人辅助手术

　　微创化、自动化、自能化的机器人系统将是脊柱外科中应用的发展趋势,并与远程控制相结合,在具有一定水平的医院实施远程手术治疗。机器人系统在脊柱外科手术中,具有精准度高、X线暴露少、手术用时短、损伤小,并同时降低相关手术风险等众多的优点,但仍缺乏触觉反馈、复杂的操作无法应用等缺点。相信通过科学技术水平的不断提高,各种弊端将在发展中得到改进。

Kinesiology of the Musculoskeletal System
and Rehabilitation treatment
运动骨骼与康复治疗技术

脊柱侧弯的人工智能筛查

脊柱侧弯是我国发病率第三的青少年疾病,是国家重点关注的青少年健康问题。全球2%～4%的青少年患有脊柱侧弯,由于缺乏简便高效的脊柱侧弯筛查技术,大部分青少年错过了保守矫正的最佳时期,需要进行手术治疗,导致沉重的家庭和医疗负担。有研究发现,裸露背部外观照能够在一定程度上反映脊柱侧弯程度,发布了基于人体裸露背部外观照的脊柱侧弯人工智能筛查系统,筛查准确率可达人类专家平均水平,有望用于大规模脊柱侧弯筛查,并为追踪人群脊柱侧弯变化轨迹提供可能。

一、首次创建了裸露背部外观照的大规模脊柱侧弯人工智能筛查系统

脊柱的异常发育会引起背部整体外观的变化,比如高低肩、肩胛骨不等高和躯干左右侧轮廓不对称等变化,这为开展基于背部照片的人工智能脊柱侧弯筛查技术提供可能。采用裸露背部外观照的筛查方式不仅高效便捷,还能使患者免于放射危险。

研究者采用患者的X线和超声影像作为患者脊柱侧弯的金标准标签,通过对带标签的外观图像进行模型训练,首次明确背部外观特征与脊柱侧弯严重程度的关系,建立了基于背部裸露外观照的脊柱侧弯人工智能筛查系统(见图17-12)。

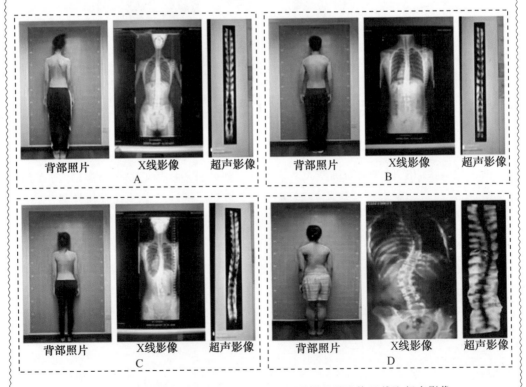

图17-12　不同程度脊柱侧弯患者的背部裸露外观照及其X线和超声影像

二、创新应用目标监测网络和多角度评估网络为核心的医学人工智能算法框架

本研究采用目标检测网络定位患者的裸露背部,并采用多个卷积神经网络满足不同筛查任务的需求,神经网络模型在筛查青少年是否患有脊柱侧弯(脊柱弯曲程度是否大于 10°),确定患者是否需要治疗(脊柱弯曲程度是否大于 20°),明确青少年脊柱弯曲程度所在区间(0°~9°、10°~19°、20°~44°或大于 44°)三大方面都具有出色的表现(见图 17-13)。

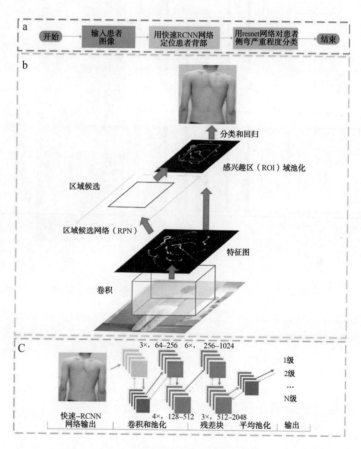

图 17-13 人工智能筛查流程

三、人工智能脊柱侧弯筛查系统的开发有望变革传统的人工筛查模式

通过裸露背部外观照筛查脊柱侧弯和评价脊柱侧弯严重程度,智能评估系统都有令人满意的表现。

在验证过程中,可发现智能系统的筛查准确率已经达到了人类专家平均水平,但速度要明显优于人工筛查,故有望在大规模脊柱侧弯筛查中应用,可提高筛查效率,并减少大规模脊柱侧弯人工筛查所需的人力、物力及人员培训周期。同时该系统还可用于轻度脊柱侧弯患者的病情进展监测,减少常规 X 线片随访所造成的辐射,具有重要的医学、经济和社会价值(见图 17-14)。

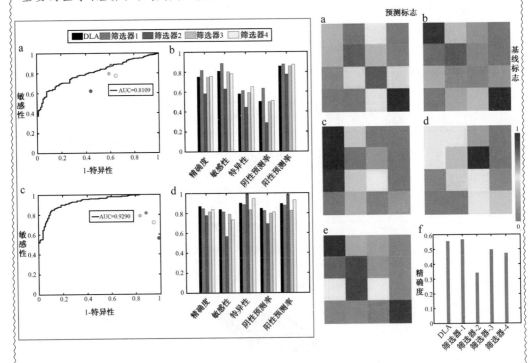

图 17-14　人工智能模型的脊柱侧弯筛查和严重程度评估能力相当于人类专家水平

参考文献

[1]赵玉沛,陈孝平.外科学[M].北京:人民卫生出版社,2015.

[2]胥少汀,葛宝丰.实用骨科学[M].北京:人民军医出版社,2012.

[3]张在田,张绪华,卫志华,等.机器人在脊柱外科手术的研究与应用进展[J].中国矫形外科杂志,2021,29(18):1677-1679.

[4]YANG J, ZHANG K, FAN H, et al. Development and validation of deep learning algorithms for scoliosis screening using back images[J]. Commun Biol,2019(2):390.

第十八章 脊柱肿瘤

学习目的

1.了解脊柱肿瘤的临床表现。

2.熟悉脊柱肿瘤的诊断方法。

3.熟悉脊柱肿瘤相关医工结合的现状及进展。

4.掌握脊柱肿瘤治疗方法的选择。

案例

蔡某,男,45岁,因"发现颈部肿物3个月"入院。

目前情况:3个月前患者无意间发现右侧颈部肿物,伴右上肢麻木、无力,于外院就诊行MRI检查示:C6～T2椎体及前方肿瘤,行穿刺活检示软骨肉瘤。为求进一步诊治,来医院治疗。

影像学检查:C6～T2四个节段椎体肿瘤,并向右前方形成巨大的软组织包块,紧邻颈部血管、气管、食管、肺脏(见图18-1)。

入院诊断:椎体肿瘤。

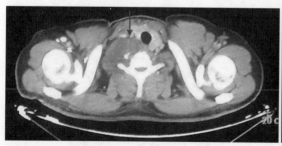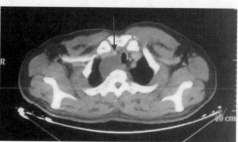

Kinesiology of the Musculoskeletal System
and Rehabilitation treatment
运动骨骼与康复治疗技术

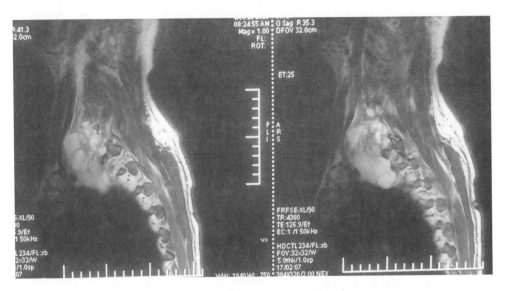

图 18-1　术前 CT、MR 影像

　　入院后完善各项检查，排除手术禁忌后，一期在全麻下行后路颈胸段肿瘤切除、减压、内固定术，二期在全麻下行前路颈胸段肿瘤切除、3D 打印人工椎体重建、内固定术。术后右上肢麻木、无力症状消失，右颈胸段支具外固定，可正常行走。

　　术前设计如图 18-2 所示，术中 3D 打印人工椎体安装完成如图 18-3 所示。

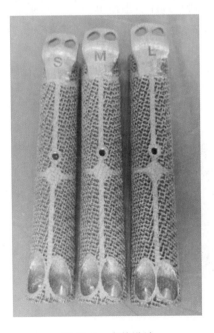

图 18-2　术前设计

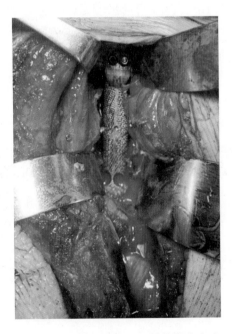

图 18-3　术中 3D 打印人工椎体安装完成

医工结合点：与传统骨肿瘤内置物相比，3D 打印内置物具有个性化的形状、钉孔排布、三维立体结构，不仅可以做到与骨缺损最大限度地匹配，而且可通过内置物表面的多孔结构实现骨长入，实现"生物学"重建。同时，3D 打印内置物术中安放相对简单，缩短了手术时间。

思考题

除了上述案例中 3D 打印骨科内置物的使用，还有哪些医工结合的进展促进了脊柱肿瘤的外科治疗？

一、疾病概述

(一)定义和病理生理

脊柱肿瘤约占全身骨肿瘤的 5%。脊柱肿瘤分为原发性和继发性两大类，原发性肿瘤占 20%～30%，继发性肿瘤(转移瘤)占 70%～80%，其中原发性脊柱肿瘤又可分为原发良性肿瘤、原发恶性肿瘤。

(二)临床表现

脊柱肿瘤常见的临床表现为疼痛、局部肿块、脊柱畸形、神经功能障碍和全身症状。

1.疼痛

疼痛是脊柱肿瘤患者最常见、最主要的临床症状，约 90% 的原发性脊柱肿瘤在就诊时出现疼痛症状，有时是唯一症状。脊柱肿瘤患者的疼痛常为病变椎节区域持续性钝痛或酸痛，通常较局限。最初疼痛往往较轻，随着病情的进展，疼痛进行性加重。如果肿瘤累及的是脊柱椎体，早期一般不会对脊髓或神经形成压迫或刺激，疼痛较轻，发展较慢。若肿瘤累及椎管周围，早期即可刺激神经而出现疼痛。

2.肿块

肿块是脊柱肿瘤重要的临床表现，但并非常见的首发表现，主要见于肿瘤位于脊柱后部结构的患者。位于椎体的肿瘤因位置深，一般很难触及肿块，但在肿瘤形成较大椎旁包块时也可触及，如在腰椎、骶骨的肿瘤，可在腹部、髂窝或盆腔触及深在、固定的包块。

3.畸形

由于肿瘤对脊柱骨性结构的破坏，椎旁肌肉组织的痉挛性反应，或肿瘤组织对脊柱结构的挤压，可造成脊柱后凸或侧凸畸形。肿瘤对椎体产生溶骨性破坏，可造成椎体强度下降，容易导致椎体塌陷，形成后凸畸形。

4.神经功能障碍

由于肿瘤生长，压迫或侵犯脊髓、神经根或椎旁神经丛时，会产生相应的神经功能障碍，出现神经支配区的疼痛、感觉及运动障碍或自主神经功能紊乱等。

5.全身症状

脊柱良性肿瘤和早期恶性骨肿瘤往往缺乏全身症状。牛奶咖啡斑是神经纤维瘤最早且最常见(约 99% 的患者出现)的表现，40%～50% 的患者出生时即存在，为棕色或牛

Kinesiology of the Musculoskeletal System
and Rehabilitation treatment
运动骨骼与康复治疗技术

奶咖啡色斑疹,随着年龄的增长而逐渐变大,颜色变深且数目增多,部分患者还会在腋窝或会阴区出现雀斑样色素沉着。恶性骨肿瘤晚期可有食欲差、贫血、发热、消瘦、乏力、体重下降等恶病质表现。脊柱肿瘤还可以压迫脊柱邻近结构,产生各种临床症状,如压迫椎动脉产生眩晕、头痛等症状,压迫食管产生异物感、吞咽困难,压迫气管导致呼吸困难等。

二、疾病的诊断、治疗、康复要点

(一)诊断

1.临床表现

本病常见的临床表现包括疼痛、局部肿块、脊柱畸形、神经功能障碍和全身症状。

2.实验室检查

白细胞增多、红细胞沉降率加快、C反应蛋白增高,可提示尤文肉瘤或恶性纤维组织细胞瘤。碱性磷酸酶(ALP)升高,提示骨肉瘤、畸形性骨炎。男性酸性磷酸酶(ACP)、前列腺特异性抗原(PSA)、游离PSA升高,提示前列腺癌骨转移。溶骨性骨转移可出现尿钙增高,随着病情进展,血钙将进一步增高。尿液中本-周蛋白(Bence-Jones protein,BJP)升高、血液或尿液中M蛋白、免疫固定电泳κ轻链、λ轻链升高,提示多发性骨髓瘤。

3.影像学检查

(1)X线检查:X线检查具有简便、价格低廉的优点,是脊柱肿瘤常规、首选的影像学检查方法。该检查可以显示肿瘤的整体轮廓,反映肿瘤发生的部位、形态、范围、生长方式、生长特点及其与周围骨与软组织的关系。在X线检查中,脊柱肿瘤的病变分析主要包括以下几个方面:肿瘤发生的部位,肿瘤的形态,肿瘤的密度,肿瘤的数目,肿瘤周围器官组织的改变等。

(2)CT检查:脊柱解剖结构复杂、重叠较多、组织间密度相近、缺乏天然对比,CT扫描图像明显优于X线平片图像。CT图像可直接显示X线平片无法显示的器官和病变,除没有解剖结构的重叠因素外,还由于CT的密度分辨力高,病变的检出率和准确率更高。

(3)MRI检查:与X线检查和CT检查相比,MRI具有以下优势:①没有放射性损伤,是一种无创性检查方法。②骨肿瘤常用的MRI检查包括T1WI、T2WI的横断面、矢状面和冠状面图像,必要时还可以于其他平面、多方向采图,或变换脉冲序列,以充分显示病变,全面观察肿瘤。③能清楚地显示肿瘤的大小和侵犯范围,尤其是软组织肿瘤或来自骨肿瘤的软组织肿块。④在显示肿瘤与重要血管、神经的关系方面有独特优势。血管内血流由于流空效应,在T1WI、T2WI像上多为无信号,在不用对比增强剂情况下,MRI即可清晰判断血管与肿瘤的关系,利于手术方式的选择。⑤MRI在脊柱肿瘤的椎管内侵犯和椎管内肿瘤的诊断上的优势,远远大于CT检查。⑥MRI检查能为某些肿瘤的定性诊断提供帮助。如脂肪瘤在T1WI、T2WI上均为高信号;动脉瘤样骨囊肿可以看到液-液平面;椎体信号弥漫不均并伴强弱信号小灶交错所呈现的"镶嵌"征,则提示多发性骨髓瘤;T1WI呈低信号,T2WI呈高信号,Gd增强,且凸向硬膜外和脊柱旁,则提示脊柱血管瘤。

MRI 检查的禁忌证主要有:体内置有心脏起搏器或人工金属瓣膜的患者;颅脑手术后动脉夹存留的患者;体内有胰岛素泵、神经刺激器的患者;铁磁性植入物者,如金属内固定物、枪炮伤后弹片存留;妊娠 3 个月以内的早孕患者。

(4)放射性核素显像检查:核素全身骨显像对诊断脊柱转移性骨肿瘤具有很高的敏感性,能较早发现骨转移灶。该检查在早期诊断转移性骨肿瘤中的灵敏度高,且一次可检查出全身不同部位多个病变。骨显像一般在 X 线检查出现变化前 6~8 个月即可出现明显的异常征象。全身骨扫描对怀疑为脊柱肿瘤的诊断价值较大,当多处骨骼出现扫描阳性时,应考虑转移病变,即使此时原发病灶并不明确。在治疗中,骨显像可用于评价恶性脊柱肿瘤的治疗效果,对治疗后的复发或转移情况进行随访。

(5)单光子发射型计算机断层成像(single photon emission computed tomography, SPECT)检查:可以进行断层骨显像,清楚地显示脊椎的椎体、椎弓根、横突、椎板、棘突和关节突,正常情况下各结构呈对称性均匀性放射性核素分布,各段脊椎的相同结构部分显影基本一致。一旦有局部或者不对称的异常放射性浓集或稀疏,多个层面的同一结构出现点状或片状异常,则高度怀疑脊椎病变。

(6)正电子发射型计算机断层成像(positron emission tomography,PET)检查:在分子水平上反映人体生理或病理变化,是一种代谢功能显像。因其能在形态学变化之前发现代谢或功能异常,所以有助于发现一般检查手段难以发现的微小原发灶或转移灶。

4.病理学检查

骨肿瘤的病理诊断必须在熟悉和掌握各种病变组织形态学的基础上,严格遵循"临床、影像和病理三结合"的原则,以免漏诊、误诊。

术前行病理活检,有助于明确病变的类型、来源,指导放疗、化疗或手术方案的制定,活检之前必须制订详细的计划。为保证穿刺针道能够在之后的手术中完整切除,术前穿刺活检最好由手术医生或其助手操作,并在 X 线或 CT 引导下完成。

5.康复评定

(1)VAS 疼痛评分量表:脊柱肿瘤患者常常会有疼痛症状,准确、及时地对疼痛进行评估可以给临床治疗提供必要的指导和帮助,是有效治疗疼痛的关键。疼痛评估中 VAS 是最常用的。

(2)心理评定:恶性肿瘤患者与患病前相比常有较大的心理变化,心理康复治疗需贯穿整个治疗过程,常用的心理评定方法有汉密尔顿抑郁量表、汉密尔顿焦虑量表。

(3)躯体功能评定:脊柱肿瘤患者在患病、手术后,多系统器官功能通常会较前减退,进行康复治疗时需及时对患者躯体功能进行评定。可采用 Barthel 指数评分评定日常生活活动能力。

(二)治疗

1.脊柱原发良性肿瘤

(1)暂时观察:对于无症状、无侵袭性、无进展者可暂时观察。

(2)放射治疗:对有症状且对放疗敏感者,如血管瘤患者,可进行放射治疗。

(3)微创治疗:对有症状或侵袭性者可行微创治疗,如经皮穿刺椎体成形术(PVP)。

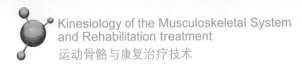
（4）手术治疗：对容易或已经引起病理性骨折、脊柱不稳定或脊髓神经受压迫者，行肿瘤切除术，以解除压迫，重建脊柱稳定性。

（5）药物治疗：地诺单抗或二磷酸盐药物可减少脊柱骨巨细胞瘤术后复发。

2.脊柱原发恶性肿瘤

（1）放疗、化疗：对放疗、化疗敏感的肿瘤应以放疗、化疗为主要治疗手段，包括术前、术后的放疗或化疗。

（2）微创治疗：多发性骨髓瘤患者出现疼痛、活动受限、椎体压缩骨折时，可考虑行经皮椎体成形术，以有利于放疗、化疗的进行。

图18-4是PVP示意图及L5椎体血管瘤PVP治疗后的X线影像。

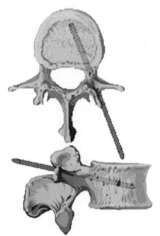
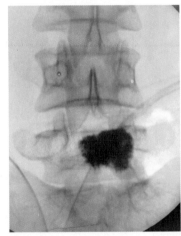
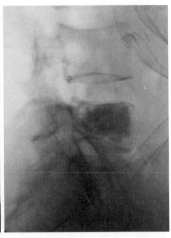

图18-4　经皮穿刺椎体成形术（PVP）示意图及L5椎体血管瘤PVP治疗后X线影像

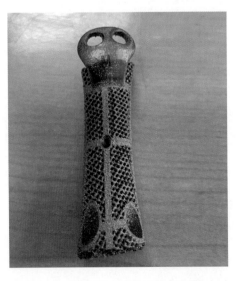

（3）手术治疗：手术治疗适用于肿瘤对放疗、化疗不敏感，出现脊髓或神经根压迫症状，脊柱骨质破坏致脊柱不稳的情况。一般采用整块切除＋重建的手术方式，重建材料包括人工椎体、3D打印人工椎体（见图18-5）、金属钛笼（见图18-6）。手术前后可辅助放疗或化疗。

（4）二磷酸盐治疗：可抑制多发性骨髓瘤的溶骨性破坏。

图18-5　3D打印人工椎体

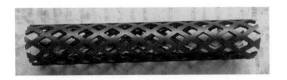

图18-6　金属钛笼

3.脊柱转移性肿瘤

脊柱转移性肿瘤的治疗以缓解症状、提高生存质量、延长生命为目的。

(1)化疗:不管原发灶是否根治,若患者身体情况能耐受,均可全身应用化疗药物。

(2)放疗:若原发灶已根治,单发转移灶可行根治性放疗;若原发灶无法根治或多发转移灶,可行姑息性放疗。

(3)微创治疗:适用于椎体溶骨性破坏严重,但尚无脊髓或神经根受压的情况。

(4)手术治疗:手术指征包括存在神经受压,神经功能进行性减退;存在脊柱不稳定;存在经非手术治疗无效的严重的顽固性疼痛;肿瘤经放射治疗后仍进行性增大;难以忍受的疼痛;即将发生脊柱不稳定;需要明确病理诊断的;预期寿命大于12周。根据患者不同情况,手术方法包括椎板切除术、椎体切除术、全脊椎切除术、开放手术减压内固定加椎体成形术。

(三)康复

脊柱肿瘤可对脊髓造成压迫从而导致脊髓损伤,本文现对肿瘤所致脊髓损伤的相关康复治疗做一介绍(注意:这一内容不涉及针对肿瘤的治疗)。

1.急性期

(1)体位摆放。患者卧床时注意保持其肢体处于功能位,如使踝关节处于中立位,预防足下垂及跟腱挛缩。

(2)体位变换。定时变换卧床患者体位,预防压疮。

(3)呼吸道管理。视情况选择深呼吸、辅助咳嗽技术、体位排痰训练等方法,预防坠积性肺炎。

(4)关节被动活动。给予患者四肢被动活动,预防关节挛缩。

(5)站立训练。根据患者耐受情况,循序渐进,早期开始站立训练。

(6)二便管理。存在二便功能障碍的患者,根据其具体障碍类型给予相应治疗。如采用间歇清洁导尿替代长期留置尿管。

2.恢复期

(1)运动疗法:恢复期着重于改善患者的活动能力,包括肌力训练、关节活动度训练、肌肉及关节牵张训练、垫上翻身训练、卧位与坐位转变训练、坐位平衡训练、轮椅功能训练、转移训练、步行训练等。

(2)物理因子治疗:可利用神经肌肉电刺激兴奋损伤受累肢体的神经或肌肉组织,从而促进肢体功能恢复。此外,针对患者具体面临的康复问题,如压疮、痉挛等,可采取紫外线、蜡疗等相应的物理因子进行治疗。

(3)作业治疗:根据患者肢体功能恢复情况,需指导患者训练日常生活活动能力,必要时可借助辅助设备,从而实现患者日常生活自理。此外,还应根据患者的年龄及职业特点给予相应的教育或职业训练,帮助其重返社会。

(4)矫形器使用:部分截瘫患者可能需要佩戴相应下肢矫形器,以实现独立步行。选用适合的矫形器和残疾人技术辅助用品、用具,充分运用现代康复工程技术,提高独立生活能力是帮助患者回归家庭和社会的至关重要的环节。

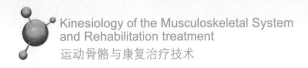
（5）中医传统治疗：针灸、按摩等中医传统治疗手段对于患者受损功能的恢复同样具有一定积极意义。

（6）心理治疗：需关注患者肢体瘫痪后的心理状态，及时干预抑郁、焦虑等不良情绪，帮助患者在心理及社会层面重新适应，树立信心，配合治疗。

（7）并发症处理：脊髓损伤后常见并发症包括压疮、深静脉血栓形成、自主神经过反射等，需根据并发症的种类及严重程度选择适宜治疗方法。

三、医工交叉应用的展望

（一）药物治疗

对于脊柱恶性肿瘤，化疗是综合治疗的重要组成部分，随着制药工艺的改进，化疗药物的利用率逐渐提高、副作用逐渐降低，达到增效减毒的目的。

（二）放射治疗

放疗是脊柱恶性肿瘤重要的治疗方式之一，近年来肿瘤的放射治疗得到了长足的发展，适形放疗、立体定向放射治疗可以达到高精度、高剂量、低损伤的治疗效果。对常规外照射放疗敏感（淋巴瘤、睾丸癌、骨髓瘤、乳腺癌、前列腺癌、卵巢癌、神经内分泌癌），可行常规外照射放疗或立体定向放射治疗；而对常规外照射放疗不敏感（肾癌、肝癌、结肠癌、非小细胞肺癌、黑色素瘤、肉瘤），则可行立体定向放射治疗（见图18-7）。

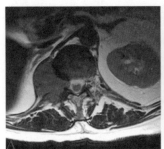
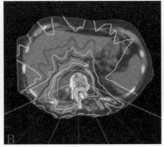
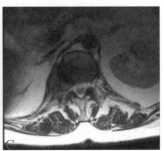

图 18-7　立体定向放射治疗在脊柱转移瘤中的应用

（三）骨缺损重建

3D打印技术已越来越广泛地应用于骨科手术。脊柱肿瘤切除过程中3D打印截骨导板的应用，以及肿瘤切除后3D打印人工椎体的应用，可以做到肿瘤的精准化、个性化切除与重建。

（四）机器人的应用

随着微创理念和技术的发展，骨科机器人在脊柱肿瘤外科治疗中得到初步应用，机器人辅助下的微创置钉，结合有限切开治疗脊柱肿瘤，具有置钉准确、创伤小、恢复快的优势（见图18-8）。

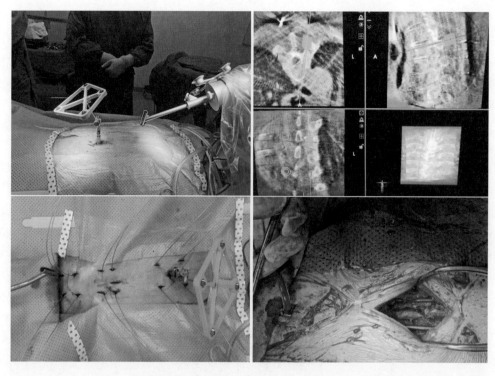

图 18-8　骨科机器人辅助下微创置钉、有限切开治疗脊柱转移瘤

（五）下肢康复机器人

下肢康复机器人在治疗脊柱肿瘤引起的脊髓损伤患者时，可以通过程序化的被动运动改善患者步行能力，促进下肢功能的恢复，增强血液循环，降低肌肉张力，提升生活能力。

下肢康复机器人通常使用悬吊减重技术进行步态训练，悬吊减重是在患者胸部或腰部穿戴固定装置，通过连接固定装置及上方支架的绳索，达到牵提躯干，实现体重支撑与直立姿势维持，完成部分站立康复的目的。进而在站立的基础上，使用作用介质与患者足部相互作用，完成下肢交替运动的步态训练。较为典型的悬吊减重步态训练机器人有 Lokomat、MechanicalGaitTrainer（MGT）、HapticWalker、AutoAmbulator 等（目前这些机器人尚无规范的中文译名）。

减重悬吊装置能够减轻患者站立所需的主动支撑力量，在生命体征稳定的情况下早期介入疾病，实现加速站立与行走康复训练，但使用减重装置的步态训练机器人可能会导致患者平衡感觉丧失，导致异常步态，不利于后期康复。此时，下肢康复机器人的研发开始倾向于独立可穿戴下肢机器人，由穿戴式外骨骼和辅助移动装置，或额外增加的稳定支撑结构组成，可进一步帮助患者进行平衡训练与日常活动。混合辅助肢体（hybrid assistive limb，HAL）下肢机器人作为世界上第一种生物体型可穿戴下肢康复机器人，运用表面肌电信号采集使用者的运动意图，完成起立、直立行走和上下楼梯等日常生活活动。与以往的减重悬吊下肢康复机器人不同，该机器人还增加了负重辅助，增加使用者承重能力，更贴合日常生活。ReWalk 康复机器人主要目标群体为可使用上肢及躯干功

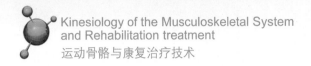
Kinesiology of the Musculoskeletal System
and Rehabilitation treatment
运动骨骼与康复治疗技术

能辅助的下肢完全或不完全截瘫患者，WA-H下肢机器人则是专为卒中偏瘫患者研制的。此类独立可穿戴式步态机器人，机械矫形器更加近似于人类腿部结构，在弥补平衡训练的同时，可完成步态康复与日常活动，更具实用价值。下肢康复机器人20年间的持续发展，正是机器人领域朝向准确、高效、经济、便利的目标大步跨越的过程，其巨大潜力将继续吸引科研人员探索新方向，使患者看到新生希望。

脊柱肿瘤术后下肢功能障碍主要表现为下肢肌无力，步行距离短，速度慢和耐力低，进而出现异常步态。下肢康复机器人广泛应用于各期患者，对患者进行高重复性和高功能性运动康复治疗，可提高其下肢运动功能。下肢康复机器人对各时期SCI步行能力均有改善，主要改善下肢步行距离，增加下肢肌力，提升步行速度。特弗蒂勒（Tefertiller）等随机临床试验表明，在急性期下肢康复机器人辅助步态训练（robot assisted gait training，RAGT）可以很大程度地改善6分钟步行距离和10 m步行时间，增加下肢肌肉力量，提高腿部活动性和独立性，有患者在经过12周RAGT治疗后，出现了跨等级变化的积极现象。对于急性期不完全性SCI的患者，RAGT可以比传统地面训练更大程度地改善与运动相关的结局。而在慢性期，Meta分析则显示，SCI患者通过RAGT治疗在步行速度方面出现统计学意义的改善，但在平衡方面改变则不明显。

参考文献

[1]陈孝平,汪建平,赵继宗.外科学[M].北京:人民卫生出版社,2018.

[2]KIM D H,CHANG U-K.脊柱肿瘤[M].郭卫,译.北京:北京大学医学出版社,2010.

[3]李柘黄,韦峰,刘忠军.3D打印假体在脊柱肿瘤切除后脊柱重建中的应用[J].中国脊柱脊髓杂志,2020,30(9):833-837.

[4]姚嘉欣,李哲.下肢康复机器人在脊髓损伤康复中的应用[J].中国现代医生,2020,58(35):187-192.

第十九章　膝关节原发性骨肿瘤

原发性骨肿瘤包括良性肿瘤、恶性肿瘤和类肿瘤改变。膝关节运动轨迹复杂，且为承重关节，需要手术设计时予以考虑。膝关节原发骨肿瘤术式选择要依据骨肿瘤病理、肿瘤分期及骨破坏范围确定。良性骨肿瘤主要采用肿瘤刮除，瘤腔骨水泥或骨移植填充；恶性骨肿瘤根据肿瘤分期、侵犯范围判断能否行保肢术，保肢主要以肿瘤瘤段广泛切除、人工膝关节假体重建为主，不适合保肢者选择截肢术。

第一节　骨巨细胞瘤

学习目的

1. 了解骨巨细胞瘤的流行病学。
2. 掌握骨巨细胞瘤临床表现及治疗原则。
3. 熟悉骨巨细胞瘤相关医工结合的现状及进展。
4. 熟悉膝部骨巨细胞瘤手术治疗的方法。

案例1

患者，女，29岁，因"右小腿近端疼痛3个月"入院。

目前情况：患者3个月前无明显诱因出现右小腿近端内侧疼痛，行走时加重，休息可缓解，未行特殊治疗。后疼痛症状逐渐加重，并影响行走，遂于外院就诊，行X线检查发现右胫骨近端病变。为求进一步治疗，来我院就诊。

专科检查：右小腿近端内侧局部未触及明显包块，局部压痛明显，皮肤温度正常，无浅静脉迂曲怒张，右膝关节活动正常，右下肢肢端血运、感觉正常。X线、CT及MR显示右胫骨近端内侧

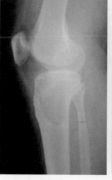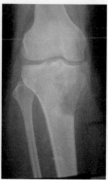

图19-1　X线检查影像

Kinesiology of the Musculoskeletal System
and Rehabilitation treatment
运动骨骼与康复治疗技术

溶骨性骨质破坏,无明显硬化缘形成(见图19-1、图19-2及图19-3)。

入院诊断:骨巨细胞瘤。

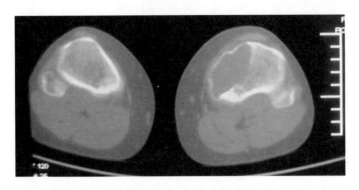

图19-2　CT检查影像

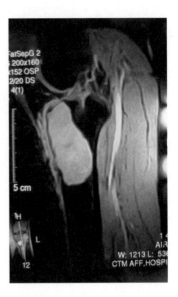

图19-3　MRI检查影像

入院后完善各项检查,排除禁忌后,首先行穿刺活检术,病理报告:骨巨细胞瘤。后在全麻下行右胫骨近端肿瘤刮除、异体骨自体骨混合植骨术。术中显露后,首先刮除肿瘤组织,并先后使用高速磨钻、电刀进行瘤腔壁的处理,然后采用自体骨＋同种异体骨填充于瘤腔内,并适当打压嵌实。

患者术后定期复查,术后2年未见肿瘤复发(见图19-4),植骨愈合良好,膝关节功能满意。

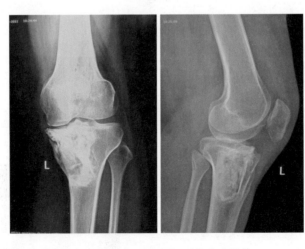

图19-4　术后2年随访,X线检查影像

案例2

患者,女,20岁,因"左膝关节疼痛、活动受限2个月"入院。

患者2个月前无明显诱因出现左膝关节疼痛、活动障碍,于外院就诊,行影像学检查,发现左股骨远端病变,并行穿刺活检,考虑骨巨细胞瘤。为进一步治疗,来我院就诊。

体格检查:左膝关节未触及明显包块,膝关节外侧上方压痛,皮肤温度正常,无浅静脉迁曲怒张,左膝关节浮髌试验(-),关节活动范围正常。

影像学检查:X线和CT检查显示左股骨远端外侧溶骨性骨质破坏,无明显硬化缘形成(见图19-5、图19-6)。

入院诊断:骨巨细胞瘤。

入院后完善各项检查,排除禁忌后,在全身麻醉下行左股骨远端肿瘤微波灭活+刮除、骨水泥填充、内固定

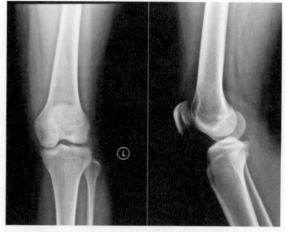

图19-5 X线检查影像

术。术中显露后,首先行肿瘤组织的微波灭活、刮除,并先后使用高速磨钻、电刀进行瘤腔壁的处理,然后采用瘤腔内填充骨水泥(聚甲基丙烯酸甲酯),使用钢板、螺钉将骨水泥与股骨固定。

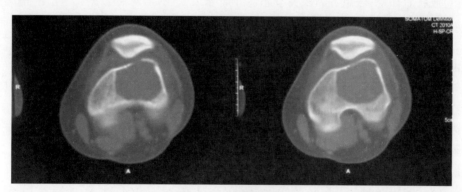

图19-6 CT检查影像

患者术后定期复查,术后2年未见肿瘤复发,骨水泥、内固定位置良好,膝关节功能满意(见图19-7)。

思考题

医工交叉的进展如何促进了膝关节周围骨巨细胞瘤患者的治疗?

一、疾病概述

(一)定义和病理生理

骨巨细胞瘤是一种良性侵袭性骨

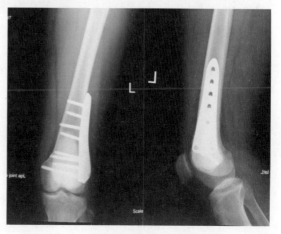

图19-7 术后2年随访,X线检查影像

Kinesiology of the Musculoskeletal System
and Rehabilitation treatment
运动骨骼与康复治疗技术

肿瘤,具有较强的局部复发倾向,并可发生肺转移的原发骨肿瘤。

(二)发病率

本病主要发生在 20～40 岁,常见部位为长骨骨端,以股骨远端和胫骨近端最常见。欧美报告占原发骨肿瘤的 2%～5%,中国报告占原发骨肿瘤的 13.7%～17.3%,值得关注。

(三)临床表现

临床上主要以肿块和疼痛就诊,疼痛一般不重。有些患者无症状,只是在查体时通过影像学发现。

二、疾病诊断、治疗及康复要点

(一)诊断

1.X 线

X 线典型表现为长骨骨端偏心,膨胀性溶骨破坏,常常侵犯至关节端软骨下方。穿刺活检可获得病理学诊断。

2.康复评定

(1)截肢后评定:若患者因膝关节恶性肿瘤导致截肢,需对患者截肢术后的情况进行评定。包括残肢情况的评定(残肢皮肤情况、畸形、形状等),感觉功能评定(残端疼痛、幻肢痛、幻肢觉等),运动功能评定(关节活动度、肌力、步态、平衡等)以及穿戴假肢后的功能评定和日常生活活动能力评定。

(2)心理评定:恶性肿瘤患者与患病前常有较大的心理变化,心理康复治疗需贯穿整个治疗过程,常用的心理评定方法有汉密尔顿抑郁量表、汉密尔顿焦虑量表。

(3)疼痛评定:膝关节恶性肿瘤患者常常伴疼痛症状,可采用 VAS 疼痛评分量表对患者疼痛程度进行评价。

(4)常用康复评定量表

1)KSS 膝关节评分:1989 年由美国膝关节协会提出的膝关节综合评分系统(American Knee Society Knee Score,简称"KSS 评分"),被广泛用于全膝关节置换患者的术前、术后评分。该系统评分内容包括膝关节评分和功能评分两个板块。膝关节评分共有四个项目:①疼痛50 分。②活动度 25 分。③稳定性 25 分。④减分项目(−50 分):伸直滞缺程度、屈曲挛缩和对线。功能评分共有三个项目:①行走能力 50 分。②上下楼梯能力 50 分。③减分项目(−20 分):是否需要支具。KSS 满分 100 分,分值如果为负值,则以 0 分来计算,将临床疗效分成:优(≥85 分),良(70～85 分),中(60～69 分)和差(<60分)。KSS 评分系统注重了解患者术后恢复情况,在指导患者康复和功能锻炼方面具有积极作用,目前 KSS 评分系统已成为 TKA 最有效的评分系统。

2)HSS 膝关节评分量表:1976 年美国纽约特种外科医院(Hospital for Special Surgery,HSS)的英索尔(Insall)和拉纳沃特(Ranawat)提出总分为 100 分的膝关节评分量表。共分为 7 个项目,其中 6 项为得分项目,1 个减分项目:①疾病 30 分。②功能 22 分。③活动度 18 分。④肌力 10 分。⑤屈膝畸形 10 分。⑥稳定性 10 分。⑦减分项目:

是否需要支具、内外翻畸形和伸直滞缺程度。将临床疗效分成：优（＞85 分），良（70～85 分），中（60～69 分）和差（＜59 分）。

（二）治疗

根据影像学 Campanacci 分期（见表 19-1），Ⅰ 期为静息性，Ⅱ 期为活动性，Ⅲ 期为侵袭性。手术方式的选择一般依据肿瘤的分型，Ⅰ、Ⅱ 期多选择肿瘤刮除植骨或骨水泥填充术，Ⅲ 期多选择肿瘤广泛切除重建术。

难以手术的病例建议使用地舒单抗（Dunosamb）放疗，多次栓塞等控制肿瘤。

表 19-1 影像学 Campanacci 分期

分期	表现	手术方式
Ⅰ 期	边界清晰，骨皮质完整或骨皮质轻度变薄，反应骨较薄	刮除术
Ⅱ 期	边界相对清晰，骨皮质变薄、膨胀，但结构尚完整	刮除术
Ⅲ 期	骨皮质破坏，软组织肿块形成	广泛切除手术

骨巨细胞瘤单纯刮除复发率很高，国外文献报告单纯刮除术复发率为 12％～65％，刮除后对瘤腔壁扩大磨削，复发率为 12％，广泛切除复发率为 0～12％。但广泛切除术常常导致肢体功能差，并且有很多并发症，仅用于 3 期骨破坏严重，巨大软组织包块的患者。

国内报告认为复发率由高到低的术式为：病灶内刮除术＞病灶内刮除术＋扩大磨削＞病灶内刮除磨削术＋局部辅助治疗＋聚甲基丙烯酸甲酯＞广泛切除。

良性骨肿瘤刮除术后的瘤腔，一般无法靠骨组织自发修复，需要填充。以常见的异体骨移植和骨水泥填充为例，多数医生对易复发的良性骨肿瘤，如骨巨细胞瘤、动脉瘤样骨囊肿等，习惯用骨水泥填充，便于随访观察。有资料显示对骨巨细胞瘤用骨水泥填充比骨移植复发率更低，这一点需要进一步的大样本、对照性研究证实。对复发率低的良性骨肿瘤，更倾向骨移植，最终可获得完全性骨修复。骨移植与骨水泥填充的比较如表 19-2 所示。

表 19-2 骨移植与骨水泥填充的选择

	PMMA	骨移植
价格	低	高
获取	易	难
填充	充分	充分
负重	即刻负重	保护
重建方式	机械	生物
弹性模量	高	可
临近关节面使用	可	可

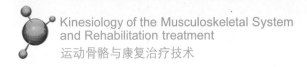
Kinesiology of the Musculoskeletal System
and Rehabilitation treatment
运动骨骼与康复治疗技术

续表

	PMMA	骨移植
界面效应	有	无
感染率	低	可能较高
载药	可/易	可/难
随访观察	易	难

膝关节骨肿瘤刮除术后是否需要内固定加强,主要应考虑骨肿瘤破坏范围的大小及对骨骼负重的影响,瘤腔填充物也是影响因素。骨移植填充瘤腔是非结构性的碎骨填充,为避免初期负重导致骨折、软骨塌陷,初期要避免患肢完全负重,需要扶拐或支具保护至植入骨爬行替代至可承重时,是否需要内固定及内固定可靠性需由医师把握。骨水泥填充瘤腔,如填充充分,强度好,可即时负重。但骨水泥弹性模量高于替代的松质骨,为机械性重建,其力传导有改变,骨水泥与宿主骨界面会发生界面效应,出现微位移。一般建议使用内固定,使骨水泥与宿主骨结合为一体,改善力传导及消除界面微位移。

(三)康复

本部分康复治疗着重讨论截肢后康复有关内容。

1.一般治疗

(1)体位摆放:注意残肢摆放,预防残肢挛缩。如大腿截肢后注意髋关节避免外展,仰卧时保持伸展、内收位,侧卧时保持患侧在上。

(2)残肢护理:保护残肢皮肤清洁、干燥,避免擦伤、破溃;残肢血液循环差,易出现残肢肿胀,必要时给予绷带包扎。

2.物理治疗

(1)物理因子治疗:根据患者病情,可给予相应物理因子治疗。如残肢皮肤出现水疱、感染,可给予紫外线治疗或激光治疗促进伤口愈合。

(2)运动疗法:给予残肢、健侧下肢关节活动度训练及肌力训练,给予躯干肌肌力训练,改善关节活动度、增强肌力,预防关节僵硬、肌肉萎缩。

3.作业治疗

给予患者日常生活指导,提高其日常生活活动能力。

4.心理治疗

肿瘤及截肢均会对患者造成巨大的心理冲击,需密切关注患者的心理情况,及时干预不良情绪,帮助患者面对现实,积极配合治疗。

5.并发症处理

截肢相关并发症包括残肢痛、幻肢痛、残肢皮肤破溃、残肢关节挛缩等,需根据情况采取相应干预措施。

6.假肢和矫形器

针对可穿戴假肢的患者,需指导患者假肢穿戴及使用的相关知识,帮助其适应并正确使用假肢和矫形器。

三、医工交叉应用及前景

对于肢体骨巨细胞瘤这种良性侵袭性肿瘤,主要治疗手段是扩大刮除术、瘤腔植骨或骨水泥填充。异体骨与骨水泥这两种填充材料各自具有优点与不足,研究具有结合双方优点、摈弃不足的新材料是目前研究的方向。新材料应具有良好的凝固性、粘连性、可塑性,与骨组织相近的弹性模量,具有良好的孔隙率及通透性,可载药,具有骨引导作用及与骨生长相适应的降解速度。目前研究及应用的主要为各种具有可自凝固特性的、可降解并能引导成骨的人工材料,如硫酸钙、磷酸钙、羟基磷灰石、磷酸三钙等无机盐类为主。但目前上市的材料尚不能满足以上对新材料的要求,主要表现为引导成骨不足,降解速度与成骨不匹配。通过调整材料配比、工艺,各种无机材料的复合,与异体骨及其他有机材料的复合,材料中加入已制成微球体调整弹性模量及降解速度,载入抗肿瘤复发的药物、抗生素、骨形态发生蛋白等,期待制成理想的骨填充材料。预计新材料具有良好的社会效应及可观的市场前景。

第二节 骨肉瘤

学习目的

1.了解骨肉瘤的流行病学。

2.掌握骨肉瘤的特征性 X 线表现及临床表现、治疗原则。

3.熟悉骨肉瘤相关医工结合的现状及进展。

4.熟悉膝部骨肉瘤保肢术的适应证。

案例

患者,男,12 岁 4 个月,因"左小腿近端疼痛、肿胀 5 月余,加重 3 月余"入院。

目前情况:患者 5 个月前无明显诱因出现左小腿近端疼痛,呈阵发性,伴局部肿胀。3 个月前症状加重,行"消炎"治疗,效果不佳,于外院行影像学检查示"左胫骨近端干骺端占位,骨肉瘤可能"。为进一步诊治,来我院就诊。

专科检查:左小腿近端前方隆起,压痛明显,局部皮肤温度高,左膝关节活动范围减小,足背动脉搏动正常,足部感觉及活动正常。

Kinesiology of the Musculoskeletal System
and Rehabilitation treatment
运动骨骼与康复治疗技术

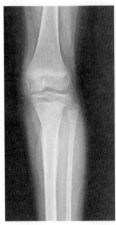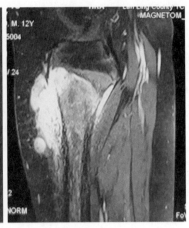

影像学检查:影像学检查提示左胫骨近端骨质破坏,骨外软组织包块形成(见图 19-8)。

入院诊断:骨肉瘤。

入院后完善各项检查,首先行穿刺活检术,病理报告示骨肉瘤,遂行新辅助化疗 2 个周期(MAP方案)。后于全麻下行左胫骨近段肿瘤广泛切除、假体置换、髌韧带重建、腓肠肌内侧头转移覆盖术。术中经正常组织分离,将髌韧带自胫骨止点处切断,将胫骨近段瘤段骨切除。后行股骨髁截骨,先后安

图 19-8　X线检查影像(左图)、MR 检查影像(右图)

装生物型胫骨近端假体和骨水泥型股骨髁假体。取人工补片包绕胫骨近段假体(见图 19-9),将髌韧带止点缝合固定于假体上,分离腓肠肌内侧头并将远端切断,翻转肌瓣覆盖胫骨近端假体,将肌肉与人工补片缝合,完成骨缺损重建和软组织重建。人工补片包绕假体,为肌肉提供附着点;肌瓣转移覆盖假体,降低刀口并发症风险。

术后继续给予患者辅助化疗,术后 2 年复查未见肿瘤复发和远处转移,患者可正常行走。

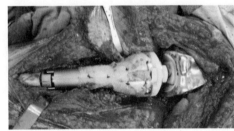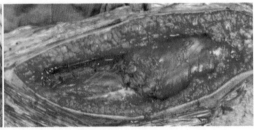

图 19-9　人工补片包绕胫骨近端假体

思考题

医工交叉的进展是如何改进膝部骨肉瘤患者治疗的?

一、疾病概述

(一)定义和病理生理

骨肉瘤(osteosarcoma)是指原发于骨髓内的高度恶性肿瘤,病理特点为肿瘤细胞直接成骨或骨样组织。骨肉瘤为最常见的原发恶性骨肿瘤,青少年高发,10~20 岁常见,好发在长骨干骺端,尤以膝关节周围、股骨远端和胫骨近端为好发部位,早期即可

发生肺转移。

（二）临床表现

本病常见临床表现为疼痛和肿块。疼痛逐渐加重，间歇性变持续性，休息无法缓解，夜间痛，可伴有关节活动受限。局部可能有肿块，病变处皮肤温度高，毛细血管扩张及静脉曲张。压痛明显。

二、疾病的诊断、治疗及康复要点

（一）诊断

1.影像学表现

X 线表现为长骨干骺端骨破坏，可为成骨性或溶骨性，更多表现为成骨与溶骨混合性。肿瘤穿破皮质后可形成特征性影像学改变，如日光放射征和骨膜三角（Codman 三角）（见图 19-10）。

2.病理学

病变部位穿刺活检可获得病理学诊断，主要表现为梭形细胞肉瘤，细胞异形，肿瘤细胞分泌类骨质。肿瘤细胞周围见到瘤样成骨可明确诊断（见图 19-11）。

3.实验室检查

可有血清碱性磷酸酶（ALP）升高，化验指标的变化对判断疾病转归、治疗效果有一定价值。

4.康复评定

同本章第一节"骨巨细胞瘤"部分。

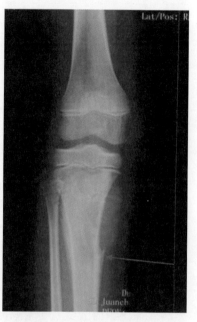

图 19-10　胫骨近端骨肉瘤，X 线表现为混合性骨质破坏，并可见 Codman 三角

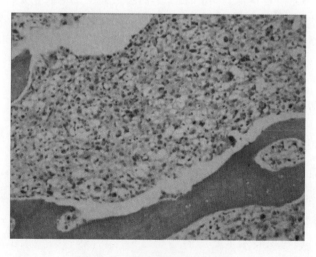

图 19-11　骨肉瘤组织 HE 染色

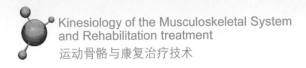
Kinesiology of the Musculoskeletal System
and Rehabilitation treatment
运动骨骼与康复治疗技术

（二）治疗

骨肉瘤一般采用 Enneking 恶性骨肿瘤分期（见表19-3），并依据分期选择手术种类。

表19-3　Enneking 恶性骨肿瘤分期

分期	分级	部位	转移	术式
ⅠA	低度恶性	间室内	无	广泛切除
ⅠB	低度恶性	间室外	无	广泛切除/截肢
ⅡA	高度恶性	间室内	无	根治/广泛切除＋辅助
ⅡB	高度恶性	间室外	无	根治切除
ⅢA	任何分级	间室内	有	根治切除原发手术处理
ⅢB	任何分级	间室外	有	转移灶或姑息

膝关节周围骨肉瘤治疗是以手术为主的综合治疗，由术前新辅助化疗、病灶切除、术后化疗三部分组成。术前新辅助化疗有助于消灭微小转移灶，使肿瘤包块缩小，边界清晰，便于彻底切除肿瘤。术前新辅助化疗的效果与患者最终的生存率相关，如果肿瘤坏死率达到90％以上，长期生存率可达80％～90％；肿瘤坏死率小于90％，生存率相对较低，一般建议调整术后化疗方案。

化疗一般采用多药联合，常用大剂量氨甲蝶呤、顺铂、阿霉素、异环磷酰胺。近期有研究报告顺铂和阿霉素联合或不联合大剂量氨甲蝶呤和异环磷酰胺，也可以产生类似于多药联合化疗的效果。顺铂＋阿霉素（AP方案），顺铂＋阿霉素＋大剂量氨甲蝶呤（MAP方案）被推荐作为一线治疗方案。

手术分为保肢术和截肢术。早年骨肉瘤以截肢术为主，但截肢术并不能提高骨肉瘤患者的最终生存率。随着化疗的进展，特别是采用新辅助化疗后，患者最终生存率得到了提高，且大部分患者得以保肢。骨肉瘤手术切除边界应达到根治切除或广泛切除。

保肢术的基本适应证为骨肉瘤Ⅱa或Ⅱb期，无重要血管和神经受累，其术后功能预估不低于截肢后穿戴假肢。不适合保肢的患者建议截肢。

另外，放疗有助于控制局部复发，抑制肿瘤血管生成的靶向药也显示一定的效果。

（三）康复

同本章第一节"骨巨细胞瘤"部分。

三、医工交叉应用的展望

膝关节周围骨肉瘤从单纯外科截肢，发展为新辅助化疗、手术、术后化疗的综合治疗，在提高患者生存率的同时，手术方式转为以保肢为主，降低了致残率，易于被患者接受。其中药物研究、检测技术的进步功不可没。

膝关节周围骨肉瘤保肢术主要为肿瘤瘤段广泛切除，肿瘤型人工膝关节假体重建。假体设计制作及安装涉及材料学、生物力学、组织相容和组织长入、免疫学、假体与宿主骨的结合、外科学及运动医学等诸多方面。

（一）肿瘤型人工膝关节假体的发展和常见类型

肿瘤型人工膝关节假体是膝关节周围恶性骨肿瘤广泛切除后的主要重建方式，能恢复骨的支撑和运动功能，一般分为定制型肿瘤假体和组配型肿瘤假体。定制型肿瘤假体是依据肿瘤患者手术规划的具体数据个性化定制而成，但常常因为设计制造时间长，患者病情进展而与手术时的具体情况不符。组配型假体是预制多个规格的关节部、体部和柄部，插接组配成基本符合患者需求的假体（见图 19-12），方便易得，为目前主要使用的肿瘤假体。

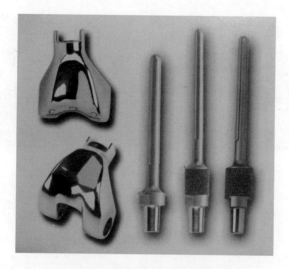

图 19-12　组配型股骨远端假体

肿瘤假体的关节部分早期为铰链膝，单轴，只能提供膝关节屈伸活动。但膝关节的运动是一个屈伸和旋转共同进行的过程，该型假体关节功能差，应力集中，更容易松动或机械性失败。目前主要使用的为旋转铰链膝，双轴，可以提供屈伸和旋转，较铰链膝功能更好，应力分布也更为分散。双轴的旋转铰链膝仍不能模仿膝关节的运动，新型运动模式的膝关节假体正在临床实验中。

（二）骨水泥柄、生物柄的选择

肿瘤假体依靠柄插入切除肿瘤后的股骨或胫骨髓腔内，获得稳定，早期为水泥型光滑柄，依靠骨水泥（聚甲基丙烯酸甲酯，PMMA），黏结和填充固定于骨髓腔内，获得机械稳定。假体长期使用会发生宿主骨与骨水泥、骨水泥与金属柄之间的松动及骨吸收，致假体松动，失去稳定性。近年又开始研发和使用生物型柄，金属柄表面设计制作为粗糙的微孔结构，如羟基磷灰石喷涂、钛喷涂，初期靠打入髓腔内压配（pree fit）获得初步机械稳定，后期期望骨组织长入金属柄的微孔结构内，获得生物稳定。有报告生物柄可获得比水泥柄更长的假体寿命，但仍需要进一步大宗病例的研究来证实。生物柄打入时易造成骨折，压配不到位，初期抗旋转稳定性不足也值得注意。水泥柄的使用也在进步中，水泥柄与骨结合部分的外侧面也可制成利于骨长入的粗糙微孔结构，术中在骨和假体的结合部周围环绕植骨，初期靠水泥柄获得可靠的机械稳定，远期依靠植骨形成的生物稳定。

Kinesiology of the Musculoskeletal System
and Rehabilitation treatment
运动骨骼与康复治疗技术

目前阶段,水泥柄和生物柄都是合适的选择。

（三）伸膝结构的重建和软组织附着

胫骨型肿瘤假体有一个重要的问题是切下来的髌腱如何与假体连接恢复伸膝功能,常用的办法是用坚固的缝线将髌腱牢固缝合于假体预留的缝合孔上,获得机械性重建。亦有厂家在假体髌腱附着处预留植骨处,术时植骨,并将髌腱压配于植骨处。研究证实髌腱可以与植骨生长于一体,形成船锚样结构,称为腱锚（tendon anchor）。也可用人工韧带绕过胫骨假体后方与髌腱和假体缝合于一体,加强伸膝（见图19-13）。

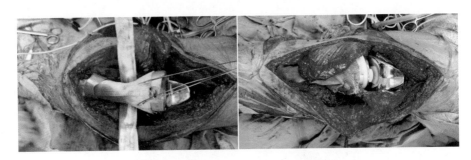

图 19-13　采用人工韧带加强伸膝装置

切除肿瘤后切断的重要肌肉断端要与假体重新固定,常用人工补片包裹假体将肌肉断端缝合于补片上（见图19-14）。

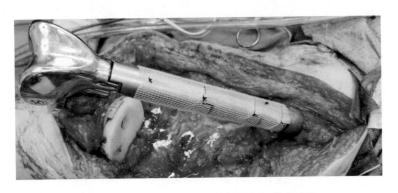

图 19-14　采用人工补片加强肌肉与假体的连接

（四）儿童保肢问题

膝关节周围恶性骨肿瘤多发于儿童与青少年,对于骨骼没有发育成熟者,因涉及骨骼小,继续生长等问题,保肢更加困难。对于肿瘤切除的关节对侧端,如股骨远端肿瘤切除后的胫骨侧,为了保护胫骨侧骨骺的生长能力,常用非骨水泥细髓内柄加防旋针设计胫骨端假体,以减少对骨骺的损伤,保留胫骨侧的生长能力;也有用半关节假体,利用人工韧带软稳定的技术。对于行肿瘤假体置换术后患侧肢体短于对侧的问题,可采用定制可延长型假体,或更换组配型假体中间体部的办法来解决（见图19-15）。这些技术要在术前设计时就考虑到并得到落实。

儿童肿瘤膝的尺寸小,为了防止因材料强度不足而发生断裂,可简化设计,使用铰链膝。儿童肿瘤型假体可视为临时性假体,当与患者体形不匹配或成年后需要更换。

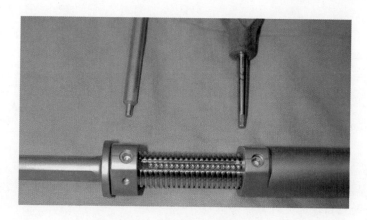

图 19-15　有创性可延长假体

(五)智能膝关节假肢

智能假肢是指利用各种传感器信息融合、微处理器控制等技术,使之能够根据用户意图进行运动,并具有主动适应外部条件变化能力的假肢。智能膝关节假肢使用传感器对人体行走的步态参数进行检测,并利用微处理器控制膝关节达到相应的屈伸阻尼,根据不同的步态特征给予不同的控制,从而能够使截肢者行走更加自然,具有更好的仿生性。

纵观国内外智能膝关节假肢技术的发展历程,智能假肢的技术进步都是伴随着其他相关应用技术的成熟而发展的。随着截肢者对假肢功能及性能的要求逐步提高,交替上下楼梯成为目前智能膝关节追求的一项主要功能,而主动式及主被动混合式膝关节也逐渐成为近年来智能膝关节研究的一个重点方向。同时,随着神经接口控制技术的日趋成熟,利用脑肌电等生物电信号控制下肢假肢也将成为未来研究和发展的热点和趋势。目前国内假肢膝关节各方面的技术研究并不落后,但对使用者需求的基础理论研究和与临床结合的应用研究不够深入,导致产品的设计缺乏理论依据,创新性不足。在今后的研究中,还应该进一步深入开展相关的基础研究,为智能膝关节假肢的设计提供有力的支撑。

参考文献

[1]陈孝平,汪建平,赵继宗.外科学[M].北京:人民卫生出版社,2021.

[2]张腾宇,兰陟,樊瑜波.智能膝关节假肢的技术发展与趋势分析[J].中国康复医学杂志,2017,32(4):451-453.

第二十章　肢体软组织肉瘤

学习目的

1.了解软组织肉瘤的流行病学和表现。

2.熟悉软组织肉瘤的诊断及分期。

3.掌握外科治疗的原则和方法。

4.探索医工交叉和智能医学的尝试和应用。

案例

患者,男,69岁,因"右大腿包块3月"就诊。患者3个月前无意中发现右大腿前方软组织包块,无疼痛和红肿,未诊治。3个月以来包块增长迅速,遂至医院就诊。

专科检查:右股部中段明显膨隆,局部巨大软组织肿块,10 cm×10 cm×8 cm,肌肉深层,质韧,不可移动,边界尚清,压痛。髋膝关节屈伸无受限。

辅助检查:大腿强化磁共振,考虑右侧股部巨大软组织肉瘤(见图20-1),行胸腹盆CT检查未见转移性病灶。心电图、心脏超声、头部磁共振未见手术禁忌。

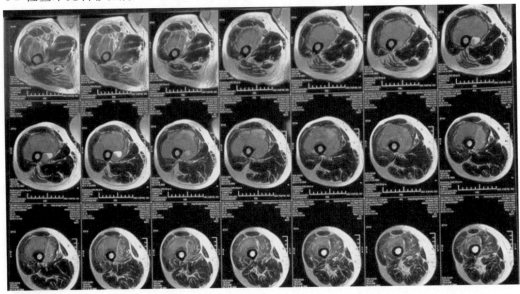

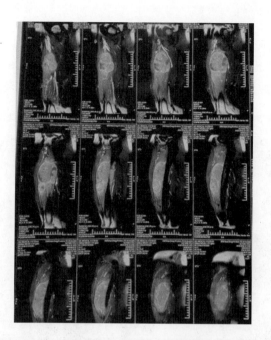

图 20-1 右侧大腿 MRI 影像

诊断：右股部软组织肉瘤，冠心病。

治疗计划：先行穿刺活检，再决定治疗方案。患者行穿刺检查，病理诊断为尤文肉瘤。

患者最终诊断为右股部软组织尤文肉瘤，冠心病。考虑肿瘤范围大，包绕股骨横面周长，计划手术行肿瘤广泛切除、3D 打印定制股骨干假体重建（见图 20-2）。

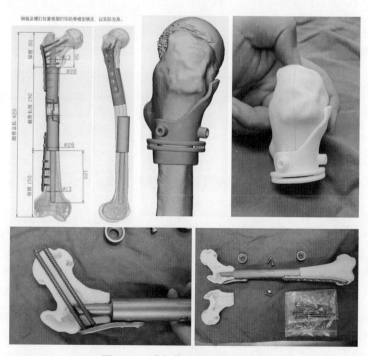

图 20-2 设备模式图及设备组件

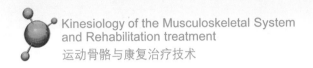

手术:患者麻醉成功后,梭形切口切除穿刺针道,正常组织内显露股骨中段,经测量定位,使用打印截骨导板股骨截骨,肿块表面组织灭活,完成肿瘤广泛切除术。依次安装打印定制股骨段金属假体固定,缝合软组织起止点,依次缝合,完成手术(见图 20-3)。

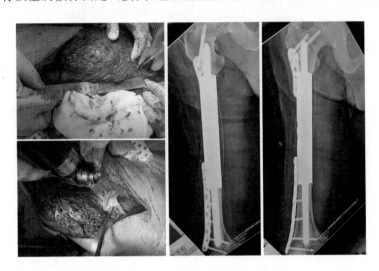

图 20-3　3D 打印导板在截骨术中的应用

患者术后早期下肢被动功能锻炼,保证髋、膝关节的正常屈伸角度;下肢肌肉等长功能锻炼,术后 1 周后开始主动髋关节、膝关节功能锻炼。术后 2 周拆线后开始辅助化疗。术后患者行基因检测,验证病理形态学诊断。

医工结合点:高通量测序技术(high-throughput sequencing)又称"二代测序技术"(next-generation sequencing technology),以能一次并行对几十万到几百万条 DNA 分子进行序列测定和一般读长较短等为标志。经过近十年的迅猛发展,已经深入生命科学的各个领域,不仅有力地推动了基础研究的发展,也渐渐应用在个性化医疗、遗传疾病和临床诊断等方面。

思考题
哪些医工交叉和智能医学进展影响了外科手术和康复?

一、疾病概述

(一)定义和病理生理
软组织肉瘤(soft tissue sarcoma,STS)是指来源于非上皮性骨外组织的一组恶性肿瘤。软组织肉瘤主要来源于中胚层,包括肌肉、脂肪、纤维组织、血管及外周神经。软组织肉瘤是一组高度异质性肿瘤,具有局部侵袭性,呈浸润性或破坏性生长,可局部复发和远处转移等特点。依据 WHO 软组织肿瘤分类(2020 版),软组织肉瘤分为 11 种组织学类型、176 个亚型,最常见亚型是未分化多形性肉瘤、脂肪肉瘤、平滑肌肉瘤、滑膜肉瘤。

（二）发病率

软组织肉瘤大约占到人类所有恶性肿瘤的 0.8%，我国男女发病人数比例接近。随着年龄增长，其发病率明显增高。肢体软组织肉瘤在全身不同部位中约占 53%。

（三）临床表现

肢体软组织肉瘤主要表现为发生在四肢、逐渐生长的包块，病程长短不一，当肿瘤逐渐增大压迫神经或血管时，可出现麻木、疼痛、关节运动障碍。患者临床表现与恶性程度分级相关，高度恶性肿瘤患者病程时间短，局部进展快，短期内转移。部分患者出现肿块短期迅速增大、皮温升高、区域淋巴结肿大等，需要警惕肉瘤恶性程度增加并破裂出血。

高度恶性的软组织肉瘤容易发生转移，最常见的部位是肺和脑。肢体的间室屏障主要包括肌间隔、关节囊、腱鞘、神经鞘膜、韧带、骨及关节软骨。非计划手术容易导致自然屏障破坏，血肿污染周围组织，肿瘤扩散生长，导致局部复发和远处转移的风险增高。

软组织肉瘤总的 5 年生存率为 60%～80%。软组织肉瘤生存预后的主要因素有年龄、部位、大小、组织学分级、转移及部位等。局部复发的因素主要有不充分的外科边界、多次复发、肿瘤体积大、低分化。

二、疾病的诊断、治疗和康复要点

（一）诊断

所有疑似软组织肉瘤的患者标准诊断步骤应包括病史采集、体检、原发肿瘤部位的影像学检查以及区域和全身影像学检查；然后进行活检（首选穿刺活检）获得组织学诊断，完成软组织肉瘤分期诊断和分型诊断。

1.影像学检查

所有肢体软组织肉瘤患者的影像学检查都应该包括病变部位和全身其他部位检查。病变部位首选强化磁共振检查，能精确显示肿瘤与邻近肌肉、皮下脂肪、关节以及主要神经血管束的关系，并且清晰显示骨髓腔内侵犯范围和跳跃灶，有助于制订正确的手术计划。

有时也需要行 CT、X 线、超声等检查，有助于判定骨质异常、有无钙化、静脉石、骨化、血流情况和区域淋巴结的肿大。

全身其他部位的检查首选全身 CT 和磁共振检查，如有条件可行 PET-CT 检查。

2.分期系统

软组织肉瘤患者必须行分期评估，不同分期的软组织肉瘤的预后和治疗原则有很大差别。分期系统可以反映肿瘤的大小、病理分级、区域淋巴结受累情况、远隔转移等情况。

软组织肉瘤通常使用外科分期系统和美国癌症联合委员会分期系统，两种分期系统具有不同的特点。恩内金（Enneking）提出了外科分期系统（surgical staging system，SSS），此分期系统与外科治疗密切相关，因此被美国骨骼肌肉系统肿瘤协会（Musculoskeletal Tumor Society，MSTS）及国际保肢协会（International Society Of Limb Salvage，ISOLS）采纳，又称"MSTS/Enneking 外科分期"。此系统根据肿瘤的组织学级别、局部累及范围和有无远隔转移对恶性肿瘤进行分期（见表 20-1）。美国癌症联

Kinesiology of the Musculoskeletal System
and Rehabilitation treatment
运动骨骼与康复治疗技术

合委员会(American Joint Committee on Cancer,AJCC)分期系统是目前国际上最为通用的肿瘤分期系统,该系统按照肿瘤大小(T)、病理分级(G)、淋巴结受累(N)及远处转移(M)进行分类(见表20-2)。其中病理分级采用 FNCLCC 分级。

表 20-1　骨及软组织肿瘤外科分期系统(MSTS/Enneking 外科分期)

分期	病理分级	部位	转移
Ⅰ A 期	低恶(G1)	间室内(T1)	无转移(M0)
Ⅰ B 期	低恶(G1)	间室外(T2)无转移(M0)	
ha 期	高恶(G2)	间室内(T1)	无转移(M0)
UB 期	高恶(G2)	间室外(T2)	无转移(M0)
DⅠ 期	任何 G	任何 T	区域或远处转移(M1)

表 20-2　美国癌症联合委员会(AJCC)肢体/躯干软组织肉瘤分期系统(第八版,2016 年)

分期	部位	淋巴结	转移	病理分级
Ⅰ A 期	T1	N0	M0	G1,Gx
Ⅰ B 期	T2/T3/T4	N0	M0	G1,Gx
Ⅱ 期	T1	N0	M0	G2,G3
DⅠ A 期	T2	N0	M0	G2,G3
UⅠB 期	T3/T4	N0	M0	G2,G3
Ⅳ 期	任何 T	N1	M0	任何 G
Ⅳ 期	任何 T	任何 N	M1	任何 G

注:①原发肿瘤(T):TX 表示原发肿瘤无法评价;T0 表示无原发肿瘤证据;T1 表示肿瘤最大径小于 5 cm;T2 表示肿瘤最大径大于 5 cm 且小于 10 cm;T3 表示肿瘤最大径大于 10 cm 且小于 15 cm;T4 表示肿瘤最大径大于 15 cm;②区域淋巴结(N):N0 表示无局部淋巴结转移或局部淋巴结无法评价;N1 表示局部淋巴结转移;③远处转移(M):M0 表示无远处转移;M1 表示有远处转移;④病理分级:Gx 表示病理分级无法评价;G1 表示 1 级;G2 表示 2 级;G3 表示 3 级。

3.FNCLCC 软组织肉瘤分级系统

(1)肿瘤细胞分化(A)

1 分:肉瘤非常类似正常成人间叶组织,如低级别平滑肌肉瘤。

2 分:肉瘤细胞有自己特定的组织学特点,如黏液样脂肪肉瘤。

3 分:胚胎样特点和未分化的肉瘤,滑膜肉瘤,类型不明确的肉瘤。

(2)核分裂计数(B)

1 分:0～9/10HPF。

2 分:10～19/10HPF。

3 分：19/10HPF。

（3）坏死（C）

0 分：无坏死。

1 分：<50％肿瘤坏死。

2 分：>50％肿瘤坏死。

组织学分级＝A＋B＋C

FNCLCC 软组织肉瘤分级系统中，2～3 分为 1 级，4～5 分为 2 级，6～8 分为 3 级。

4.活组织检查

肢体软组织肉瘤治疗前，强烈建议先进行活检，即使临床和影像学都提示非常典型的软组织肉瘤，尽量行活检明确具体组织分型。骨肿瘤科医生应当严格遵守活检原则和程序，慎重选择手术时机、地点、麻醉方式、活检种类、操作技术、导引技术、部位、标本和标本的保存方式。医生在获得诊断结果后，确认诊断是否符合患者的临床表现和影像学检查，以及患者是否需要再次活检。

活检应当在有能力进行根治性治疗、有多学科治疗团队的外科治疗中心进行，由有经验的骨肿瘤外科医生操作，部分患者病情甚至需要外科医生、肌肉骨骼放射科医生和骨病理医生进行适当沟通和讨论，确定可能的疾病诊断和活检部位。

活检需要导引技术和设备。临床疼痛、肿块和解剖标志能够粗略定位导引，超声能够完成绝大多数软组织肿瘤的导引，CT 导引能够完成绝大多数深部组织的精确定位，提高穿刺准确度并降低并发症，少部分患者需要磁共振的导引。目前已经出现机器人导航技术，能够更加精准地定位深部组织病灶和小病灶。

活检部位的选择是依据典型的临床表现和影像学检查来确定的。正确的活检位置应位于最终手术路径线上，如果肿瘤为恶性肿瘤需要广泛切除时，这样就可以切除活检路径。由于保肢手术的应用广泛，活检位置的选择就更加关键了。当活检位置在肿瘤切除范围之外时，就会导致不必要的切除和重建，因此活检部位的选择一定要建立在考虑到几种可能术式的基础之上。手术方案的制定主要依据活检前的鉴别诊断及决定肿瘤切除范围的肿瘤分期。在活检前，医师应了解患者可能的诊断和肿瘤范围，并预估初步的手术方案，如果医生只关注于取得一块组织以供诊断而忽略了可能的最终手术过程，很可能会将切口选错位置，做了非计划手术，从而威胁到保肢手术的可行性甚至患者的存活，即使转诊后也会给骨肿瘤专家的进一步治疗带来巨大的困难。肢体的横切口通常为禁忌，因其很难与骨或肌腱膜间室等纵向结构一同被切除，因此肢体活检通常采取纵形切口。活检部位应避开主要的神经血管结构，因为活检时的污染可能导致这些结构广泛切除时需要一并切除。活检通道也不应穿过正常的间室结构或关节，这样就不必在手术时导致正常间室被切除。推荐进行带芯穿刺活检，最常用的是 Tru-cut 活检针。

切开活检可获得更多的标本，利于诊断，但存在肿瘤污染范围大等风险，对再次手术的要求比带芯穿刺活检高等缺点。如病变较小、位于浅层，手术可完整切除病灶且切除后不会造成重大功能障碍，如行穿刺活检反而会造成相对于原病灶更大的污染，

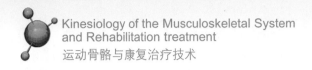

Kinesiology of the Musculoskeletal System
and Rehabilitation treatment
运动骨骼与康复治疗技术

或者病灶紧邻重要血管或神经,可考虑做切除活检。不推荐进行针吸活检和冰冻活检。

5.病理学检查

病理学诊断是依据肿瘤组织形态学、免疫组化、分子和基因检测等的明确诊断。

6.康复评定

(1)心理评定:汉密尔顿抑郁量表、汉密尔顿焦虑量表等。

(2)感觉评定:恶性肿瘤患者通常会出现不同程度的疼痛症状,可使用 VAS 疼痛评分量表对患者的疼痛感觉进行评定。

(二)治疗

MSTS 提出 4 种切除边界:根治性切除,广泛切除,边缘切除和囊内切除,此外科边界评价标准更为常用(见表 20-3)。而国际抗癌联盟(Union for International Cancer Control,UICC)提出 3 种手术切除边界:R0 切除,显微镜下无肿瘤残留;R1 切除,显微镜下肿瘤残留;R2 切除,肉眼肿瘤残留。

表 20-3　外科边界

分层		切除平面	切缘显微镜下表现
囊内切除	R1&R2 切除	经病灶切除	切缘"阳性"
边缘切除	R0 切除	包膜外反应区内切除	切缘为反应区组织(内可含卫星灶)
广泛切除		反应区外正常组织内切除	切缘为正常组织(可含形厩灶)
根治切除		间室外正常组织内切除	正常组织

肢体软组织肉瘤是以外科治疗为主的综合治疗策略,手术切除要达到安全外科边界,就是要达到广泛或根治性切除。软组织肉瘤安全外科边界的界定与肿瘤性质包括恶性程度相关,不同软组织肉瘤其安全边界的标准并不一致。对于位于深筋膜浅层或者侵犯皮肤的肿瘤,应考虑切除足够的皮肤、皮下、深筋膜浅层、深层,甚至部分正常肌肉,以获取安全的外科边界。对于软组织肉瘤侵及骨的病变,需要计算好安全边界,连同受侵骨质一并切除。根治性切除是指以间室概念为基础的手术方法,将解剖间室结构连同软组织肿瘤全部切除,可视为局部根治性切除。根治性切除对肢体功能损伤一般较为严重,需术前综合评估。

肢体软组织肉瘤外科治疗中可以分为可切除肿瘤和不可切除肿瘤。可切除肿瘤是指通过外科手术方式可以在安全外科边界下完整切除的肿瘤。对于不可切除肿瘤的定义仍有争议,一般是指通过外科手术,无法获得安全外科边界的肿瘤,或者肿瘤切除后会造成患者出现重大功能障碍,严重时甚至危及生命。不可切除肿瘤常见于以下四种情况:①肿瘤巨大或累及重要脏器。②肿瘤位于重要血管神经部位。③肿瘤多发转移,难以通过外科手术来控制。④合并严重内科疾病可造成致命外科手术风险。

肢体软组织肉瘤如果能够达到广泛/根治性外科边界(R0 切除),重要血管神经未受累、软组织覆盖良好,同时术后肢体功能良好,应行保肢术。如果患者要求、重要血管神经束受累、缺乏保肢后骨或软组织重建条件、预计义肢功能优于保肢,一般行截肢术。但无论是截肢还是保肢,术后都应进行康复训练。

软组织肉瘤切除后需要进行功能重建,重建方法包括:①皮肤覆盖,可以选择植皮和皮瓣转移。②血管修复和移植,在软组织肉瘤侵犯重要血管时,为了达到安全外科边界,有时需要将血管做一期切除和重建。③骨骼重建,软组织肉瘤侵犯骨骼一并切除后,需要进行骨重建,可采用生物重建和假体重建两种方式。④动力重建,包括神经移植和肌肉、肌腱移位重建。

部分软组织肉瘤患者可行手术前的新辅助化疗,这部分患者是对于化疗敏感的软组织肉瘤(横纹肌肉瘤、多形性未分化肉瘤、滑膜肉瘤及去分化脂肪肉瘤肿瘤)、肿瘤直径大于 5 cm、肿瘤与重要血管神经关系密切等。这部分患者经过新辅助化疗,能使肿瘤坏死、水肿消退、与周围组织界限清楚,便于手术操作。

对于化疗敏感、年轻患者、肿瘤巨大(>5 cm)、肿瘤位于四肢、分化程度差(病理为Ⅲ级)、局部复发二次切除术后的患者可行术后辅助化疗。

对于位于四肢、直径大于 10 cm、病理为高度恶性、ⅠA 及ⅠB 期的低度恶性软组织肉瘤其切缘≤1 cm、Ⅱ~Ⅳ期的高度恶性软组织肉瘤的患者可尝试术前放疗,但是伤口并发症相对高。术前放疗多用于肿瘤较大、与血管神经关系密切、局部切除困难的病例。

(三)康复

肢体软组织肉瘤的康复与膝部骨肉瘤相似,均包括对残肢的一般治疗、物理治疗、作业治疗、心理治疗及假肢技术(详见第十九章第一节"骨巨细胞瘤")。

三、医工交叉应用的展望

(一)疾病诊断

1.人工智能图像识别在影像学和病理学图像中的应用

与传统统计方法相比,机器学习的优势在于它可以处理数量巨大、特征繁多可标准化的数据;并基于学习过去的经验与知识,在遇到新的问题时,通过归纳出的解决方法来处理问题。

人工智能图像识别具有如下特点:①判断更加准确。由于一些生理结构图像过于复杂,人眼往往难以识别出其中的特征,但是人工智能通过大量案例学习后能发现潜在的规律。就像资深医师因为看过众多图片而比普通医生的判断更为准确,人工智能可以学习大量的图片来提高自己的正确率。②人工智能可以大批量快速地处理图像数据。只要计算能力充足,人工智能便可以一次性处理大量图像数据。更重要的是,人工智能可以 24 小时工作。③人工智能可以处理图片的类型更加丰富。计算机的高效性与大数据容量使其能够学习识别不同的病症图像,处理不同的图像种类。这样一个人工智能就可以取代多名不同科室的医生。④人工智能进行图像识别可以与患者的"大数据"相结合。人工智能不是只局限于患者的图片数据,而是与病史、遗传背景、家族病史等其他可以数据化的信息相结合。它甚至可以把患者的饮食结构、生活作息等数据纳入模型当中,对病情进行更精确与个性化的判断与预测。IBM 研发的沃森诊疗机器人就具备上述功能,

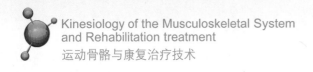
Kinesiology of the Musculoskeletal System
and Rehabilitation treatment
运动骨骼与康复治疗技术

它不仅可以快速读懂医疗影像,还能根据电子病例数据库进行分析诊断。⑤人工智能还可以与"云"相结合,帮助医生远程进行图片分析。

为了获取高正确率的预测,机器学习模型需要大量的训练数据,这就涉及以下挑战:①均一化数据获取。人工智能算法开发人员首先要面对的是从何处获取足够的图片数据来训练自己的模型。虽然国内医院产生了很多的图像,但很大部分并非数字化图像,而数字化图像也需要经过医院同意以及匿名处理才可以使用。②偏差性。如果获取图像的来源过于单一,可能会导致模型的预测结果有偏差。这是因为不同医院使用机器不同,放射剂量不同,因此面对相同的病灶所得的图像可能也有不同。所以用某一医院图像数据训练出来的模型去分析其化医院的图像,准确率可能会大幅下降。解决这一问题的办法就是尽可能使数据来源多样化,避免内在的偏差(bias)。③数据共享。由于我国医院多独立运作,现阶段缺乏统一的机制来协调共享图像数据,并且这些数据还需要采用统一的格式才能用于机器学习,因此各独立体之间缺乏意愿与能力来共享数据。④数据标注。即使获得了大量图像,由于不同类型病症对应的图像差异巨大,还需要对这些图片进行正确标注,才能使机器学习模型进行正确的学习,而这一过程又需要大量人工。要知道,用于模型训练对数据量往往是数以十万计甚至百万计的,要对这么多数据进行标注,其难度可想而知。⑤法律法规。

2.病理标本的高通量基因测序

基因测序是一种新型基因检测技术,能够从人体细胞中分析测定基因全序列,具体是指分析特定基因片段的碱基序列,也就是腺嘌呤(A)、胸腺嘧啶(T)、胞嘧啶(C)与鸟嘌呤(G)的排列方式。快速 DNA 测序方法的出现极大地推动了生物学和医学的研究和发现。目前已经运用到预测疾病、辅助诊断、选择靶向药物、评估疗效等方面。

最新的《2019 年 CSCO 软组织肉瘤诊疗指南》《2020 年 CSCO 经典型骨肉瘤诊疗指南》《2020 年 NCCN 软组织肉瘤指南》《2021 年 NCCN 骨肿瘤指南》等推荐 NGS 测序(或基因测序)用于肉瘤的辅助诊断(多个肉瘤亚型存在明确的基因融合/重排等,通过基因测序可以发现这些分子特征,辅助病理诊断)。

现在一般使用 DNA＋RNA 双层面检测,辅助骨与软组织肉瘤分子分型,全面指导靶向、免疫治疗、评估化疗毒副反应和有效性,指导化疗方案的选择,提示遗传风险,并且积累临床研究数据,研究肿瘤发生、发展的信号通路。

马萨诸塞州剑桥市的基础医学公司(Foundation Medicine)回顾分析了 5749 份骨与软组织肉瘤的组织样本,通过 DNA＋RNA 检测,发现约 62000 个突变、约 1200 个融合。其中 59% 的肉瘤患者存在用药相关变异,其中 57% 为潜在可靶向基因突变,具有靶向治疗的可能:8% 为一类证据,9% 为二类证据,40% 为三类证据;2% 为药物耐药基因突变。

(二)手术中应用

1.肿瘤切除范围的界定(影像标志术中的虚拟现实实现、导航定位)

虚拟现实(Virtual Reality,简称"VR"),是由美国在 20 世纪 80 年代初提出的,其具体内涵是:综合利用计算机图形系统和各种现实及控制等接口设备,在计算机上生成的、可交互的三维环境中提供沉浸感觉的技术。通常用户头戴一个头盔(用来显示立体图像的头式显示器),手戴传感手套,仿佛置身于一个幻觉世界中,在虚拟环境中漫游,并允许操作其中的"物体"。虚拟现实是近几年来国内外科技界关注的一个热点,其发展也是日新月异。与传统计算机相比,虚拟现实系统具有三个重要特征:临境性,交互性,想象性。

VR 在医学方面的应用具有十分重要的现实意义。在虚拟环境中,可以建立虚拟的人体模型,借助于跟踪球、头戴式显示器、感觉手套,学生可以很容易了解人体内部各器官结构,这比现有的采用教科书的方式有效得多。目前,VR 已在手术观摩、尸体解剖、临床教学、医患沟通方面得以应用,正在向手术模拟、实际操作等方向发展。

机器人导航系统是近五年在骨科各个领域广泛开展的技术,它具备了操作简单、人机交流方便、精准度高等优点。定位还可以使用 3D 打印导板,这两种方法各有优缺点:导航可以实时检测肿瘤边界截骨部位而导板不能;导航示踪器位置灵活而导板对解剖部位要求固定、手术显露要足够;导航可通过注册工具实现深部组织可视化操作,而导板不行;导板设计的学习曲线更长,需要更多的临床、计算机、工件经验;导航联合导板可提高手术精度;截骨和定位导板更有利于个体化假体的安装(反向模具)。术者只有理解了两种技术的优缺点,针对具体病例采取不同方法,才能更好地完成手术。

2.3D 打印重建

骨骼重建有多种方式,传统的有自体骨、异体骨、异种骨、骨水泥、人工骨等,随着科技进步,出现了 3D 打印金属假体重建技术。

目前在骨科,3D 打印重建技术已经广泛应用于实体模拟、手术导板、术中重建假体、康复支具等方面。近两年,已经讨论形成了 3 个专家共识:3D 打印骨科模型技术标准专家共识、3D 打印手术导板技术标准专家共识、基于 3D 打印骨盆肿瘤"三位一体"个性化治疗模式专家共识,解决了手术前的精准重建、规划和模拟、术中辅助切除、定位和安装问题。

3.智能康复机器人

骨与软组织肿瘤患者手术后更需要快速康复,避免并发症、保护肢体功能。早期为被动锻炼和助力锻炼,结合患者自身的等长收缩锻炼,后期以患者主动功能锻炼为主。传统康复设备存在功能单一、适配度较低、通用性低等问题。通过设计、应用机器人设备,可以从肌力、关节活动度、速率、步态等方面提高患者康复治疗的效果。

智能化、云计算、微创化、精准化、个性定制化都是将来医学发展的方向,这需要培养多方面技术人才,尤其是复合型人才。相信医学与信息学、材料学、工程学、基础和应用数学、统计学、自动化控制、计算机专业、编程专业、软件设计和操作等学科会有更好的融合与发展。

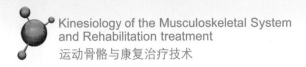
Kinesiology of the Musculoskeletal System
and Rehabilitation treatment
运动骨骼与康复治疗技术

※ 延伸阅读 ※

　　从 2002 年起,积水潭医院、北京航空航天大学、中国科学院深圳先进院、天智航公司等就开始自主研发机器人。历时 15 年,团队先后攻克导航技术、机器人技术等一系列基础和临床难题,成功研制"天玑"骨科导航机器人。这是世界上唯一能够开展四肢、骨盆骨折以及脊柱全节段(颈椎、胸椎、腰椎、骶椎)手术的骨科机器人,可用于全身十三处以上部位,精准度达到亚毫米级,实现了机器人引导三维空间手术设计完美呈现。相关研究先后获得北京市科技进步一等奖两项,国家科技进步二等奖一项,2016 年在中国获得了第一个国产手术机器人最高等级产品注册证。

　　目前,脊柱导航机器人技术在全国得到快速推广,会使用"天玑"机器人的医生数量迅速增加,2019 年全国机器人手术量已超万台,在脊柱、肿瘤、创伤、畸形矫正等方面都得到广泛应用,准确性较传统方法提高 53.6%,将骨科带入了智能、精准、微创的新时代。

参考文献

[1]陈孝平,汪建平,赵继宗.外科学[M].北京:人民卫生出版社,2021.

[2](美)BROTZMAN S B,MANSKE R C,DAUGHERTY K.临床骨科康复学:基于循证医学方法[M].洪毅,蒋协元,曲铁兵译.3 版.北京:人民军医出版社,2015.